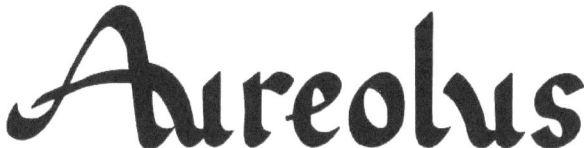

Ein Alchemistisches Lebensmittel

Über die tieferen Zusammenhänge im Stoffwechsel
und
Die vergessene Bedeutung der Mineralstoffe

Dr. rer. nat. Torsten Schenk

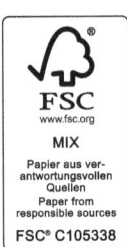

Alle Rechte vorbehalten. Das Werk einschließlich seiner Teile ist urheberrechtlich geschützt. Jede Verwertung außerhalb der engen Grenzen des Urheberrechtsgesetzes ist ohne Zustimmung des Autors unzulässig und strafbar. Das gilt insbesondere für Vervielfältigungen, Übersetzungen, Mikroverfilmungen und die Einspeicherung und Verarbeitung in elektronischen Systemen.

© 2016 Dr. Torsten Schenk

Lektorat:	Carina Schenk
Titelbild:	©Renata Lück, 2008, Mischtechnik, ohne Titel, 70 x 50 cm
Aureolus Schriftzug:	©Carina Schenk
Umschlaggestaltung:	Dr. Torsten Schenk und Viorica Baroi

Der Autor kann kontaktiert werden unter:
torstenschenk108@googlemail.com

Besuchen Sie seine Webseite unter
www.aureolus.de

Bibliografische Information der Deutschen Nationalbibliothek:
Die Deutsche Nationalbibliothek verzeichnet diese Publikation in der Deutschen Nationalbibliografie; detaillierte bibliografische Daten sind im Internet über http://dnb.dnb.de abrufbar.

Herstellung und Verlag: BoD – Books on Demand, Norderstedt

ISBN 978-3-7431-8448-0

Haftungsausschluss

Die in diesem Buch vorgestellten Informationen sind sorgfältig recherchiert und werden nach bestem Wissen und Gewissen weitergegeben. Krankheiten oder Krankheitssymptome sind hier genannt, um ein ganzheitliches Verständnis zu ermöglichen. Keinesfalls soll der Besuch bei einem Arzt oder Heilpraktiker ersetzt werden. Daher übernehmen Autor und Verlag keine Haftung für Ansprüche, die im Zusammenhang mit der Anwendung oder Verwendung der Angaben in diesem Buch geltend gemacht werden. Die hier vorgestellten Informationen sind in erster Linie als Anregung zur Weiterbildung gedacht.

Aufgrund der Dynamik des Internets können im Buch erwähnte Links, die zum Zeitpunkt der Erscheinung dieses Buches noch aktuell waren, im Laufe der Zeit bereits verändert oder nicht mehr vorhanden sein.

Abbildungsverzeichnis

Abb. 1, 2, 4, 8: Wikipedia frei
Abb. 3: aus Kompendium der spagyrischen Heilmittel nach Alexander von Bernus, neu gestaltet Viorica Baroi
Abb. 5: Protein Data Bank PBB ID 1CAM, neu gestaltet Viorica Baroi
Abb. 6: J.W. Miller, University of Georgia, neu gestaltet Viorica Baroi
Abb. 9: ©Viorica Baroi
Abb. 10: ©Dr. Torsten Schenk, Foto: Fotostudio Kohl, Lüdenscheid
Alle übrigen Abbildungen sind vom Autor.

Tabellen

Tab. 1:	Die Ordnung unserer Nahrung nach Prof. Kollath	S. 25
Tab. 2:	Die Phasen des „Großen Werkes"	S. 52
Tab. 3:	Analogien der vier Säfte-Lehre	S. 87
Tab. 4:	Entdeckungsjahr der positiven Eigenschaften von Spurenelementen	S. 99
Tab. 5:	Grundgerüst der Kollath-Tabelle (vereinfacht)	S. 200

Widmung

Dieses Buch ist den Menschen gewidmet.

Das darin beschriebene Wissen ist aus dem Volk gekommen.
Möge es in der zukünftigen Zeit dem Volk wiedergegeben werden.

Danksagung

Viele Menschen haben dazu beigetragen, dass dieses Buch entstanden ist. Zuerst möchte ich mich herzlich bei meinen Eltern bedanken, die mir den Start in mein Leben und das Chemiestudium ermöglicht haben. Auch in schwierigen Situationen meines Lebens haben sie mich liebevoll unterstützt.

Bei meiner lieben Frau Carina möchte ich mich ganz besonders bedanken. In all den Jahren erleben wir eine innige Verbundenheit, die nur sehr selten zu finden und überaus kostbar ist. Ich bin dankbar für diese liebevolle Begleitung, die mir erlaubt all die Dinge zu tun, die ich tue.

Ein besonderer Dank gilt der Heilpraktikerin Ute Lösch-Hack. Ohne sie wäre dieses Buch wohl nicht entstanden. Ich bedanke mich für die vielen wertvollen und fruchtbaren Gespräche sowie für das Vertrauen, mir ihre internen Seminarunterlagen zur Verfügung zu stellen.

Mehrere Lehrer haben zu meiner geistigen Entwicklung beigetragen. Herzlich bedanken möchte ich mich bei Dr. Samuel Sagan, der mir einen systematischen Schulungsweg eröffnet und in mir das Samenkorn gelegt hat, meine Gedanken zum AUREOLUS schriftlich niederzulegen. Von Herzen bedanken möchte ich mich bei Paramahansa Jagadish, der mich begleitet, mir meinen Lebensweg geebnet und mich mehrfach ermuntert hat, das Manuskript auch wirklich zu vollenden.

Für die fachkundige Durchsicht des Manuskriptes und die wertvollen Hinweise möchte ich mich bei dem Arzt und Psychotherapeuten Helge Reßler und bei Dr. med. Johanna Krichbaum bedanken.

Bei Viorica Baroi möchte ich mich für die Bearbeitung und Fertigstellung der Bilder und Graphiken bedanken.
Weiterhin bedanke ich mich bei Renata Lück, die ihr wunderbares Gemälde für den Buchumschlag zur Verfügung gestellt hat.

Inhaltsverzeichnis

Danksagung 5
Vorwort 9
Kapitel 1:   Die Grenzen der heutigen Naturwissenschaft 13
              Zusammenfassung von Kapitel 1 21
Kapitel 2:   Wunderwelt der Pflanzen: Lebensmittel, Wild- und
              Gewürzkräuter 22
2.1   Lebensmittel 23
2.2   Kräuter und Gewürze 27
2.2.1 Die Leisenkur – Mineralstoffe in Kräutern und Lebensmitteln 32
2.2.2 Die Entstehung von Kräuterrezepturen 35
2.2.3 Die Zubereitung von Kräutern 38
              Zusammenfassung von Kapitel 2 42
Kapitel 3:   Grundlagen der Alchemie und Spagyrik 44
3.1   Alchemie 44
3.1.1 Die Ursprünge der Alchemie 46
3.1.2 Äußere Alchemie 47
3.1.3 Spagyrik 56
3.1.3.1 Solve et Coagula (Lösen und Binden) 57
3.1.3.2 Die Grundprinzipien Sal, Mercurius und Sulphur 58
3.2   Innere Alchemie 63
              Zusammenfassung von Kapitel 3 73
Kapitel 4:   Grundlagen zum Verständnis des Stoffwechsels 76
4.1   Der Stoffwechsel aus wissenschaftlicher Sicht 77
4.1.1 Die Körperzelle 80
4.1.2 Enzyme 83
4.2   Die lebende Matrix 84
4.2.1 Humoralpathologie: Das alte Wissen um die ursächlichen
              Zusammenhänge 85

4.2.2	Die Zusammenführung von Humoralpathologie und Zellularpathologie	88
4.2.3	Das System der Grundregulation im Bindegewebe (Extrazelluläre Matrix) - Alfred Pischinger und Hartmut Heine	90
4.3	Die zentrale und unterschätzte Bedeutung der Mineralstoffe (Metalle)	94
4.3.1	Enzyme und katalytisch aktive Mineralstoffe (Metalle)	95
4.3.2	Die Rolle der Mineralstoffe (Metalle) im Stoffwechsel	101
4.3.3	Die Mineralstoffe in der Düngung	104
4.3.4	Die Bedeutung kolloidaler Mineralstoffe in biologischen Systemen	110
4.3.5	Oligotherapie	114
4.3.6	Grundlagen zur „Giftkunde" (Toxikologie)	119
4.4	Über die tieferen Zusammenhänge im Stoffwechsel	128
4.4.1	Die übergeordnete Regulation biologischer Abläufe im Stoffwechsel	129
4.4.2	Der Stoffwechsel aus alchemistischer Sicht	130
4.4.3	Mineralsalze in homöopathisierter Form: Schüßler Salze	131
4.4.4	Die feinstoffliche Erweiterung der Naturwissenschaften nach Dr. Volkamer	132
4.4.5	Tiefergehende Betrachtungen über den Stoffwechsel aus der Sicht des Paracelsus	136
4.5	Vom Krankheits-Denken zum Gesundheits-Denken	141
4.5.1	Neue Begrifflichkeiten im Sinne des Gesundheits-Denkens	146
	Zusammenfassung von Kapitel 4	149
Kapitel 5:	**Das AUREOLUS®-Pulver**	**153**
5.1	Einleitung: Der Leitgedanke nach Paracelsus	153
5.2	Der Name AUREOLUS®	154
5.3	Die Rohstoffe und Zutaten des AUREOLUS®	155
5.3.1	Wasser	155
5.3.2	Die Zusammensetzung der Kräuter	157
5.3.3	Die Pseudogetreide Amaranth, Quinoa und Buchweizen	160
5.3.4	Die Getreide (Dinkel, Gerste, Hafer, Hirse und Kamut)	163
5.3.5	Das AUREOLUS®-Pulver bei Glutenunverträglichkeiten	166
5.3.6	Die Ballaststoffe – Haferfaser und Apfelfaser	169

5.4	Die AUREOLUS®-Methode	170
5.4.1	Der Aufschluss wertvoller Stoffe	172
5.4.2	Die Arbeitsschritte	174
5.5	Die Eigenschaften des AUREOLUS®-Pulvers	179
5.5.1	Die physischen Eigenschaften	179
5.5.2	Das AUREOLUS®-Pulver aus geistiger Sicht	182
5.6	AUREOLUS® – Versuch einer Standortbestimmung	187
5.6.1	AUREOLUS® in Abgrenzung zu Nahrungsergänzungsmitteln	188
5.6.2	AUREOLUS® in Abgrenzung zur Oligotherapie	189
5.6.3	AUREOLUS® in Abgrenzung zu Schüßler-Salzen	190
5.6.4	AUREOLUS® in Abgrenzung zur Spagyrik	191
5.6.5	AUREOLUS® in Abgrenzung zu funktionellen Lebensmitteln	193
5.6.6	Die Synergien im AUREOLUS®-Pulver – Abgrenzung zum reduktionistischen Ansatz	195
5.6.7	Das AUREOLUS®-Pulver – ein Alchemistisches Lebensmittel	197
5.7	Das Ernährungsspektrum der AUREOLUS®-Pulver	203
5.7.1	Verzehrempfehlung für Menschen	204
5.7.2	Verzehrempfehlung für Tiere	206
5.8	Über die Bedeutung der Wertigkeit	206
	Zusammenfassung von Kapitel 5	210
Kapitel 6:	**Die AUREOLUS®-Essenz**	**212**
6.1	Die Zubereitung einer AUREOLUS®-Essenz	212
6.2	Die Verwendung der AUREOLUS®-Regenbogen Essenz	215
	Zusammenfassung von Kapitel 6	217
Kapitel 7:	**Ausblick**	**218**
7.1	Rezepturen	218
7.2	Der natürliche Kreislauf in der Landwirtschaft	218
7.3	Ein persönliches Anliegen	220

Schlusswort ... **222**

Begriffserklärungen ... **224**

Der Autor ... **233**

Stichwortregister ... **234**

Vorwort

Da ich immer wieder gefragt werde, was der „AUREOLUS®"[1] ist und womit er zu tun hat, habe ich mich durchgerungen, trotz der täglichen Informations- und Reizüberflutung ein weiteres Schriftstück vorzulegen.

Aus dem Titel des Buches wird ersichtlich, dass es sich beim AUREOLUS® um ein Lebensmittel handelt. In einer ersten Annäherung könnte man sagen: Es werden die beiden großen Bereiche der Wildgemüse / Wild- und Gewürzkräuter und der Lebensmittel (Getreide und Pseudogetreide) zu einer Einheit verschmolzen. Der von Paracelsus geprägte Satz: *„Lasst eure Lebensmittel Heilmittel und eure Heilmittel Lebensmittel sein"* kommt hierbei zu einer praktischen Anwendung und ist gleichzeitig das Motto der vorliegenden Schrift.

Im Buchtitel wird der Begriff „Alchemistisches Lebensmittel" genannt, der neu geprägt ist. Gegenwärtig wird im medizinischen Bereich eine besondere Form der Alchemie angewendet, die unter dem Begriff Spagyrik (von griech. *spao* „trennen" und *ageiro* „vereinigen, zusammenführen") bekannt ist und der Herstellung von Essenzen als Arzneimittel dient.

Wenn nun die Zielrichtung des alchemistischen Prozesses nicht ein Arzneimittel, sondern ein Lebensmittel ist, dann können wir uns das so vorstellen:

Bei der Zubereitung werden zwei Lebensmittelkomponenten, in diesem Falle Wildgemüse / Wild- und Gewürzkräuter sowie Getreide und Pseudogetreide (Amaranth, Quinoa, Buchweizen, Kamut etc.) miteinander verschmolzen und durch die AUREOLUS®-Methode „alchemistisch erhöht". Dadurch entsteht ein pflanzliches Mineralpulver (AUREOLUS®-Pulver) mit neuartigen Eigenschaften.

---

[1] AUREOLUS® ist ein eingetragenes Markenzeichen beim Deutschen Patent- und Markenamt

Natürlich ist jetzt viel Aufklärungsarbeit zu leisten. Wie kann es zu einer Verschmelzung von Wild- und Gewürzkräutern mit Lebensmitteln kommen? Was ist eine „alchemistische Erhöhung"? Was ist unter der AUREOLUS®-Methode zu verstehen? Was soll „Neues" dabei herauskommen?

Was sich hinter diesen Fragen in der Tiefe verbirgt, davon handelt diese Schrift.

Für die Vermittlung eines tieferen Verständnisses war es dabei notwendig, die „vergessene" Bedeutung und Funktion der Mineralstoffe im Stoffwechselgeschehen gründlich aufzuarbeiten, da diese eine Schlüsselfunktion im AUREOLUS® einnehmen.

Darüber hinaus war es notwendig, dem Thema „Alchemie" ein eigenes Kapitel zu widmen, um die recht komplizierte Sprache in den alten überlieferten Schriften zu entmystifizieren und ein zeitgemäßes und verständliches „update" darüber, was unter Alchemie zu verstehen ist, vorzulegen.

Wissenschaftler und Fachkollegen mögen mir verzeihen, dass ich an manchen Stellen die physiologischen Zusammenhänge im Stoffwechselgeschehen stark vereinfacht dargestellt habe. Diese Vorgehensweise entspringt dem Wunsch, auch dem Laien einen Zugang zu einem umfangreichen und tieferen Verständnis zu ermöglichen. Die Kluft, die sich auftut bei dem Versuch, sehr komplexe Zusammenhänge allgemein verständlich zu beschreiben ohne diese zu verwässern, ist nahezu unüberwindlich.

Aus eben genanntem Grunde wird auch weitgehend auf eine Fachsprache – das berühmte „Fachchinesisch" – verzichtet. Dies wäre vermutlich auch ganz im Sinne des berühmten Paracelsus, der seine Vorlesungen in Deutsch und nicht, wie damals üblich, in Latein hielt, um die Menschen besser zu erreichen.

Abschließend sei noch zu sagen, dass der vorliegende Band sehr komprimiert geschrieben ist und Erkenntnisse aus vielen verschiedenen Bereichen und Disziplinen vereinigt. Die ersten vier Kapitel legen den Grundstein für ein besseres Verständnis des „AUREOLUS®". Diese Kapitel haben auf den ersten Blick scheinbar wenig miteinander zu tun, doch gemeinsam weben sie ein Bild.

Kapitel 1 zeigt auf, wie ein einstmals holistisches (ganzheitliches) Weltbild innerhalb der letzten Jahrhunderte in ein reduktionistisches Weltbild umgewandelt wurde. Den daraus hervorgegangenen Naturwissenschaften (Physik, Chemie, Biologie, Medizin etc.) fehlt die geistige Anbindung.

Dies hat große Auswirkungen auf die Art und Weise, wie Lebensmittel und Kräuter heutzutage zu Nahrungsmitteln und Pflanzen-Extrakten verarbeitet (Kapitel 2) und sogar in künstliche Arzneimittel umfunktioniert werden.

Die heutige Chemie ist die reduktionistische Wissenschaft einer einst ganzheitlichen Alchemie, bei der es darum ging, die materielle Welt der Stoffe geistig zu verwandeln (Kapitel 3). Durch eine alchemistische Verwandlung (Erhöhung) – hier angewandt auf Lebensmittel – können auch heute noch hochwertige „lebendige" Produkte entstehen, wobei hier der Schwerpunkt auf den Mineralstoffen liegt, die über den Stoffwechsel eine Remineralisierung des Körpers einleiten können.

Für ein tieferes Verständnis des Stoffwechsels ist es notwendig, diesen nicht nur materiell, sondern auch aus ganzheitlicher Sicht zu betrachten (Kapitel 4). Dadurch wird sehr viel leichter verständlich, welche Faktoren für die Gesunderhaltung des Organismus von Bedeutung sind.

Der AUREOLUS® wird durch die in den ersten vier Kapiteln beschriebenen Grundlagen wesentlich leichter verständlich.

Es empfiehlt sich daher, alle Kapitel in chronologischer Reihenfolge zu lesen. Zur besseren Übersicht erfolgt am Ende eines jeden Kapitels eine Zusammenfassung.

Die wichtigsten Begriffe und Wortneuschöpfungen werden im Anhang (Begriffserklärungen) erläutert.

Möge dieses Buch den Menschen dienlich sein.

Lüdenscheid, im Juni 2016

Dr. Torsten Schenk

Wichtige Hinweise

1. In diesem Buch sind verschiedene Zitate von Dr. Rudolf Steiner eingefügt. Meines Wissens ist der Geisteswissenschaftler Dr. Rudolf Steiner der einzige im Westen bekannte Autor, der das überaus komplexe Gebiet der Alchemie bis auf die geistige Ebene tief durchdrungen hat. Dr. Steiner ist für mich daher eine zuverlässige und inspirierende Quelle.

2. In diesem Buch wird in verschiedenen Quellenhinweisen auf das Online-Lexikon Wikipedia verwiesen, weil diese Plattform von vielen Menschen genutzt wird und oft eine erste, leicht nachvollziehbare Begriffsbestimmung eines Themas bietet. Ich distanziere mich jedoch von den Inhalten, da Wikipedia ein materielles Weltbild repräsentiert. In dem vorliegenden Buch werden Erkenntnisse dargestellt, die weit über das „Allgemeinwissen" hinausgehen.

Kapitel 1: Die Grenzen der heutigen Naturwissenschaft

Wer heutzutage in der westlichen Welt geboren wird, kommt sehr schnell in Kontakt mit einem rein materiellen Weltbild. Wenn ein Kind noch einen völlig natürlichen und ungestörten Zugang zu Naturwesen hat oder Farben sieht, die Erwachsene nicht wahrnehmen können, dann wird das Kind schnell darüber belehrt, dass da „nichts" ist. Es ist oft nur eine Frage der Zeit, bis der Verstand dahingehend konditioniert wird, dass auch das Kind „nichts" mehr sieht, sich vollständig mit seinem Körper identifiziert und nur noch die Materie als die „reale Welt" betrachtet.

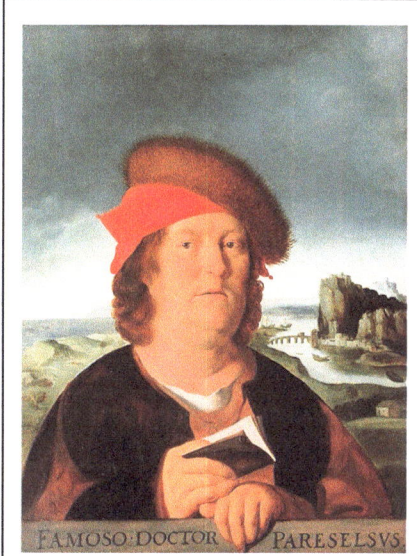

Abb. 1: Philippus Theophrastus Aureolus Bombastus von Hohenheim, genannt Paracelsus (1493-1541)

So bleibt von dem Wechselspiel zwischen Geist und Materie nur die Materie übrig. Dasselbe finden wir auch in den Naturwissenschaften, die in unserer heutigen Welt einen breiten Raum einnehmen und die Grundlagen für Technik, Medizin, Umwelt, usw. bilden. Wissenschaftliche Abhandlungen über Schöpfergötter sind in den renommierten wissenschaftlichen Fachzeitschriften, wie z.B. „Nature", nicht zu finden.

Doch die Trennung von Geist und Materie – oder anders ausgedrückt von Spiritualität und Naturwissenschaften – ist erst vor wenigen Jahrhunderten eingeleitet worden. Davor gab es nirgendwo auf der Erde eine solche Trennung. Es gab einfach nur ... DAS WISSEN.

So ist z.B. der bekannte Arzt und Naturforscher Philippus Theophrastus Aureolus Bombastus von Hohenheim, genannt **Paracelsus** (* 1493; † 24. September 1541), zugleich Arzt, Alchemist, Astrologe, Mystiker, Laientheologe und Philosoph gewesen (s. Abb. 1)[2]. So etwas wäre in der heutigen Zeit undenkbar. Wenn heute ein Arzt eine astrologische Berechnung anstellen würde, um z.B. einen günstigen Zeitpunkt für eine (dringend notwendige) Operation zu errechnen, so würde man diesen Arzt womöglich als „Spinner" bezeichnen und er müsste damit rechnen seine Approbation zu verlieren.

Die alten Klöster Tibets waren vor einigen Jahrhunderten noch das, was mit den heutigen Universtäten vergleichbar wäre. Auch der Name Universität deutet in unseren Breitengraden noch darauf hin, dass an diesen Orten einst ein universales Wissen vermittelt wurde.

Eine entscheidende Wende wurde vor wenigen Jahrhunderten durch **Galileo Galilei** (* 15. Februar 1564; † 8. Januar 1642) eingeleitet. Galileo Galilei war ein italienischer Philosoph, Mathematiker, Physiker und Astronom, der bahnbrechende Entdeckungen auf mehreren Gebieten der Naturwissenschaften machte. Er legte vor allem die Grundlagen zum Verständnis der Mechanik. Er war einer der ersten Menschen seiner Zeit, der die Frage nach dem „Wie" stellte und nicht nach dem „Warum". So hat er z.B. die Frage gestellt, *wie* ein Körper von einem Turm herunterfällt und hat den Vorgang des Fallens in verschiedene *quantitativ messbare* Teile zerlegt und das gefundene Ergebnis in eine mathematische Formel überführt. Auf diese Weise sind „Naturgesetze gefunden" bzw. wiederentdeckt worden.

Einem Galileo und natürlich weiteren Naturphilosophen seiner Zeit war es durchaus bewusst, dass sie die komplexe und lebendige Natur auf das Reich der messbaren, quantifizierbaren und abstrakten Mathematik reduzierten. Wenn man ihren Gedanken lauschen könnte, würden sie ungefähr sagen: „Wir wissen, dass es völliger Unsinn ist, die

---

[2] Eine anonyme Kopie aus dem 17. Jahrh., nach einem verloren gegangenen Original von Quentin Massys

lebendige Natur mit den abstrakten (und toten) Begriffen der Mathematik beschreiben und somit auch reduzieren zu wollen. Wir sind uns dessen vollkommen bewusst, aber wir wollen einmal schauen, wo uns das hinführt." Man nennt dies den **Galileischen Verzicht**.

Wo uns das hingeführt hat, das wissen wir heute. Diese Sichtweise hat ein materialistisches Weltbild und natürlich ein materialistisches Wissenschaftsbild hervorgebracht, woraus dann die Industrielle Revolution und die moderne Technologie, wie wir sie heute kennen, entstanden sind.

So ist es auch nicht verwunderlich, dass unter dem Begriff der Naturwissenschaft heute nur dasjenige in der Natur verstanden wird, was beobachtbar, messbar und analysierbar ist. Die Ergebnisse von Experimenten müssen reproduzierbar sein, um Regelmäßigkeiten erkennen zu lassen, die dann als Naturgesetze definiert werden.

Würde ein Astronom oder Physiker unserer Zeit die Themen der Astrologie oder Alchemie bearbeiten, wäre das Ende seiner Karriere vorherbestimmt, weil er sich nicht an die (unausgesprochenen) Dogmen seiner Zunft hält. Früher war das anders.

Nehmen wir noch eine weitere berühmte Persönlichkeit der Wissenschaften: **Isaac Newton** (* 4. Januar 1643; † 31. März 1727). Er ist unter anderem Autor des Werkes „Philosophiae Naturalis Principia Mathematica", in dem die Grundlagen der klassischen Mechanik beschrieben werden, wie sie heute an den Schulen gelehrt wird und an der kein Schüler im Physikunterricht vorbeikommt. Was heute allerdings nicht an Schulen gelehrt wird sind Newtons innige Studien der Alchemie. Er schrieb über eine halbe Million Worte über die Themengebiete der Alchemie und war selbst praktisch arbeitend im Laboratorium tätig. Seine intensive Beschäftigung mit der Alchemie erstreckte sich über die Jahre 1665 bis 1710.

In Wikipedia ist unter dem Eintrag Isaac Newton im Kapitel „Newton und Alchemie"[3] Folgendes nachzulesen:

„Der Wirtschaftswissenschaftler John Maynard Keynes ersteigerte im Jahre 1936 einen Großteil der alchemistischen Handschriften Isaac Newtons für das King's College in Cambridge. 369 Bücher aus Newtons persönlicher Bibliothek hatten Wissenschaftscharakter, 170 hingegen sind Werke der Rosenkreuzer, der Kabbala und der Alchemie. Keynes bezeichnete Isaac Newton daraufhin als den letzten großen „Renaissance-Magier". Newton hat für sich einen alchemistischen Index mit 100 Autoren, 150 Schriften und 5000 Seitenverweisen unter 900 Stichworten angelegt."

Vor einigen Jahrhunderten war es normal, dass ein so hoher Gelehrter wie Newton auch die Schriften der Rosenkreuzer und der Kabbala studierte.

Diese wenigen Beispiele großer Natur-Philosophen sprechen für sich selbst.

So ist es natürlich nicht verwunderlich, dass eine materiell und reduktionistisch ausgerichtete Naturwissenschaft, die ja im Wesentlichen nur auf der Verstandesebene des Wachbewusstseins analytisch arbeitet, auch nur Fragmente und somit Teilgebiete von Wissen (im Sinne von Wissen schaffen) hervorbringen kann. Daher gibt es z.B. in der Physik viele Teilgebiete (Mechanik, Optik, Quantenphysik etc.), aber keine übergeordnete einheitliche Theorie, die alle Teilfragmente vereint.

Neben der reduktionistischen (eingrenzenden, beschränkenden) Naturwissenschaft gibt es vereinzelte herausragende Persönlichkeiten, die – meist abseits vom Hauptstrom – eine holistische (von griech. *holos* „ganz, vollständig") Naturwissenschaft und Sicht der Welt anstreben. Gemeint ist eine Natur-Wissenschaft, bei der es darum geht, das Lebendige in der Natur zu betrachten und von dort aus ein Wissen zu

---

[3] http://de.wikipedia.org/wiki/Isaac_Newton (Stand 08. April 2016)

schaffen, das wieder angebunden ist an das Ursprüngliche, d.h. an DAS WISSEN.

Die Arbeiten der folgenden drei Wissenschaftler sollen hier – stellvertretend – als Beispiele aufgeführt werden:

1. Dr. Klaus Volkamer
2. Prof. Dr.-Ing. Konstantin Meyl
3. Prof. Dr. Fritz-Albert Popp

1. Der Chemiker **Dr. Klaus Volkamer** (* 1939) legt in seinem Buch **„Die Feinstoffliche Erweiterung unseres Weltbildes"**[4] eine „feinstofflich" erweiterter Physik vor, in der das heutige Weltbild der Naturwissenschaften als grobstofflich materieller Grenzfall erhalten bleibt. Experimentell kann er mit Hilfe sehr feiner Waagen mit enorm hoher Messgenauigkeit und Aufzeichnung der Masse-Daten im Sekundentakt zeigen, dass es eine feldförmige (feinstoffliche) Materie gibt, die einen realen Masse- und Energie-Inhalt besitzt. Diese feldartige und bioaktive Feinstofflichkeit ist dabei nicht nur ein „Nebeneffekt", der bisher noch nicht untersucht wurde, sondern bildet die eigentliche physikalische und ganzheitliche Grundlage aller Erscheinungen. Somit wird ein wesentlich tieferes Verständnis von Raum-Zeit, Materie und Sinnesphysiologie, Empfindungen, Geist, Intelligenz, Gedächtnis sowie Bewusstsein eröffnet. Die Konsequenzen daraus können Naturwissenschaften und Geisteswissenschaften, insbesondere die Medizin und Zahnmedizin, die Biologie, Ökologie und Evolutionslehre, auf eine neue und feinstofflich integrierende Grundlage stellen. Wer nicht die Muße hat, dieses umfangreiche Werk zu erarbeiten und durchzulesen,

---

[4] Klaus Volkamer: Die Feinstoffliche Erweiterung unseres Weltbildes; ISBN 978-3-89998-209-1

dem sei der Vortrag *„Der feinstoffliche Körper und seine universelle Verschränkung"*[5] empfohlen.

2. Der an der Hochschule Furtwangen tätige **Prof. Dr.-Ing. Konstantin Meyl** (* 1952) entwickelte eine einheitliche Feldtheorie (manchmal auch als „Weltformel" bezeichnet), aus der alle bekannten physikalischen Wechselwirkungen ableitbar sind! Dies ist insofern erstaunlich, als Prof. Meyl ohne wissenschaftliche Behauptungen oder Grundannahmen auskommt. Da die vorgestellte Theorie auf einer Erweiterung der Maxwellschen Theorie beruht, schließt sie die klassische Theorie als Sonderfall mit ein, was bedeutet, dass alle klassischen physikalischen Gesetze weiterhin ihre Gültigkeit behalten. Die klassische Maxwell Theorie (der reduktionistischen Wissenschaft) beschreibt die elektrischen und magnetischen Felder, während der erweiterte Ansatz von Prof. Meyl auch die von Nikola Tesla entdeckten „Skalarwellen" mit einbezieht. Wer an einem tieferen und umfangreichen Wissen über die vereinigenden Zusammenhänge in der Physik interessiert ist, findet hier eine Goldgrube.[6]

3. Der Name **Prof. Dr. Fritz-Albert Popp** (* 1938) ist unmittelbar mit der Erforschung der „Biophotonen" verknüpft. Gemeint ist hierbei das Licht (Photonen), das von allen lebenden Zellen (Bio) ausgestrahlt wird und als solches mit hoch empfindlichen Geräten gemessen werden kann. In vielen Tausenden von Experimenten konnte bestätigt werden, dass lebende Zellen durch Biophotonen Informationen übertragen.
Eine besonders wichtige Eigenschaft der Biophotonen ist, dass sie extrem hoch geordnet sind. Man spricht dann von einer „Kohärenz". Das bedeutet, dass dieses Licht nicht diffus strahlt,

---

[5] http://klaus-volkamer.de/ (Stand 08. April 2016)
[6] http://www.k-meyl.de

wie bei einer Glühbirne, sondern gebündelt ist, wie das Licht eines Laserstrahls. Das bedeutet: Alle Biophotonen schwingen im Gleichtakt. Ein solches Licht eignet sich hervorragend dazu, Informationen zu übertragen.
Genau darin sieht Prof. Popp die wichtigste Funktion der Biophotonen: Durch sie kommuniziert alles Leben miteinander, von der einzelnen Zelle bis zu ganzen Organismen.
Damit wird auch verständlich, dass durch diese Art von „Informationsdienst" die Signale im Organismus von Pflanze, Tier und Mensch mit weit größerer Geschwindigkeit und Effizienz weitergegeben werden, als dies über biochemische Reaktionen möglich ist. Auch die Koordination der Stoffwechselprozesse wird über die Biophotonen gesteuert.

Selbst in der modernen, reduktionistischen Physik wird die Existenz einer kosmologisch wirkenden, so genannten „dunklen Materie"[7], sowie die Existenz einer „dunklen Energie"[8] anerkannt und für die experimentell bestätigte beschleunigte Expansion des Universums verantwortlich gemacht. Die dunkle Materie ist dabei eine nicht sichtbare Materieform.
Der Anteil der dunklen Energie an der Gesamtmasse des Universums wird auf 73 % und der Anteil der dunklen Materie wird auf 23 % geschätzt. Daraus folgt, dass die sichtbare grobstoffliche Materie nur etwa 4 % des gesamten Universums ausmacht! Die gegenwärtig anerkannten Wissenschaften (Physik, Astronomie, Chemie, Biologie etc.), inklusive der Medizin, arbeiten also lediglich innerhalb dieser 4 % grobstofflicher Materie! Laborversuche zum Existenznachweis der „dunklen Energie" und der „dunklen Materie" gibt es derzeit in den klassischen Wissenschaften nicht. Durch die von Dr. Volkamer durchgeführten Wägeversuche im Labor ist jedoch eine Zuordnung möglich. Die dunkle

---
[7] http://de.wikipedia.org/wiki/Dunkle_Materie (Stand 08. April 2016)
[8] http://de.wikipedia.org/wiki/Dunkle_Energie (Stand 08. April 2016)

Energie – mit einem Anteil von 73 % an der Gesamtmasse des Universums – hat ordnungs-, lebens-, funktions- und strukturfördernde Eigenschaften. Die dunkle Materie – mit einem Anteil von 23 % an der Gesamtmasse des Universums – hat, wie Versuche zeigen, ordnungs-, struktur- und lebenszerstörende Eigenschaften, wie sie beispielsweise im Verdauungstrakt nötig sind, um die Nahrung aufzuschließen und für den Aufbau der körpereigenen Substanzen verfügbar zu machen.[9]

Natürlich wird die gegenwärtige Naturwissenschaft auch weiterhin mit den 4 % arbeiten, weil sie es so gewohnt ist und sich Gewohnheiten nur langsam ändern lassen. Die wirklich aufregenden Entdeckungen in den nächsten Jahrhunderten werden aber mit den 96 % der noch unerforschten „Welten" in Verbindung stehen. Wenn es der Physik nicht gelingt, sich bis auf die Ebene der Metaphysik zu erheben, wird sie immer nur Stückwerk bleiben. Der wirkliche Durchbruch wird jedoch erst dann geschehen, wenn die Brücke von der Metaphysik („das, was hinter der Physik kommt") zur Spiritualität (von lat. *spiritus* „Geist") gelingt.

Das vorliegende Buch wird sich nicht nur mit den 4 % der grobstofflichen Materie beschäftigen, sondern auch kleine Ausflüge in den Bereich der 96 % der feinstofflichen Materie hinein wagen.

---

[9] Klaus Volkamer: Die Feinstoffliche Erweiterung unseres Weltbildes S. 142 f

Zusammenfassung von Kapitel 1

Die Naturwissenschaften bilden heute das Fundament eines Weltbildes, das sich im Bewusstsein der Menschen spiegelt. Gegenwärtig leben wir in einer sehr materiell ausgerichteten Welt. Das war nicht immer so, denn bis zum ausgehenden Mittelalter waren Geist und Materie im Weltbild des Menschen nicht getrennt und bildeten zusammen DAS WISSEN. Heutzutage ist es z.B. nicht mehr allgemein bekannt, dass Sir Isaac Newton über Jahrzehnte tiefgehende Studien zur Alchemie durchführte und auch praktisch im Laboratorium tätig war. Erst durch den so genannten **Galileischen Verzicht** wurde der Geist von der Materie entkoppelt. Dadurch entstand ein reduktionistisches Weltbild in den Naturwissenschaften – und schließlich auch in allen anderen Bereichen des Lebens. Heute werden ausschließlich rein materiell orientierte Forschungsergebnisse in den Wissenschaften „anerkannt".

Weder ein materiell noch ein geistig ausgerichtetes Weltbild sind dabei „gut" oder „schlecht". Wenn aber eines von beiden zu wenig Beachtung findet, dann offenbaren sich Ungleichgewichte. Die Kunst besteht darin, beide Welten wieder in Einklang zu bringen. Einzelne herausragende Naturwissenschaftler widmen sich daher der Aufgabe, das Fundament für eine holistische Naturwissenschaft zu legen, die wieder angebunden ist an das ursprüngliche WISSEN.

Kapitel 2: Wunderwelt der Pflanzen: Lebensmittel, Wild- und Gewürzkräuter

Wenn es um die Frage der Ernährung, der Gesunderhaltung und um die Heilung bei Mensch und Tier geht, dann steht die **Pflanze** ganz im Mittelpunkt. Ohne die Pflanzen würde das gesamte Leben zugrunde gehen.

Kein Labor der Welt kann die für die Ernährung von Mensch und Tier wichtigen Lebensmittel herstellen. Allein die Pflanze vermag auf einzigartige Weise aus der Strahlkraft der Sonne, dem Kohlendioxid aus der Luft und dem Wasser in den Pflanzenzellen – im Zusammenwirken mit Chlorophyll – zunächst den Zucker und dann alle anderen Lebens-Bausteine aufzubauen.

Unsere reichhaltige Pflanzenwelt zaubert uns nicht nur die vielen Lebensmittel wie Getreide, Obst, Gemüse, Nüsse usw. auf den Tisch, sondern auch die vielen Heilpflanzen als Grundlage zahlreicher Heilweisen. Jahrtausende lang bildeten vorwiegend die Pflanzen und ihre Zubereitungen die Heilmittel der Menschheit. Die Pflanzenheilweise ist bekanntlich die **Ur-Medizin der Menschheit**. Alle anderen Heilweisen sind aus ihr oder nach ihr entstanden. Schon vor Jahrtausenden erkannte man, dass die Kräfte der Pflanzen, die den Menschen in *gesunden* Tagen *ernähren*, ihn in *kranken* Tagen *heilten*.[10]

Der von **Paracelsus** (* 1493; † 24. September 1541) geprägte Satz: *„Lasst eure Lebensmittel Heilmittel und eure Heilmittel Lebensmittel sein"* ist bis in unsere heutige Zeit erhalten geblieben. Zu der Zeit des Paracelsus waren Geist und Materie im Bewusstsein der Menschen noch nicht voneinander getrennt.

---

[10] Dr. Hans Hansen: Trinke – und genese durch – Pflanzen-Rohsäfte; Prana-Verlag, Pfullingen Württ. Dez. 1930, S. 9

Nicht alle Krankheiten können mit Pflanzen behandelt werden, jedoch sind sie immer zumindest als Basis oder als Abrundung für jeden Gesundungsprozess erforderlich. Denn nur Pflanzen vermögen den Menschen gleichzeitig auf der Ebene des Körpers, der Seele und des Geistes zu erreichen.

Dies wird in den letzten Jahren in immer größer werdenden Kreisen der Bevölkerung erkannt. So möchten immer mehr Menschen wieder Kontakt zur heimischen Pflanzenwelt aufnehmen, z.B. durch Wildkräuterwanderungen, d.h. Sammeln von wilden Kräutern und anschließendem Kochen sowie Einsatz dieser Kräuter in der täglichen Ernährung.

Sehr inspirierend ist in diesem Zusammenhang der Ausspruch des russischen Mystiker Georges I. Gurdjieff (* 1866; † 29. Oktober 1949) der einmal gefragt wurde: *„Aber ist denn das Kochen nicht schließlich Teil der Medizin?"* Mit einem starken russischen Akzent antwortete Gurdjieff: *„Nein! Die Medizin ist ein Teilgebiet des Kochens!"*[11]

Doch kommen wir zunächst zu den **Lebensmitteln**.

2.1 Lebensmittel

Es ist erstaunlicherweise nur wenigen Menschen bekannt, dass die meisten Krankheiten, unter denen Mensch und zunehmend auch Tier leiden, durch die heute „übliche" Ernährung entstehen. Die modernen großen Ernährungsforscher wie Prof. Dr. Kollath, Dr. Bruker, Dr. Bircher-Benner, Ann Wigmore und weitere Personen konnten eine erstaunlich lange Liste von ernährungsbedingten Zivilisationskrankheiten nachweisen, die mit A wie Allergie beginnt und bis Z wie Zahnkaries reicht.

In Kapitel 1 „Gedanken zur Naturwissenschaft" haben wir erfahren, dass es erst wenige Jahrhunderte her ist, seit die allumfassende Wis-

---

[11] Samuel Sagan: Heilende Planetenkräfte 1. Aufl. – Freiburg in Breisgau: Ebertin , 1998 S. 143

senschaft auf eine materielle Wissenschaft reduziert wurde. Diese „Reduktion" ist auch in der Ernährung erfolgt.

Noch vor ca. 130 Jahren wurden die Pflanzen, die unsere Lebensmittel bilden, von den Bauern angebaut und über die Wochenmärkte direkt frisch zum Verbraucher gebracht. Zivilisationskrankheiten waren damals eher unbekannt, der menschliche Stoffwechsel verlief also noch weitgehend harmonisch.

Mit Beginn des 20. Jahrhundert hat sich zwischen den Hersteller von **Lebens**mitteln und den Verbraucher eine **Nahrungs**mittel-Industrie geschaltet.

Dadurch kommt es einerseits physisch zu einem Verlust an Vitalstoffen, und anderseits zu einer Reduzierung der Lebendigkeit der Lebensmittel durch die (Zer)-Störung des ordnenden Lebensfeldes aufgrund eines Verlustes an Biophotonen (s. Kap. 1).

Gerade im Bereich der Ernährung gibt es eine unübersichtliche Vielfalt von wissenschaftlichen und unwissenschaftlichen Systemen. Der Mediziner Prof. Dr. med. Werner Kollath (* 11. Juni 1892; † 19. November 1970) entwickelte als einer der ersten im Jahre 1942 die **Grundlagen einer dauerhaften Ernährungslehre**, die in seinem Grundlagenwerk „Die Ordnung unserer Nahrung" ausführlich beschrieben sind. Seit dem Jahr 1942 sind sicherlich weitere grundlegende Erkenntnisse hinzugekommen, die berücksichtigt werden sollten, doch aufgrund ihres fundamentalen Charakters sind Prof. Kollaths Erkenntnisse auch heute noch gültig. In der heutigen Zeit gibt es dagegen immer wieder „Modeerscheinungen" und „Wunderdiäten", die beinahe wöchentlich in der Regenbogenpresse veröffentlicht werden und auch schnell wieder von der Bildfläche verschwinden.
Unter Berücksichtigung des Lebendigen (also im Sinne einer holistischen Wissenschaft) wies Prof. Kollath den Weg vom Teilwert zum Vollwert in der Ernährung. Bekannt ist die von ihm entwickelte „Kollath-Tabelle", die grundsätzlich zwischen Lebensmitteln und Nah

Tabelle 1: Die Ordnung unserer Nahrung in 6 Wertgruppen (a bis f) nach Prof. Kollath

	Lebensmittel (vollwertig)			Nahrungsmittel (teilwertig)		
	a) Natürlich	b) mechanisch verändert	c) fermentativ verändert	d) erhitzt	e) konserviert	f) präpariert
Pflanzenreich	1a) Samen I Nüsse, Mandeln	1a) Öle	1c) Mitwirkung der Eigenfermente Hefen, Bakterien	1-2d) Breie aus Vollkorn gekocht,	1e) Gebäcke II Konditorwaren, Kuchen	1-2f) Pflanzliche Präparate, Kunstfette, Stärke, Eiweiß, Fabrikzucker, Auszugsmehl, Grieß, Nudeln
	2a) Samen II Getreide: Weizen, Roggen, Reis, ...	2b) Mahlprodukte: Vollmehl, Schrote; Rückstand: Kleie	2c) Breie roh Gequetscht, geschrotet, gemahlen	Gebäck I Vollkornbrote: Fladenbrote, Gärbrote	2e) Dauerbackwaren: Zwieback, Konfekt	
	3a) Früchte Gemüse Obst	3b) Salate I Naturtrübe Säfte; Rückstand: Trester	3c) Gärsäfte Most (Trauben, Apfel, Birne, ...)	3d) Gemüse II Hülsenfrüchte Kompott	3e) Fruchtkonserven: Marmeladen	3-4f) Aromastoffe, Fruchtzucker, Vitamine, Wuchsstoffe, Fermente, Nährsalze
	4a) Gemüse I Würzkräuter	4b) Salate II	4c) Gärgemüse Sauerkraut	4d) Gemüse III Kartoffeln, Kohl, ...	4e) Gemüsekonserven	
Tierreich	5a) Eier	5b) Blut	5c) Fleisch	5d) erhitztes Fleisch	5e) Tierkonserven	5f) Tierpräparate
	6a) Rohmilch Kuh, Ziege, Schaf	6b) Milchprodukte: Rahm, Butter, Molke	6c) Gärmilch Joghurt, Kefir, Quark	6d) gekochte Milch	6e) Milchkonserven: Trockenmilch	6f) Milchpräparate Milchzucker
Getränke	7a) Quellwasser	7b) Leitungswasser	7c) Gärgetränke Wein, Bier	7d) Extrakte Teearten, Brühe	7e) Gemische Kunstwein, Kunstessig, Liköre	7f) Destillate künstliche Mineralwasser, Branntwein

rungsmitteln unterscheidet. Während **„Nahrungsmittel"** in erster Linie der Sättigung, also der Beseitigung des Hungers dienen, sind **„Lebensmittel"** sogenannte „Mittel zur Erhaltung des Lebens".

Die Kollath-Tabelle fasst die Erkenntnisse sehr übersichtlich zusammen (s. Tab. 1).[12]

Nach Prof. Kollath gibt es insgesamt 6 Stufen der Wertigkeit (a bis f), wobei die Wertigkeit a als „natürlich" und die Wertigkeit f als „präpariert" bezeichnet wird. Die ersten drei Stufen der Wertigkeit werden nach Prof. Kollath als Lebensmittel bezeichnet und die Wertigkeitsstufen d bis f als Nahrungsmittel. Die meisten Menschen essen heutzutage fast auschließlich Nahrungsmittel der Wertigkeitsstufen d bis f.

Die umfangreichen Schriften des Mediziners Dr. Bruker (* 16. November 1909; † 6. Januar 2001), der den Begriff der vitalstoffreichen Vollwertkost prägt, basieren im Wesentlichen auf den Erkenntnissen der Kollath-Tabelle.

Es war auch Prof. Kollath, der auf die Bedeutung der **Mineralien** (heute Mineralstoffe) in der Ernährung hingewiesen hat: *„Man muss leider sagen, dass die Mineralien in der Ernährungsforschung bisher unterschätzt und wie ein Stiefkind behandelt worden sind. Und dabei sollten sie doch eigentlich die Basis allen Geschehens sein, wie in dem Werden des Lebendigen. …. Statt das Gebäude der Ernährungslehre von unten herauf, von den Mineralien zu errichten, hat man mit dem Dachgeschoß und der Errichtung begonnen, dem Eiweiß und den anderen organischen Substanzen. Dadurch erklären sich die vielen Lücken in den Kenntnissen."*[13]

---

[12] Werner Kollath: Die Ordnung unserer Nahrung, 12. Auflage 1986, Haug Verlag, S. 50-51
[13] Werner Kollath: Die Ordnung unserer Nahrung, 12. Auflage 1986, Haug Verlag, S. 90

Die vergessene Bedeutung der Mineralstoffe bildet den Dreh- und Angelpunkt im Verständnis des AUREOLUS® (s. Kap. 5, Das AUREOLUS®-Pulver).

Kommen wir nun zu einigen grundlegenden Gedanken über die Kräuter.

2.2 Kräuter und Gewürze

Heilkräuter werden seit Tausenden von Jahren mit großem Erfolg eingesetzt. Sie wurden nie vergessen – selbst heute nicht – doch zeitweise zurückgedrängt. Die Anwendung der Kräuterheilkunde geht auf berühmte Persönlichkeiten wie Pythagoras, Galen, Hippokrates und Paracelsus zurück, um nur einige zu nennen.

Da naturbelassene Heilkräuter sozusagen „die Natur selbst **sind**", gehen von ihnen besondere Kräfte aus.

Viele Menschen sind allein durch die Anwendung von Heilkräutern wieder vollkommen gesund geworden.

Auch Gewürze werden seit Tausenden von Jahren nicht nur zu geschmacklichen Zwecken, sondern auch zu Heilzwecken eingesetzt. Dies wird auf anschauliche Weise in dem Buch „Heilende Gewürze" von Bharat B. Aggarwal[14] beschrieben.

Im Hinblick auf Kapitel 5 (Das AUREOLUS®-Pulver) sollen nachfolgend vor allem jene Aspekte der Kräuter beleuchtet werden, die selten in den gängigen Büchern zu finden oder auf diese Weise zusammengestellt sind.

Üblicherweise wird in den z.T. hervorragend aufbereiteten Büchern über Heilpflanzen zunächst beschrieben, wie die Pflanze aussieht, wie man sie in der Natur sammeln kann, wie sie getrocknet wird und wel-

---

[14] Bharat B. Aggarwal: Heilende Gewürze: 50 alltägliche und exotische Gewürze zur Gesunderhaltung und Heilung von Krankheiten, Narayana Verlag 2014

che Zubereitungen möglich sind, wie z.B. Tees, Tinkturen, Salben usw. Dann folgt oft eine alphabetische Auflistung der Heilpflanzen.

In Kapitel 1 *„Gedanken zur Naturwissenschaft"* haben wir beschrieben, wie in den vergangenen Jahrhunderten eine zunehmend materielle und reduktionistische Sichtweise des gesamten Weltbildes einsetzte. Das bezieht sich natürlich auch auf die Heilpflanzen. Seit man im Jahre 1804 das Alkaloid Morphin aus der Mohnpflanze und 1820 die Substanz Chinin aus der Chinarinde isoliert hatte, waren die damaligen Forscher immer mehr geneigt, eine materielle und physikalische Erklärung der Arzneistoffe durchzusetzen. Jetzt war man nicht mehr an der ganzen Pflanze interessiert, sondern nur noch an einzelnen Wirkstoffen. Auf diese Weise wurde die Bedeutung der Heilpflanzen zurückgedrängt.

In der Chemie (die materielle Ausformung der ursprünglichen Alchemie) ging man dazu über, die Wirkstoffe in ihrer Molekularstruktur zu erfassen, um sie dann – über eine organisch-chemische Synthese – künstlich nachzubauen. Auf diese Weise wurden die chemischen synthetischen Arzneistoffe „geboren", wie sie heute in der pharmazeutischen Industrie hergestellt und dann, bei medizinischen Behandlungen, am Menschen eingesetzt werden. In der organischen Chemie können die Moleküle dann wie in einem „Baukastensystem" mit allerhand zusätzlichen „Bauteilen" versehen werden. Somit werden immer mehr neue Moleküle geschaffen und dies geschieht heutzutage in einer rasenden Geschwindigkeit in den Forschungslaboren auf der ganzen Welt.

So waren mit Stand des Jahres 2012 insgesamt 40 Millionen (!) organische Verbindungen bekannt. Wichtig zu verstehen ist, dass in der Pharmazie und der Medizin vielfach Stoffe eingesetzt werden, die es in der Natur in dieser Form gar nicht gibt. (!)

In der älteren Literatur über Heilpflanzen finden wir dagegen noch den ganzheitlichen wissenschaftlichen Ansatz. So finden wir z.B. folgendes Zitat in einem Buch von Fischer und Sünskes aus dem Jahre 1927: „*Es muss ausdrücklich betont werden, daß die Pflanze in der Gesamtheit ihrer Säfte etwas anderes ist und auch ganz anders wirkt als ein chemisches Produkt, das wir erst nach der Zerstörung der natürlichen Zusammenhänge in der Pflanze künstlich aus ihr gewonnen haben.*"[15]

Natürlich werden heute auch Stoffe entwickelt, wie z.B. das Penicillin, die in der Lage sind, bei korrektem Gebrauch Leben zu retten.

Folgendes ist jedoch wichtig zu verstehen:

Wenn es nicht um lebensrettende Maßnahmen geht, so sind es im Wesentlichen die Pflanzen, welche für die Gesunderhaltung zuständig sind.

Kehren wir also zurück zu den Heilpflanzen. Wie bereits erwähnt, wurden die Mineralstoffe in der Ernährungsforschung wie ein Stiefkind behandelt. Interessanterweise ist dies auch bei der Beschreibung von Heil- und Gewürzpflanzen geschehen. In den meisten zeitgenössischen Büchern über Heilpflanzen werden zwar einzelne Wirkstoffgruppen wie z.B. Ätherische Öle, Bitterstoffe, Gerbstoffe, Saponine, Alkaloide und Schleimstoffe beschrieben, doch die Mineralstoffe werden entweder nur am Rande oder gar nicht mehr erwähnt.

In der ersten Hälfte des 20. Jahrhunderts war man sich der Bedeutung der Mineralstoffe, die zu der damaligen Zeit als „Nährsalze" bezeichnet wurden, noch durchaus bewusst. Hier ein weiteres Zitat von Fischer und Sünskes: „*Nährsalze sind in fast allen Kräutern in großen Mengen enthalten und daher sind nährsalzreiche Kräuter mehr als alle Nahrungsmittel blutbildende und die Spannkraft der Nerven und Muskeln erhöhende Mittel.*"[16]

---

[15] Gesundheit ist Reichtum: Ratgeber für Kranke und Gesunde; Herausgegeben und verlegt von Fischer und Sünskes (Verlag Fi-Sü GmbH) 1927
[16] Wie 15

Ebenfalls hoch interessant ist die Tatsache, dass die nicht giftigen Heilpflanzen und die Gewürzpflanzen von Fischer und Sünskes als *extrem hoch konzentrierte Lebensmittel* bezeichnet werden. Moderne Mineralstoff-Analysen zeigen, dass Kräuter einen vielfach höheren Gehalt an Mineralstoffen und Spurenelementen aufweisen als Lebensmittel, wie z.B. Obst und Gemüse.[17]

In dem oben genannten Buch findet sich eine mehrseitige Abhandlung darüber, dass **kalk**reiche Kräuter besonders bei „Lungenschwindsucht" eingesetzt werden, **natron**reiche Kräuter besonders bei Steinleiden, Gicht, Zuckerkrankheit, Fettsucht, usw. angewandt werden, **kali**reiche Kräuter meist eine harntreibende Wirkung haben, **eisen**reiche Kräuter besonders bei mangelhafter Blutbildung zur Anwendung kommen, **phosphor**reiche Kräuter das Gehirn und die Nerven zu ihren besonderen Leistungen befähigen, **silicium** (Kieselsäure) -haltige Kräuter im Körper das Wachstum und die Neubildung von faserigen Bindegeweben anregen und **schwefel**reiche Kräuter in Verbindung mit kieselsäurereichen Kräutern der Ernährung und dem Wachstum der Haare sowie der Finger und Fußnägel dienen.

Noch überraschender ist das Verständnis der Autoren von der Lebendigkeit, d.h. von den ätherischen Kräften (die feinstoffliche Materieart nach Dr. Volkamer[18]) in Kräutern verglichen mit synthetischen Produkten:

„Das Kräuterheilverfahren [...] kommt [...] in Betracht bei allen chronischen Leiden, weil es auflösend, ausscheidend und blutreinigend, dabei aber gleichzeitig aufbauend und ernährend wirkt. Sind doch die pflanzlichen Heilmittel nichts weiter als eine Fortsetzung der pflanzlichen Nährmittel und keine Kunst und kein Wissen wird die natürlichen Arzneistoffe in den Kräutern zu vervollkommnen vermögen, ebensowenig wie man natürliche Nahrungsmittel durch Kunstmittel voll ersetzen

---

[17] FRANKE, W., Institut für Landwirtschaftliche Botanik der Universität Bonn, Ernährungswiss. Umschau 28.6.1981
[18] Klaus Volkamer: Die Feinstoffliche Erweiterung unseres Weltbildes; ISBN 978-3-89998-209-1

*kann. Die in den Heilkräutern enthaltenen und mit den Kräutern aufgewachsenen Nährsalze, ätherischen Öle, Pflanzensäuren, Bitterstoffe und andere organischen Bestandteile führen dem Körper die fehlenden Heil- und Nährstoffe **in völlig gelöster, von den Organen aufnahmefähigen Form** zu, ohne welche der Körper unfähig ist, kranke Stoffe aufzulösen und auszuscheiden. Gerade aus diesem Grunde erklären sich wohl die großen Heilwirkungen gegenüber den auf chemischem Wege aus anorganischen Stoffen hergestellten Arzneimitteln, welche vielfach vom Blute nicht aufgenommen werden, weil sie der Belebtheit, der Spannkraft in den Atomgruppen entbehren und deshalb meistens als tote Stoffe wieder ausgeschieden werden, nicht aber ohne erhebliche Schäden zu hinterlassen. Nur gewachsene, bereits gelöste, aufnahmefähige Nährsalze und Heilstoffe, wie solche in den Heilkräutern verkörpert sind, werden vom Blut aufgenommen und restlos resorbiert."*[19]

In diesem kurzen Abschnitt werden gleich mehrere wichtige Erkenntnisse angesprochen. Wenn wir von den *nicht giftigen* Heil- und Gewürzkräutern ausgehen, dann sind diese zugleich nährend und heilend. Das ist auch für den analytischen Verstand logisch und verständlich, denn wir können mit den heutigen (chemischen) Analysemethoden nachweisen, dass die Konzentration von Mineralstoffen (früher „Nährsalze") und Vitaminen in Heil- und Gewürzpflanzen wesentlich höher ist als in Lebensmitteln, wie z. B. Obst und Gemüse. Heil- und Gewürzpflanzen sind tatsächlich „hoch konzentrierte" Lebensmittel. Darüber hinaus erwähnen Fischer und Sünskes, dass künstlich (also im Labor nach chemischen Methoden) hergestellte Präparate *„der Belebtheit, der Spannkraft in den Atomgruppen entbehren"*. Nach heutigem Wissensstand würden wir sagen, dass Lebensmittel (nicht Nahrungsmittel) und Heil- und Gewürzpflanzen eine hohe Biophotonenaktivität haben bzw. ein feinstoffliches Feld mit aufbauenden, also ordnenden Eigenschaften besitzen (s. Kap. 1). Bei einem chemisch synthetischen Prozess zur Herstellung eines künstlichen Präparates fehlt dieses fein-

---

[19] Wie 15

stoffliche Lebensfeld, daher sprechen die Autoren von „toten Stoffen", die der Körper zum Teil wieder ausscheiden muss.

In Kapitel 2.1 „Lebensmittel" hatten wir beschrieben, dass bei der industriellen Verarbeitung – je nach Art des Einflusses – **Lebens**mittel zu **Nahrungs**mittel degenerieren und an Wertigkeit verlieren, im Sinne der Kollath-Tabelle, aber auch im Sinne eines Verlustes an Vitalstoffen. Die Entwicklung von **Nahrungsergänzungsmitteln** ist der Versuch, die fehlenden Vitalstoffe in der Nahrung wieder aufzufüllen (z.B. Vitamine, Mineralstoffe, sekundäre Pflanzenstoffe,…).

Es ist aber wichtig zu wissen, dass **isolierte** Vitamine und Mineralstoffe nicht denselben Effekt im Körper haben wie in ihrer natürlichen Umgebung innerhalb der ganzen Pflanze. Das liegt unter anderem darin begründet, dass – je nach Herstellungsart – das feinstoffliche Feld fehlt. Wir werden in späteren Kapiteln noch genauer auf dieses Thema eingehen.

2.2.1 Die Leisenkur – Mineralstoffe in Kräutern und Lebensmitteln

Bereits Prof. Kollath hatte darauf hingewiesen, dass die Mineralstoffe das Fundament der Ernährungslehre bilden sollten (s. Kap. 2.1). Auf dieser Erkenntnis baut die Leisenkur auf. Die Leisenkur[20] wurde von den Heilpraktikern Katharina Vanselow-Leisen und L. Feist während ihrer 40jährigen Praxistätigkeit mit Tausenden von Krankheitsfällen entwickelt und beschäftigt sich mit der Therapie „schlackenbedingter Krankheiten". Sie basiert vorwiegend auf der Anwendung von Pflanzen in Form von Kräutern und Lebensmitteln (unser Hauptthema), wobei deren Mineralstoffzusammensetzung im Vordergrund steht.

Während die bekannten Ernährungsforscher Prof. Kollath, Dr. Bircher-Benner, Dr. Bruker und andere den allgemeinen Zusammenhang

---

[20] Katharina Vanselow-Leisen und L. Feist: Die Leisenkur – Zur Therapie schlackenbedingter Krankheiten, 6. Auflage 2001

zwischen Zivilisationskrankheiten und Ernährung aufgezeigt hatten, weist die Leisenkur zum ersten Mal auf einen konkreten Zusammenhang zwischen bestimmten Zivilisationskrankheiten (z.B. Rheuma) und ganz bestimmten mineralischen Ablagerungen („Schlacken") hin.

Die Kernaussagen der Leisenkur

Wir nehmen täglich mit unserer Nahrung Mineralstoffe zu uns, wie z.B. Natrium (Na), Kalium (K), Eisen (Fe), Calcium (Ca), Magnesium (Mg), Lithium (Li), usw., und scheiden diese – im Idealfall – wieder aus. Wenn nun aus irgendwelchen Gründen nicht alle Mineralstoffe wieder ausgeschieden werden und sich stattdessen im Körper ablagern, dann können sie Krankheiten bewirken oder mit verursachen. Die Mineralstoffe, die sich im Körper ablagern, werden nach Leisen und Feist als „verdichtete chemische Elemente" bezeichnet.

Die Verschlackung im Körper kann aufgelöst werden, wenn man dem Körper **dieselben** Elemente in „verdünnter" Form mittels Pflanzen, d.h. als Gemüse, Salate, Obst und Kräuter (Kräutertees und Kräuterbäder) zuführt. Ein „verdünntes" Element soll an dieser Stelle als ein Element beschrieben werden, das einen hohen energetischen Zustand hat. Das „verdünnte" Element vermag – durch Resonanz – das gleichnamige „verdichtete" Element (Verschlackung) im Körper energetisch anzuheben, so dass dieses aus dem Körpergewebe herausgelöst und ausgeschieden werden kann. Dieser Zusammenhang wird in Kap. 4.4.2 (Der Stoffwechsel aus alchemistischer Sicht) genauer beschrieben.

Die Methode der Leisenkur steigt sehr tief ein in das Verständnis der Zusammenhänge zwischen mineralischen Rückständen, bestimmten Krankheitsbildern und spezifischen Pflanzen, die in der Lage sind, die Rückstände wieder aufzulösen.

Dabei wurden von Leisen und Feist zwei Tabellenwerke erschaffen:

1. Eine **Krankheitstabelle** (Symptome) mit Auflistung der dabei auftretenden **verdichteten** chemischen Elemente

2. Eine **Pflanzentabelle** mit Auflistung der in den Pflanzen enthaltenen **verdünnten** chemischen Elemente für:
   a. Heilkräuter
   b. Gewürzkräuter
   c. Gemüse
   d. Salate
   e. Obst

Der Wert dieser beiden Tabellen kann kaum hoch genug bemessen werden und sie sind das Vermächtnis und das Lebenswerk von Katharina Vanselow-Leisen und L. Feist.

Die Krankheitstabelle beinhaltet eine Auflistung von über 200 Krankheiten – von **A** wie Akne bis **Z** wie Zucker (Diabetes) – sowie der chemischen Elemente (Mineralstoffe), die sich dabei im Körper ablagern (Schlackenbildung). In der Pflanzentabelle werden insgesamt 48 Elemente von **A** wie Aluminium (Al) bis **Z** wie Zink (Zn) aufgelistet. Für jede Pflanze werden dann diejenigen Elemente (Mineralstoffe) genannt, die in „verdünnter" Form vorliegen und imstande sind, die mineralischen Rückstände aufzulösen. Dabei werden neben Gemüse, Salat und Obst auch die Heil- und Gewürzpflanzen als Lebensmittel genannt, denn diese werden als hoch konzentrierte Lebensmittel betrachtet.

Die Leisenkur am Beispiel „Rheuma"

In der Krankheitstabelle werden unter dem Thema Rheuma folgende Elemente aufgelistet:

Li, Cs, **Mg, Cr, Sn, Hg, Ce**, Cu

Die fett hervorgehobenen Elemente spielen dabei eine entscheidende Rolle. Jetzt wird in der Pflanzentabelle mit der Auflistung der „verdünnten" Elemente in Pflanzen nachgeschlagen. In der Heilkräutertabelle werden beim Johanniskraut die Elemente Cr, Sn und Hg, bei der

Schafgarbe die Elemente Li, Cs, Mg, Sn, Hg und Cu sowie bei der Lindenblüte das Element Ce gelistet. Dementsprechend kann aus diesen Pflanzen ein Tee zubereitet und getrunken oder auch ein Bad mit den genannten Heilkräutern durchgeführt werden.

Die Gewürztabelle zeigt uns den Borretsch mit den Elementen Cu, Li, Hg, Sn an. In der Obsttabelle finden wir den Apfel mit den Elementen Cs und Li und die schwarze Johannisbeere mit den Elementen Cr, Cs und Li. Weiterhin können wir in der Gemüsetabelle ersehen, dass grüne Bohnen, rote Beete, Endivien und Feldsalat wichtige „verdünnte" Elemente zum Thema Rheuma enthalten und somit der Verzehr besonders vorteilhaft ist. So wird ein wunderbares Zusammenspiel von Lebensmitteln, Heil- und Gewürzkräutern erkennbar.

2.2.2 Die Entstehung von Kräuterrezepturen

Viele Menschen haben möglicherweise das eine oder andere Kräuterbuch im Bücherschrank stehen. Beschrieben werden meistens nur die einzelnen Pflanzen. Diese Darstellungen sind oft hervorragend. Gelegentlich findet man sogar Kräuterrezepturen und vielleicht wundert sich der eine oder andere, dass man bei der Anwendung nicht nachhaltig gesundet, trotz korrekter Anwendung. Woran liegt das?

> *Die Wirksamkeit einer Kräutermischung ergibt sich aus der richtigen Zusammensetzung (Auswahl) der einzelnen Kräuter sowie dem prozentualen Gewichtsverhältnis der Kräuter zueinander.*

Dies ist der Kernsatz und Schlüssel zugleich, da es vor allem auf die „richtige" **Zusammensetzung und Gewichtung der Mineralstoffe** ankommt, so wie es in der Leisenkur beschrieben wird.

Das Wissen über die Zusammensetzung von Kräuterrezepturen war zu Beginn des 20. Jahrhunderts noch weit verbreitet. In der 1925 veröffentlichten Broschüre über „Die Heilkraft der Kräuter" von Carl Halder ist nachzulesen:

"Wieviel Pflanzen für jede Mischung und wieviel Gewichtsteile von jeder einzelnen Pflanze genommen werden, hängt von der Wirkung und auch vom Geschmack der einzelnen Pflanze ab. Man kommt auf etwa 0,5 bis 0,6 Gramm der Einzeldroge für den Tag; und demgemäß wird man 10 - 20 Pflanzen verwandter Art miteinander zu einer Mischung verbinden. Nur der erfahrene Kräuterkenner und Praktiker ist aber in der Lage, zu einer solchen Mischung die allein richtigen Einzeldrogen zu wählen, da dazu genaue Kenntnis der Wirkung und der Bestandteile jeder einzelnen Heilpflanze erforderlich ist, was eingehendes Studium der Pflanzenkunde voraussetzt."

Heutzutage findet man in öffentlich zugänglichen Büchern nur in den seltensten Fällen – wenn überhaupt – wirklich gute und nachhaltig wirksame Kräuterrezepturen.

Dabei hat es gerade in Europa ein sehr umfangreiches Wissen über die Zusammensetzung von Kräuterkompositionen gegeben, welches in erster Linie in Klöstern weitergegeben wurde.

Im Mittelalter war jeder Pfarrer fast immer auch etwas von einem Mediziner. Besonders aber hatte jedes Kloster Mönche oder Nonnen, die sich mit der Kräuterkunde befassten, wie z.B. Hildegard von Bingen, deren Namen fast jeder schon einmal gehört hat. Auch Bischöfe wie der berühmte Eberhard, Bischof von Speyer, der heilige Kirchenlehrer Johannes Damascenus (Damaskus) und andere waren Kräuter-Autoritäten und haben Kräuterbücher geschrieben, was heute aber nahezu unbekannt ist.

Bei der Entstehung von Kräuterrezepturen ist weiterhin zu berücksichtigen, dass die UR-sprünglichen Rezepte meist auf wenige wissende Menschen zurückgehen. Über Hildegard von Bingen ist z.B. bekannt, dass sie Eingebungen hatte und ihr somit durch Intuition – sozusagen in einem höheren Bewusstseinszustand – ein direktes Wissen um die Eigenschaften und Anwendungen von Pflanzen zugänglich war. Auf diese Weise wurden von wenigen Menschen über die Jahrhunderte komplexe Rezepturen kreiert, die weder durch Naturkenntnis noch durch „intellektuelles Wissen" je zustande gekommen wären.

In unserer heutigen Zeit ist das mit unserem rationalen Verstandesbewusstsein kaum noch nachvollziehbar. Heutzutage werden in einem Labor Experimente durchgeführt um herauszufinden, wie sich bestimmte Stoffe zueinander verhalten. Anschließend werden die Stoffe an Tieren und dann an Probanden getestet.

Das viele Jahrhunderte alte Wissen um die UR-Medizin wurde weitergereicht und gesammelt. Zu Beginn des letzten Jahrhunderts entstanden weit über hundert Kräuterfirmen, die zahlreiche Teemischungen nach „alten Rezepturen" herstellten, welche der Bevölkerung bis zur Mitte des letzten Jahrhunderts als freiverkäufliche Mittel zur Verfügung standen.

So gab es von A wie Abführtee bis W wie Wechseljahrestee ein reichhaltiges Sortiment für die meisten stoffwechselbedingten „Störungen" und damit für Jedermann eine einfache und preiswerte Möglichkeit zur Harmonisierung des Körpers. Die Anwendung des traditionellen Wissens war also zum damaligen Zeitpunkt noch allen Menschen zugänglich. Die damals verwendeten Teemischungen unterscheiden sich in ihrer Zusammensetzung deutlich von denjenigen, die heutzutage unter derselben Bezeichnung angeboten wurden.

Durch das zunehmend reduktionistische und materielle Weltbild wurden, wie bereits beschrieben, die Kräuterfirmen zurückgedrängt und seit etwa 1980 sind sie – bedingt durch neue Gesetzgebungen – nahezu ausgestorben.

Mit dem Aussterben der Firmen sind auch die Jahrhunderte alten Rezepturen in Vergessenheit geraten. Dies ist insofern schade, als Europa dadurch die Wurzeln seiner eigenen **UR-Medizin** verloren hat!

Seit Mitte des letzten Jahrhunderts werden Lebensmittel verstärkt industriell verarbeitet und somit zu Nahrungsmitteln umgewandelt. Gleichzeitig wurde die Anwendung von Kräutern immer weiter zurückgedrängt. Somit ist es nicht verwunderlich, dass seit Mitte des letzten Jahrhunderts ein geradezu sprunghafter Anstieg der sogenannten Zivilisationskrankheiten zu beobachten ist.

Heutzutage ist es meistens so, dass die westliche Bevölkerung mangels einer eigenen Kräutertradition auf die chinesische Kräutermedizin ausweicht. Natürlich ist die chinesische Kräutermedizin eine seit Jahrtausenden bewährte hervorragende Methode. Es ist jedoch zu berücksichtigen, dass in jedem Kulturraum ganz besondere Pflanzen wachsen, die speziell an die Bedürfnisse der Menschen des jeweiligen Kulturraumes angepasst sind.

Daher ist es wünschenswert, dass in Deutschland und in Europa auch die heimischen Kräuter zur Anwendung kommen. Paracelsus hat es mit seinen Worten so ausgedrückt:

„Einem jeglichen Land wächst seine Krankheit selbst und wächst auch seine Arznei selbst..."[21]   Paracelsus

2.2.3 Die Zubereitung von Kräutern

Meistens werden Kräuter nicht einfach verzehrt, sondern auf spezielle Art zubereitet. Das Ziel der Zubereitung ist es, die wertvollen Inhaltsstoffe sowohl der bekannten als auch der unbekannten Stoffe in ihrem Wirkstoffverhältnis zu erhalten, aufzuschließen und für den menschlichen Organismus verfügbar zu machen. Man spricht in diesem Zusammenhang auch von der Bioverfügbarkeit der Stoffe.

Dabei werden, je nach Art der Zubereitung, spezielle Aspekte der Kräuter hervorgehoben, z.B. werden bei einem Teeaufguss die wasserlöslichen Wirkstoffe der Pflanze in den Vordergrund gestellt.[22]

---

[21] zitiert aus: Will-Erich Peuckert – Theophrastus Paracelsus 1991, Georg Olms Verlag Hildesheim, Zürich, New York S. 87
[22] Roger und Hildegard Kalbermatt: Pflanzliche Urtinkturen AT Verlag, 3. Aufl. 2007

Tee

Die bekannteste und einfachste Zubereitung von Heil- und Gewürz-Pflanzen ist das Übergießen der getrockneten Kräuter mit heißem Wasser. Anschließend wird abgeseiht. Dieser Auszug entfaltet neben einer relativ großen Wirkstoffmenge auch die heilenden Eigenschaften des heißen Wassers im Körper. Durch die Hitze wird darüber hinaus noch die Oberflächenspannung des Wassers gesenkt, so dass wesentlich mehr Wirkstoffe im Wasser gelöst werden als bei einem Kaltauszug. Bei einem Teeaufguss entfalten sich überwiegend die wasserlöslichen Stoffe.

Dabei ist es von großer Bedeutung, mit welcher inneren Haltung und Achtsamkeit der Tee zubereitet wird (s. Kap. 3).

Kaltauszug (Mazerat)

Ein Mazerat (von lat. *macerare* „einweichen") ist ein Kaltwasserauszug, um vor allem Schleimstoffe und Ätherische Öle aus den betreffenden Kräutern zu lösen. Bei dieser Vorgehensweise können vor allem temperaturempfindliche Stoffe schonend gelöst werden.

Kaltwasserauszüge werden auch von Gärtnern zur Gewinnung von umweltverträglichen Schädlingsbekämpfungsmitteln angesetzt. Besonders bewährt haben sich Brennnesselauszüge.

Tinktur

Eine Tinktur ist ein wässrig-alkoholischer Auszug (Wasser und Alkohol in einem bestimmten Mischungsverhältnis) aus *getrockneten* Pflanzen, wobei das Verhältnis von Pflanzenanteil und Lösungsmittel meist 1:5 ist. Tinkturen werden heute weniger häufig verwendet als Urtinkturen (s.u.).

Extrakt

Extraktionen (von lat. *extrahere* „herausziehen") sind Auszüge von Pflanzeninhaltsstoffen, die durch Alkohol-Wasser-Gemische oder andere Lösemittel aus der Pflanze gewonnen werden. Es gibt flüssige Extrakte und Trockenextrakte. Sie sind konzentrierter als Tinkturen, d.h. das Verhältnis von Pflanzen zu Lösemitteln beträgt meist 1:2 bis zu 5:1. Die modernen, hochdosierten und standardisierten Arzneipflanzenpräparate in Form von Kapseln und Dragees sind meistens Trockenextrakte.

Ätherisches Öl

Ätherische Öle sind die Träger des Geruches und bestehen stofflich gesehen aus den flüchtigen fettlöslichen Stoffen. Gewonnen werden sie aus den frischen oder getrockneten Pflanzen, meistens durch die sogenannte Wasserdampfdestillation, ein schonendes Destillationverfahren. Die Öle werden überwiegend in der Aromatherapie eingesetzt.

Urtinktur

Urtinkturen werden durch Extraktion mit hochprozentigem Alkohol aus den *frischen* Pflanzen gewonnen. Stofflich sind Urtinkturen weniger konzentriert als Tinkturen, haben aber oft eine stärkere Wirkung. Urtinkturen werden auch als Ausgangslösungen für die Zubereitung von homöopathischen Verdünnungen eingesetzt.

Homöopathische Dilution (Verdünnung)

Durch eine stufenweise Verdünnung und Verschüttelung der Urtinktur mit Wasser oder Alkohol im Verhältnis 1:10 (D-Potenzen) oder 1:100 (C-Potenzen) wird eine homöopathische Dilution hergestellt. Dieses Verfahren zur Herstellung homöopathischer Arzneimittel nennt man Potenzieren. Eine Potenz ab D24 bzw. C12 wird „Hochpotenz" genannt, weil dann keine grobstofflichen Moleküle mehr in der homöopathischen Dilution enthalten sind.

Das Verfahren geht auf Samuel Hahnemann (*1755 in Meißen; † 1843 in Paris) zurück. Hahnemann erkannte, dass durch das besondere Verfahren der Potenzierung oder „Dynamisierung" eine „im innern Wesen der Arzneien verborgene, geistartige Kraft"[23] wirksam wird. Über Hochpotenzen sagte er, dass sich hier „die Materie mittels solcher Dynamisationen (Entwickelungen ihres wahren, innern, arzneilichen Wesens) sich zuletzt gänzlich in ihr individuelles geistartiges Wesen auflöse."[24]

Spagyrische Essenz

Die spagyrische Aufbereitung der Pflanzen ist aus der alchemistischen Tradition entstanden. Da der Alchemie in diesem Buch eine zentrale Rolle zukommt, wird dieses Verfahren in Kapitel 3.1.3 ausführlich beschrieben.

---

[23] Zitat aus Samuel Hahnemann: Organon der Heilkunst., 6. Auflage, §20
[24] Zitat aus Samuel Hahnemann: Organon der Heilkunst., 6. Auflage, §270

Zusammenfassung von Kapitel 2

Während **„Nahrungsmittel"** in erster Linie der Sättigung, also der Beseitigung des Hungers dienen, sind **„Lebensmittel"** sogenannte „Mittel zur Erhaltung des Lebens". Die Unterscheidung von Nahrungsmitteln und Lebensmitteln erfolgte erstmals durch Prof. Kollath in seinem Grundlagenwerk „Die Ordnung unserer Nahrung" im Jahre 1942. Der Mensch erfährt seit Jahrtausenden, dass ihn die Kräfte der pflanzlichen **Lebens**mittel in **gesunden** Tagen **ernähren** und in **kranken** Tagen **heilen**. Der von **Paracelsus** (* 1493 – † 24.09.1541) geprägte Satz: *„Lasst eure Lebensmittel Heilmittel und eure Heilmittel Lebensmittel sein"* ist bis in unsere heutige Zeit aktuell geblieben.

Natürliche pflanzliche Lebensmittel bestehen aus Samen (Nüsse, Mandeln etc.), Saaten (Getreide, wie z.B. Weizen, Roggen etc., Pseudogetreide, wie z.B. Amaranth, Quinoa etc.), Früchten, Gemüsen und Würzkräutern.

Der Begriff „Kräuter" ist kein Begriff aus der Botanik (Pflanzenkunde), sondern er definiert sich über die Verwendung. Man unterscheidet **Küchenkräuter, Gewürzkräuter, Wildkräuter, Wildgemüse und Gemüse**. Weiterhin gibt es **Heilkräuter**, wobei die Übergänge zwischen den verschiedenen Arten der Verwendung fließend sind. Daraus ist abzulesen, dass die pflanzlichen Lebensmittel den gesunden Menschen ernähren und den kranken Menschen heilen.

Die Pflanzenheilweise ist bekanntlich die **Ur-Medizin der Menschheit**. Alle anderen Heilweisen sind aus ihr oder nach ihr entstanden.

Bereits Prof. Kollath hatte darauf hingewiesen, dass die **Mineralstoffe das Fundament der Ernährungslehre** bilden sollten. Gegenwärtige Fach- und Lehrbücher geben zum Thema der Mineralstoffe in der Ernährungslehre keine umfassende und ganzheitliche Auskunft. Diese Lücke schließt die Leisenkur.

Die Leisenkur, entwickelt von der Heilpraktikerin Katharina Vanselow-Leisen, stellt einen konkreten Zusammenhang zwischen bestimmten (ernährungsbedingten) Zivilisationskrankheiten (z.B. Rheuma) und ganz bestimmten mineralischen Ablagerungen („Schlacken") her. Diese Zuordnung erfolgte für über 200 Zivilisationskrankheiten. Die Anwendung der Leisenkur basiert auf dem Verzehr von Pflanzen in Form von Kräutern und anderen Lebensmitteln, wobei deren **Mineralstoffzusammensetzung** im Vordergrund steht.

Die Verschlackung im Körper (die sogenannte „Zivilisationskrankheit") kann aufgelöst werden, wenn man dem Körper **dieselben** Mineralstoffe, die der Körper als Schlacken abgelagert hat, in „verdünnter" Form mittels Pflanzen, d.h. als Gemüse, Salate, Obst und Kräuter (Kräutertees und Kräuterbäder) zuführt.

In den vergangenen Jahrhunderten (sogar Jahrtausenden) entstand ein überaus reichhaltiger Schatz an Kräuterrezepturen. Die Wirksamkeit einer Kräuterrezeptur ergibt sich aus der richtigen Zusammensetzung (Auswahl) und Gewichtung (prozentualer Anteil) der einzelnen Kräuter. Aus heutiger Sicht können **Kräuterrezepturen als intelligente Mineralstoffzusammensetzungen** betrachtet werden.

Zum Abschluss des Kapitels werden verschiedene Zubereitungen der Kräuter beschrieben: Tee, Tinktur, Extrakt, Ätherisches Öl, Urtinktur, Homöopathische Dilution und spagyrische Essenz. Ziel der Zubereitung von Pflanzen ist es, die wertvollen Inhaltsstoffe sowohl der bekannten als auch der unbekannten Stoffe in ihrem Wirkstoffverhältnis zu erhalten, aufzuschließen und für den menschlichen Organismus verfügbar zu machen.

Kapitel 3: Grundlagen der Alchemie und Spagyrik

3.1 Alchemie

Dieses Kapitel macht es sich zur Aufgabe, die oft mystisch anmutende und unverständliche Sprache der Alchemie aufzuschlüsseln und allgemein verständlich zu machen.

Wenn man heute jemanden fragt, was denn ein Alchemist ist, dann wird oft sinngemäß geantwortet: „Das waren doch die Leute im Mittelalter, die versucht haben Blei in Gold zu verwandeln."

Diese Vorstellung ist recht weit entfernt vom eigentlichen Kern der Alchemie. Wenn Oma einen Kuchen backt, dann ist dieser Prozess durchaus sehr alchemistisch. Überhaupt wird in der Küche bei der Zubereitung unserer Speisen weitaus mehr Alchemie betrieben, als die meisten Menschen sich vorstellen können.

Gehen wir also schrittweise vor bei der Erarbeitung einer anderen Sichtweise.

> Die Alchemisten selbst haben die **Alchemie** als die *Königliche Kunst* bezeichnet. Im ursprünglichen Sinne geht es in der Alchemie um *die geistige Verwandlung der materiellen Welt der Stoffe*. Bei diesem Prozess macht der Alchemist selbst eine innere geistige Wandlung durch. Es gibt also eine „äußere" und eine „innere" Alchemie.

Versuchen wir dies schrittweise zu entschlüsseln. Heute kennen wir die Chemie als diejenige Naturwissenschaft, die sich mit der Umwandlung der materiellen Stoffe beschäftigt. In Kapitel 1 (Die Grenzen der heutigen Naturwissenschaften) haben wir erfahren, dass vor wenigen Jahrhunderten eine Trennung von Geist und Materie und damit eine umfassende Veränderung unseres Weltbildes eingeleitet wurde. Die ursprünglich ganzheitliche und holistische Alchemie wurde etwa ab dem 18. Jahrhundert zunehmend zu einer reduktionistischen „modernen" Chemie. Das „Al" ist sozusagen „verloren" gegangen, oder anders ausgedrückt: Heute betrachten wir Menschen in unserer Anschauung der Welt alles aus dem Blickwinkel der rein materiellen und stofflichen Welt. Die Materie bzw. Substanz wird – ausschließlich im Sinne ihrer **Quantität** – als wägbar, messbar, analysierbar und synthetisierbar betrachtet. Doch hinter der äußeren Erscheinungsform einer materiellen Substanz ist auch immer das Wesenhafte einer Substanz verborgen im Sinne ihrer **Qualität**, die nicht wägbar, messbar und analysierbar ist. Dies ist der **geistige Anteil aller Stoffe**, d.h. sowohl der „belebten" als auch der „unbelebten" Materie. Jedes Atom ist stets mit der Quelle der Schöpfung verbunden. Wäre dies nicht so, würde sich das Atom unmittelbar auflösen.

Unter dem Geist verstehen wir in diesem Zusammenhang die Quelle aller schöpferischen oder kreativen Tätigkeiten. Das Besondere ist, dass der Geist aus sich heraus immer wieder neuen Geist erschafft, da der Geist mit der Quelle verbunden ist.

Eine sehr schöne Definition des Geistes in diesem Kontext finden wir bei Rudolf Steiner:

> *„Der Geist ist Aktivität, ist immer Tätigkeit. Der Geist ist schöpferisch. Der Geist ist das absolut Produktive. Der Intellekt ist das passive Bild des Geistes."* [25]

Doch kehren wir zurück zum Begriff der Qualität. Zum besseren Verständnis wählen wir ein einfaches und verständliches Beispiel, um die „Qualität einer Substanz" (ein sehr abstrakter Begriff) zu veranschaulichen:

Wenn Oma einen Kuchen mit „viel Liebe" backt, dann können wir die **Qualität** des Kuchens unmittelbar erleben. Er schmeckt besonders gut. Während ein rein „technischer" Kuchen zwar aus exakt denselben

---

[25] Rudolf Steiner Nachlass-Verwaltung Buch 305: Die geistig-seelischen Grundkräfte der Erziehungskunst ZWEITER VORTRAG, 17. August 1922, S. 29

materiellen Zutaten bestehen kann wie „Omas Kuchen", so ist durch Omas Zutun von „viel Liebe" während des Backens auch eine geistige Verwandlung der Zutaten entstanden. In dieser geistigen Verwandlung liegt das Geheimnis der veränderten Qualität des Kuchens.

Wenn wir das verstehen, sind wir auf dem besten Wege uns dem Thema der Alchemie anzunähern.

3.1.1 Die Ursprünge der Alchemie

Während man heute von Naturwissenschaften spricht, so sprach man ursprünglich, bis etwa in das 18. Jahrhundert, von **Naturprozessen**. Der Naturprozess war – mit heutigen Worten ausgedrückt – die Wissenschaft der Alchemie und alle Prozesse, die außerhalb der Erde stattfinden, bilden die Wissenschaft der Astrologie.

Beiden Wissenschaften war eines gemeinsam: **Das Denken in Analogien**. Der Begriff Analogie kommt aus dem Griechischen und bedeutet sinngemäß „Entsprechung". Das gewöhnliche Verstandesbewusstsein denkt gemäß den Gesetzen der Logik, wie zum Beispiel:

a = b; b = c; also folgt, dass a = c ist.

Beim Denken in Analogien bzw. Entsprechungen wird dagegen eine tiefere, symbolische Verbindung enthüllt, die über das reine Verstandesbewusstsein hinausgeht. Nehmen wir ein einfaches Beispiel: Das Element „Erde" stand in der Antike für Materielles, Festes und Schweres und entspricht somit in Analogie dem physischen menschlichen Körper.

Das ist wichtig zu verstehen, denn eine rein verstandesgemäße Annäherung an so seltsam anmutende Begriffe wie „Stein der Weisen" oder „philosophischer Merkur" kann nur zu einem großen Unverständnis führen. Kein Wunder, dass der Verstandesmensch nur den Kopf schüttelt.

Die Alchemie geht zurück auf die Zeit des alten Ägypten. Hermes Trismegistos gilt als der große geistige Lehrer, auf den die Hermetik, das philosophische „Fundament" der Alchemie, zurückgeht. Die Hermetik besteht aus einer Vielzahl von Schriften, unter denen das *Corpus Hermeticum* die umfangreichste Schriftensammlung ist. Zum *Corpus Hermeticum* gehört die sogenannte *Tabula Smaragdina* (Smaragd-Tafel), die unter den Alchemisten vielfach als **der** Schlüssel zur Bereitung des „Stein der Weisen" galt.

Dies sei vor allem erwähnt um aufzuzeigen, dass die Ursprünge der Alchemie sehr weit zurückreichen. Wir wollen uns jetzt aber nicht mit den Schriften beschäftigen, sondern schauen auf die Praxis.

Wichtig zu verstehen ist, dass sich die Natur, und damit auch der Mensch, zwischen den beiden Polen von *Materie und Geist* bewegt. Aus dem schöpferischen Prozess heraus verdichtet sich der Geist zu materiellen Stoffen und umgekehrt verflüchtigt sich die Materie zurück in die geistigen Bereiche. Dies ist die große Verwandlung, das Werden und Vergehen in der Natur und in der gesamten Schöpfung.

Schauen wir uns nun an, was es mit der eingangs erwähnten „äußeren und inneren Alchemie" auf sich hat.

3.1.2 Äußere Alchemie

Die Äußere Alchemie bezieht sich auf alle äußeren Tätigkeiten, die im Laboratorium (bzw. in der Küche) ablaufen. Das Ziel der Alchemisten in ihrer Labortätigkeit ist das **„Große Werk"**, die Zubereitung des sagenumwobenen **„Stein der Weisen"**.

Der Stein der Weisen heißt im Arabischen übrigens El Iksir, woraus das deutsche Wort Elixier abgeleitet ist. Ihm werden außergewöhnliche Eigenschaften nachgesagt, z.B. dass er unedle Metalle in Gold verwandeln kann (Transmutation). In Wein aufgelöst soll er eine Universalmedizin sein und schließlich sagt man ihm nach, dass er als „ewiges Licht" verwendet werden kann.

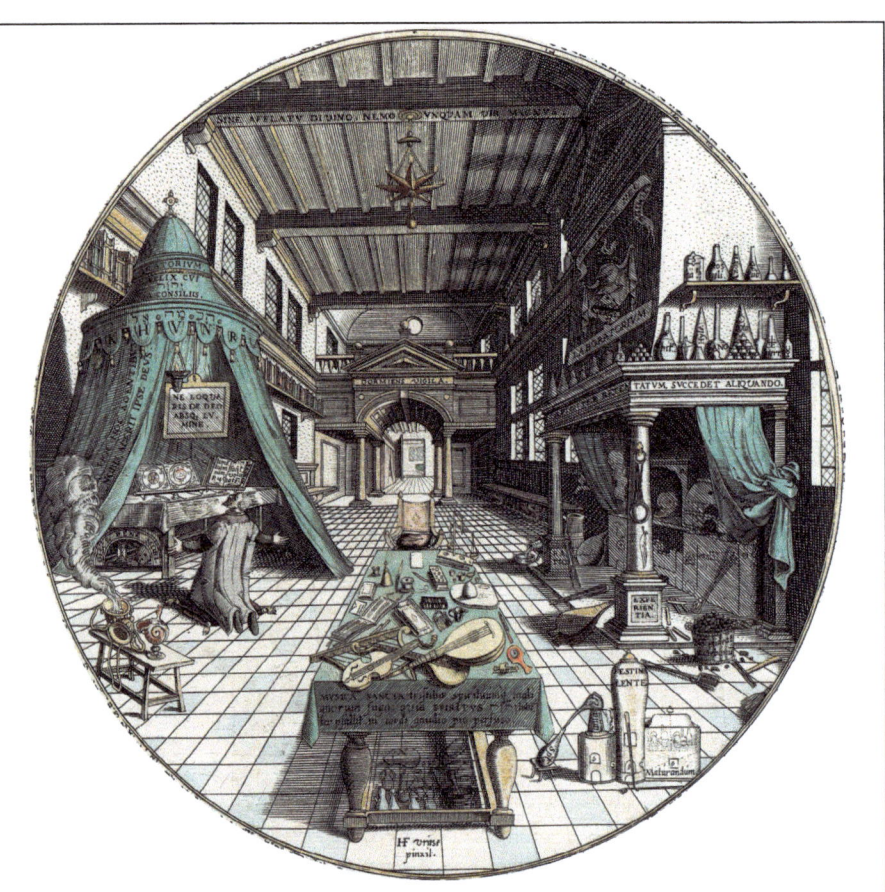

Abb. 2:[26] Dieses Bild „Das erste Stadium des Großen Werkes" des Malers Hans Vredeman de Vries (1527-1604) ist auch bekannt als „Das alchemistische Laboratorium". Es zeigt den Alchemisten Heinrich Khunrath (* um 1560; † 1605) in seinem Laboratorium, welches zugleich ein Labora- (Arbeite) und ora- (Bete)torium ist. Daher ist links ein Gebetszelt zu sehen. Weiterhin sind einige Inschriften in lateinischer Sprache abgebildet. „Spreche nicht von Gott ohne das Licht" steht, ins Deutsche übertragen, auf der Tafel im Gebetszelt. Am Deckenbalken steht geschrieben: „Ohne die göttliche Inspiration gibt es keinen Menschen, der groß ist." Die Inschrift am Tisch mit den Musikinstrumenten besagt: „Die heilige Musik verjagt die Sorgen und die bösen Geister, denn der Geist Gottes singt mit Freude im Herzen, wo die heilige Freude wohnt." An der linken Seite des Zeltes ist zu lesen: „Wenn wir uns strikt an unsere Arbeit halten, wird Gott selbst uns helfen." Im Hintergrund über der Tür zum Laboratorium finden wir die Inschrift: „Wache im Schlaf."

---

[26] Abbildung aus Heinrich Khunrath: Amphitheatrum sapientiae aeternae, Hamburg 1595

Die Abbildung 2 des „alchemistischen Laboratoriums" zeigt uns, dass es sich bei einem alchemistischen Prozess nicht nur um das Hantieren mit äußeren Substanzen handelte, sondern dass ein praktisches Experimentieren immer mit einer geistigen Schulung einherging.

In fast allen Büchern über die Alchemie wird berichtet, dass als Ausgangspunkt für die „Herstellung" von Gold bereits Gold benötigt wird, welches dann im „Großen Werk" durch die Bearbeitung vervielfältigt wird. Hier ist **das Denken in Analogien** von Bedeutung. Das physische Gold entspricht im Menschen dem geistigen Gold, dem innewohnenden göttlichen Wesen, dem SELBST, dem, was wir wirklich sind, was immer war und immer sein wird. Es ist das, was sich nie wandelt („unsterblich" ist) und steht damit in Analogie zum physischen Gold, das auch nach Jahrtausenden immer noch gleich aussieht und nicht verrotten kann. Am Anfang des „Großen Werkes" steht immer die Erkenntnis, dass in mir als Mensch bereits das Göttliche (das Gold) vorhanden ist. Und mit dieser Erkenntnis beginnt der Rückweg vom Stofflichen zum Geistigen. Man könnte auch sagen: Es geht darum, den eigenen unbewussten Zustand, der auf Materialismus, Materie und „leidvolle" Erfahrungen ausgerichtet ist, in die ursprüngliche Klarheit, Leichtigkeit und göttliche Anbindung zurückzuführen. In Analogie dazu geht der Alchemist in der Praxis so vor, dass er die Substanz, mit der er arbeitet, so lange reinigt und „geistig erhöht", bis sie in den ursprünglich reinen Zustand zurückversetzt worden ist. Diese Ausgangs-Substanz nennt er die *Prima Materia*. Manchmal wird sie auch als *„jungfräuliche Ursubstanz", „grüner Löwe"* oder *„VITRIOL"* bezeichnet.

Gemeint ist hier aber nicht das heute bekannte Vitriol als Eisen-(II)-sulfat oder Kupfer-(II)-Sulfat, sondern die Abkürzung einer lateinischen Inschrift, deren Anfangsbuchstaben das lateinische Wort VITRIOL ergeben:

> **V**isita **I**nteriora **T**errae **R**ectificando **I**nvenies **O**ccultum **L**apidem (Veram Medicinam): *„Besuche das Innere der Erde, und indem du reinigst, findest du den verborgenen Stein, (die wahre Medizin)."*

Es geht hier also um einen Reinigungsprozess. Der Begriff „Erde" bezieht sich auf das Erdelement. Alles, was fest ist, wird als „Erde" bezeichnet. „Erde" ist die feste und dichteste Form der Materie. In Analogie ist dies der Zustand, in dem der Mensch sich befindet, wenn er am tiefsten in die Materie eingedrungen ist. Dann kann es sein, dass das Leid im Alltag so groß ist, dass nun das Suchen im Äußeren aufhört und er sich nach innen wendet.

Doch zurück zum „Großen Werk". Das Erdelement ist eines der vier Elemente nach der alten Lehre. Die Bereitung des „Stein der Weisen" vollzieht sich über vier grundlegende Stufen, die mit den vier Elementen Erde, Wasser, Luft und Feuer korrespondieren. Diese werden im Laufe des Prozesses durch die Freisetzung der Ätherkräfte (Quintessenz) schrittweise vergeistigt. Die entscheidende Kraft in diesem Prozess ist die Quintessenz, was übersetzt so viel heißt wie „fünftes Seiendes".

Auch Paracelsus bezeichnet die Quintessenz als das eigentliche Wirkprinzip in Heilmitteln.

In der Praxis verlief das „Große Werk" zumeist über mehr als vier Stufen, da vorbereitende Arbeiten und auch gewisse Zwischenschritte notwendig waren. Anzahl und Abfolge dieser Schritte werden unterschiedlich angegeben. Das „Opus Magnum" (lat. „Das Große Werk") kann jedoch nur gelingen, wenn es zur rechten Zeit, d.h. unter einer geeigneten kosmischen Konstellation durchgeführt wird.

Typische Arbeitsschritte im rein „äußeren" Prozess waren z.B.:

„Der Alchemist beginnt, in einem Achatmörser eine kompakte Mischung aus drei Bestandteilen herzustellen. Der erste Bestandteil, der 95 % des Ganzen ausmacht, ist ein Mineral, zum Beispiel ein arsenhalti-

ger Pyrit, eine Eisenverbindung, die als Verunreinigung Arsen und Antimon enthält. Der zweite Bestandteil ist ein Metall: Eisen, Blei, Silber oder Quecksilber. Der dritte Teil ist eine organische Säure: Weinsteinsäure oder Zitronensäure. Diese Bestandteile verreibt er von Hand, 5-6 Monate lang. Danach erhitzt er alles in einem Schmelztiegel. Er steigert die Temperatur allmählich und läßt diese Bearbeitung ungefähr 10 Tage dauern. [...] Diese Bearbeitung wiederholt er tausende Male, Jahre hintereinander. Es handelt sich um die langsame Verdichtung des Geistes..."[27]

Dieses Beispiel lässt erahnen, dass der über Jahre andauernde und sich ständig wiederholende Prozess eine Veränderung im Bewusstsein des Alchemisten auslöste. Bei entsprechender innerer Einstellung war die Alchemie ein „Einweihungsweg", bei dem Disziplin, Willenskraft und Gedankenkontrolle geschult wurden. Dies hat nichts mit „Scharlatanerie" zu tun. Natürlich gab es auch damals Scharlatane unter den Alchemisten, wenn der rein monetäre Aspekt im Vordergrund stand.

In den alten Büchern findet man häufig eine symbolhafte Darstellung bzw. Sinnbilder für den Prozess der Wandlung. So wird der Ausgangsstoff für den Prozess, die bereits oben erwähnte Prima Materia, oft als „grüner Löwe" bezeichnet. Darüber hinaus wird oft von einer Schwärzung (nigredo) gesprochen, die durch einen Raben symbolisiert wird. Durch eine fortschreitende Wandlung kommt es dann zu einer Weißung (albedo), wodurch sich der Rabe in eine weiße Taube verwandelt. Häufig wird auch von einem gelben Zustand gesprochen und schließlich von der letzten und höchsten Stufe, der Rötung (rubedo). Der so gewonnene Stein der Weisen ist nach der Beschreibung von Paracelsus leuchtend rubinfarbig, durchsichtig und sehr schwer. Darstellungen aus dem späteren Mittelalter lassen vielfach die Stufe der Gelbung aus. In alten Büchern findet man dann Bilder, die einen schwarzen, einen weißen oder einen roten Vogel im Kolben darstellen. All das

---

[27] Mellie Uyldert: Verborgene Kräfte der Metalle, 1984, S. 159 f

sind Sinnbilder für Entwicklungsprozesse in der Materie, die sich auch gleichzeitig als Entwicklungsschritte im Menschen vollziehen.

Häufig werden in den alten Schriften 7 Phasen angegeben, in denen sich das „Große Werk" vollzieht. Das Endergebnis kann entweder in flüssiger Form (Tinktur) oder in fester Form (Stein der Weisen) vorliegen. Jede Phase des alchemistischen Prozesses entspricht – in Analogie – einer Phase im inneren Wachstum des Menschen. Die typischen Arbeitsschritte (Phasen) waren:

Tabelle 2: Die Phasen im Prozess des „Großen Werkes" (abgewandelt aus[28])

Arbeitsschritte	
Tinktur	**Stein der Weisen**
7 Tinktur	7 Lapidifikation
6 Coagulatio	6 Fixatio
5 Destillatio	5 Coagulatio
4 Putrefactio	4 Sublimatio
3 Solutio	3 Destillatio
2 Sublimatio	2 Putrefactio
1 Calcinatio	1 Solutio

Im Folgenden werden verschiedene grundlegende Arbeitsschritte zur Herstellung einer Tinktur skizziert.

1. Calcinatio (Verkalkung)

Bei diesem ersten Prozess verwandelt der Alchemist die Ausgangssubstanz durch Brennen oder Glühen im Feuer, wobei die Substanz pulverisiert und zu Asche verwandelt wird. Aus der heutigen chemischen Sicht würde man den Prozess des Glühens als eine Oxidation bezeichnen, bei der Metalloxide entstehen.

In Analogie kann im Menschen der Wunsch nach Veränderung und Reinigung aufkommen. Es ist die große Erinnerung, dass nicht nur die Materie existiert, sondern gleichberechtigt auch der Geist. In diesem Prozess wird der Wille des Menschen gestärkt (geglüht). Das kollektive

---

[28] Mellie Uydert: Verborgene Kräfte der Metalle, Hugendubel Verlag München, 1984, S. 164

Bewusstsein kennt den Geist nicht und der Weg zu größerer Achtsamkeit hin bedarf einer großen Stärkung der Willenskraft, da der Mensch hier beginnt, sein Augenmerk auf etwas zu lenken, was nicht von der Allgemeinheit unterstützt wird.

2. Sublimatio (Erhöhung)

Der Begriff der Sublimation kommt aus dem Lateinischen von sublimis „hoch in der Luft befindlich, erhaben". Bei diesem Prozess wird der Feststoff unmittelbar verdampft, ohne zuvor die flüssige Phase zu durchlaufen. Der verdampfte Stoff wird abgekühlt und schlägt sich wieder als Feststoff nieder.

Symbolisch wird die Sublimatio in alten Schriften oft dargestellt als auffliegender Vogel, als Kelch oder als Rabenhaupt, auf dem ein kleiner heller Vogel sitzt, das Sublimat. Nach Vollendung der Sublimation findet der Alchemist dann eine schneeweiße Substanz, den sogenannten „weißen Schwan".

Die Sublimation ist ein Prozess der Reinigung. In Analogie zur Sublimation kann sich im Menschen eine Kräftigung und Reinigung des Vital- bzw. Ätherkörpers vollziehen. Der Lebensalltag verläuft harmonischer und müheloser, die Arbeit gelingt mit mehr Freude.

3. Solutio (Auflösung)

Der Prozess der Solutio wird auch Liquifactio (lat. „Auflösung, Verflüssigung") genannt. In der praktischen Arbeit wird die gereinigte Substanz nun verflüssigt bzw. gelöst, wobei das sogenannte Mercurialwasser entsteht. Das Mercurialwasser wurde u. a. auch bezeichnet als „Wasser des Lebens", „Mercurius", „feuriges Wasser" oder „wässriges Feuer". Anhand dieser Bezeichnungen erkennen wir schon, dass es darum geht, Gegensätze zu vereinen.

In Analogie zur Solution kann jetzt im Menschen der Prozess der Auflösung alter Strukturen beginnen. Hier werden die Prozesse eingeleitet, die wir uns im nächsten Kapitel 3.2 über die Innere Alchemie genauer anschauen werden.

4. Putrefactio (Fäulung)

Unter Putrefactio (lat. „Fäulnis, Verwesung oder Gärung") versteht man den Prozess, der bei uns Menschen im Verdauungstrakt abläuft. Bei diesem Prozess wird ein fremdes Lebensmuster heruntergebrochen (verdaut) und anschließend in ein eigenes Muster umgebaut. In der Natur ist dieser wichtige Prozess z.B. in der Verwesung beim Kompostieren zu finden.

Symbolisch gesehen muss die Substanz „getötet", d.h. zur Verwesung gebracht werden. Dabei soll es zu einer Loslösung des geistigen Anteils von der grobstofflichen Materie kommen. In diesem Prozess werden Verfärbungen beobachtet, die von schwarz (symbolisiert durch einen schwarzen Raben) über Zwischenfarben bis zu weiß verlaufen können.

In Analogie kann es sein, dass der Mensch jetzt sehr konkret an sich selbst arbeitet, wobei das „äußere Feuer" nicht größer sein darf als der innere Wachstumsprozess es erlaubt.

5. Destillatio (Herabtröpfeln)

„Mit Destillation (von lat. destillare „herabträufeln") bezeichnet man den Vorgang, bei dem ein flüssiger Stoff durch Wärmezufuhr zunächst verdampft und anschließend der entstandene Dampf an anderer Stelle abkühlt und dadurch wieder zur Flüssigkeit verdichtet wird."[29]

Der Alchemist befreit durch die Destillation die ursprüngliche Substanz von Verunreinigungen. Im Anschluss entstehen völlig neue Eigenschaften.

Bei der Destillation geht es um eine Trennung von groben und feinen Anteilen und um eine Verwandlung und Reinigung. In einer kunst-

---

[29] Drogistenlexikon, Band II, 1. Teil; 1955 Springer Verlag

voll durchgeführten Destillation wird, ähnlich wie in der Homöopathie, eine Dynamisierung erreicht. Gerade bei der Phasenänderung von flüssig zu gasförmig und umgekehrt von gasförmig zu flüssig kommt es zu Wechselwirkungen mit den ätherischen oder feinstofflichen Kräften und zu einer Einbindung der strukturbildenden bzw. lebensaufbauenden Kräften. Dieser Prozess ist sehr wichtig. Dies wusste auch Paracelsus, von dem das folgende Zitat stammt:

"Durch die Destillation scheidet sich zuerst das Phlegma [...], dann der Mercurius, dann das Oel, drittens das Harz, viertens der Sulfur und fünftens das Sal. Wenn alle diese Scheidungen durch die spagyrische Kunst geschehen, findet man viele herrliche und gewaltige Arzneien, die innerlich und äußerlich zu gebrauchen sind."

In Analogie kommt es beim Menschen jetzt zu einem völlig anderen Erleben im Alltag. Während bisher hauptsächlich das niedere Selbst, also der egozentrierte Mensch mit seinen vielen (materiellen) Wünschen und Begierden agierte, kommt es nun zum „großen Wechsel". Das höhere SELBST scheint immer mehr durch und das niedere Selbst wird zum Diener, so, wie es im Normalzustand auch sein sollte.

6. Coagulatio (Gerinnung)

Unter Coagolatio (lat. „Gerinnen, Zusammenlaufen") versteht man die Überführung eines flüssigen Stoffes in einen festen Stoff, also jede Art von Gerinnung oder Kristallisation. Zusammen mit dem Prozess der „Solutio" ist dieser Prozess wohl der wichtigste Schritt bei der Durchführung des „Großen Werkes", weil auch gerade durch die Koagulation das Geistige in die Materie eingebunden und die Materie dadurch auf eine höhere Daseinsstufe gehoben wird. Der Schlüsselsatz der Alchemie *„solve et coagula"* (lat. „lösen und verbinden") hat sich damit vollzogen.

In Analogie dazu kann es beim Menschen zu einer Festigung des neuen Ichs kommen und das wahre Wesen des Menschen kommt zum Vorschein. Wenn die niederen und animalischen Begierden (z.B. Neid,

Wut, Ärger, usw.) schwächer werden, also sozusagen „gereinigt" werden, dann zeigen sich menschliche Werte wie z.B. Einfachheit, Demut und Mitgefühl.

7. Tinktur (Färbung)

Die alchemistische Tinktur (von lat. *tingere* „färben") darf in diesem Zusammenhang nicht mit einer heutzutage gebräuchlichen Tinktur (s. Kap. 2.2.3) verwechselt werden. Im letzten Schritt zur Bereitung des „Stein der Weisen" wird der Prozess des „Lösens und Bindens" (s. Kap. 3.1.3.1) so oft wiederholt, bis die archetypische Kraft der Sonne, das „geistige Gold", endgültig hervorscheint und permanent fixiert ist. Ob nun in einer flüssigen Form als Tinktur oder in einer festen Form als Stein, der „Stein der Weisen" ist ein fixiertes „Feuer" und wirkt auf allen Ebenen. Er bildet den Endpunkt der Prozedur. Das Große Werk ist vollbracht. In seiner festen Form wird er meistens als schweres, dunkelrot glänzendes Pulver beschrieben oder als ein Roter Löwe dargestellt.

In Analogie ist der Mensch nun vollständig und permanent transformiert, d.h. die feinstofflichen Körper des Menschen sind so stark vom Geist durchdrungen (s. Kap. 3.1.3.2, Abschnitt „Was ist Geist?"), dass er in bedingungsloser Liebe mit dem Göttlichen verbunden ist. In indischen Traditionen und Einweihungswegen spricht man an dieser Stelle von einem Zustand der Befreiung.

3.1.3 Spagyrik

Als den zentralen Schlüssel zum Bereiten des „Großen Werkes" können wir das Prinzip von Solve und Coagula (Lösen und Binden) ansehen und genau das wird in der Spagyrik durchgeführt.

Der Begriff Spagyrik setzt sich aus den beiden griechischen Begriffen *spao* „trennen" und *ageiro* „vereinigen, zusammenführen" zusammen. Dieser von Paracelsus eingeführte Begriff ist mit dem Begriff der Alchemie gleichbedeutend. Er wählte die Bezeichnung „Spagyrik" zur Abgrenzung gegenüber anderen Richtungen der Alchemie, zumal es in diesem Bereich auch Scharlatane gab. Für Paracelsus bestand die Hauptaufgabe der Alchemie nicht in der Herstellung von Gold, sondern in der Zubereitung von Heilmitteln. Daher wurde die Spagyrik als der medizinische Bereich der Alchemie angesehen. Spagyrika sind demnach Heilmittel, die auf der Basis von alchemistischen bzw. spagyrischen Erkenntnissen hergestellt werden. Als Ausgangsmaterial für Spagyrika wurden pflanzliche, mineralische und animalische Stoffe verwendet.

3.1.3.1 Solve et Coagula (Lösen und Binden)

In der Alchemie geht es um die geistige Verwandlung der materiellen Welt der Stoffe. Es geht also um die Aufwertung oder „Erhöhung" der Qualität eines Stoffes und somit um eine Reinigung bzw. um einen fortlaufenden Prozess der Verfeinerung vom „Groben" zum „Feinen". Auf diese Weise wird ein höheres Maß an (kosmischer) Ordnung in das Stoffliche eingeführt.

Das Lösen und Binden ist ein zyklischer Prozess mit zwei sich wiederholenden Phasen.

In der ersten Phase kommt es zu einer **Ausdehnung**. Die innige Verknüpfung zwischen Geist und Materie, die jeder Art der Materie zugrunde liegt, wird dadurch gelockert. Im Verlauf der Ausdehnungsphase (z.B. durch einen Aufschluss oder durch eine Wasserdampfdestillation) werden die gröberen Schwingungen von den feineren getrennt.

In der zweiten Phase wird die verfeinerte und „erhöhte" Schwingung (Geist) wieder an die Materie verdichtet und gefestigt. Dabei wird der auskristallisierte oder kondensierte Stoff in einen erhöhten Schwingungszustand versetzt. Im Verlauf der **Verdichtung** wird die materielle Substanz durch die erhöhte Schwingung gewandelt (transmutiert).

Der Prozess des „Lösen und Binden" kann beliebig oft wiederholt werden, wodurch die Qualität der Substanz zunehmend verfeinert wird.

Wem dieser Abschnitt zu theoretisch klingt, der möge sich die Arbeiten des japanischen Wissenschaftlers Dr. Masaru Emoto, der durch das Buch „Die Botschaft des Wassers" bekannt geworden ist, buchstäblich vor Augen führen. Bekanntlich hat Wasser die Fähigkeit, Informationen zu speichern (das „Gedächtnis des Wassers"). Anhand von Wasserkristallbildern hat Dr. Emoto gezeigt, dass ein intensiv und konzentriert ausgesendeter positiver Gedanke (z.B. Frieden) einen harmonischen Abdruck im Wasser hinterlässt, der dann bei der Auskristallisierung als ein schöner harmonischer Wasserkristall sichtbar wird.

Die Auskristallisierung ist ein Beispiel für den Prozess der Verdichtung (Coagula), von dem wir soeben gesprochen haben.

3.1.3.2 Die Grundprinzipien Sal, Mercurius und Sulphur

Ein Prinzip (von lat. *principium* „Anfang, Ursprung") ist ein nicht weiter hinterfragbarer elementarer Grundsatz, von dem aus sich alles Weitere ableitet bzw. ableiten lässt. Die Grundprinzipien Sal, Mercurius und Sulphur werden als die drei philosophischen Elemente bezeichnet und stellen ein wichtiges Grundkonzept der Alchemie dar, welches in seiner ausgereiften Form erst im ausgehenden Mittelalter von Paracelsus beschrieben wird. Sie können als Dreh- und Angelpunkt der Alchemie und Spagyrik angesehen werden.

Es ist wichtig zu verstehen, dass mit Sal nicht der materielle Stoff Salz, mit Mercurius nicht der materielle Stoff Quecksilber und mit Sulphur nicht der materielle Stoff Schwefel gemeint ist. In einer einfachen und verkürzten Form können wir sagen: *Sal* steht für das feste, formgebende und stabile, *Mercurius* für das flüchtig-flüssige und *Sulphur* für das brennbare Prinzip. Paracelsus selbst bringt es auf eine kurze Formel:

„Nun will ich wieder auf ein Beispiel mit dem Holze zurückgreifen. Dieses Holz ist ein Körper. Wenn Du es verbrennst, so ist das, was brennt, der Schwefel, der Rauch das Quecksilber, und was zur Asche wird, ist Salz."

Paracelsus: Opus Paramirum, Erstes Buch, Kap. 2

Bevor wir uns die drei Grund- und Wirkprinzipien im Einzelnen anschauen, ist es wichtig zu wissen, dass die Literatur diese nicht einheitlich darstellt. Das hängt damit zusammen, dass der Begriff „Geist" sehr unterschiedlich verwendet wird. Wenn von einem „geistigen Prinzip" gesprochen wird, dann sind je nach Autor unterschiedliche Auslegungen zu finden.

Was ist Geist?

Bereits in Kapitel 3.1 (Alchemie) wurde der Begriff „Geist" in Anlehnung an Rudolf Steiner vorgestellt. Der Begriff Geist wird hier in seiner ursprünglichen Bedeutung verwendet, die auf den altgriechischen Begriff „Nous" (Geist) zurückgeht, der unter anderem von Plato (* 428/427 v. Chr.; † 348/347 v.Chr.) geprägt wurde.

Auf der noetischen Ebene (geistige Ebene) existiert die wahre UR-Essenz bzw. der Archetyp aller Dinge und aller Lebewesen! Mit **Archetyp** ist nicht nur eine Blaupause bzw. ein Bauplan gemeint, sondern der Archetyp ist als ein perfekter Prototyp zu verstehen, dem gleichzeitig die **Kraft der Manifestation** innewohnt.[30] Der Archetyp existiert auf einer noch nicht manifestierten Ebene (Schöpfer-Gott), von wo aus die Schöpfung beginnt. Im kosmologischen Modell des alten Griechenlands wurden die noetischen Ebenen mit den Regionen identifiziert, in denen die Götter wohnen. Aus diesen Ebenen geht die physische Schöpfung hervor, von dort aus werden – ausgehend vom Archetyp – unzählige Nachbildungen erschaffen.

---

[30] A Language to Map Consciousness by Samuel Sagan, M.D. Clairvision® School 8th edition, 2007, Archtypes

Für eine Gänseblume, die auf der Erde wächst, gibt es in den „himmlischen Sphären" einen perfekten Archetyp. Ausgehend vom Archetyp, der die Blaupause, den Bauplan und die Kraft der Manifestation enthält, werden hier auf der Erde – auf fruchtbarem Boden – Abermillionen von Gänseblumen erschaffen. Es handelt sich hier – aus der Sicht des Autors – nicht um ein antikes Modell, sondern um eine einfache Beschreibung dessen, wie Schöpfung tatsächlich funktioniert.

Der Vollständigkeit halber soll erwähnt werden, dass mit Archetyp nicht der von C.G. Jung geprägte Begriff gemeint ist.

Heutzutage hat sich das Verständnis des Begriffes „Nous" weit von seiner ursprünglichen Bedeutung entfernt. Im Deutschen wird „Nous" meist mit „Geist", „Intellekt", „Verstand" oder „Vernunft" übersetzt, die lateinische Entsprechung ist „intellectus".[31] Der gewöhnliche Verstand ist etwas *völlig* anderes als der Begriff „Nous" im ursprünglichen Sinne meint. Der Verstand identifiziert eine Gänseblume als solche, weil er in der Kindheit gelernt hat, dass man einer bestimmten pflanzlichen Form den Begriff „Gänseblume" zuordnet. Daher „weiß" er, dass es sich um eine Gänseblume handelt.

Auf der geistigen, noetischen Ebene (göttliche Ebene) heißt „wissen", den Archetyp, die zugehörige Blaupause, den zugehörigen Bauplan sowie seine innewohnende Schöpferkraft zu kennen! Aus dem bisher Gesagten geht hervor, dass der Begriff „Geist" oder „geistiges Prinzip" über die Jahrhunderte degeneriert ist, denn der schöpferische Anteil ging „verloren".

Kommen wir jetzt wieder zurück zu den drei Grundprinzipien Sal, Mercurius und Sulphur. Sal steht für das feste, formgebende und stabile, Mercurius für das flüchtig-flüssige und Sulphur für das brennbare Prinzip. Üblicherweise wird in der Literatur der Begriff Sal mit dem

---

[31] http://de.wikipedia.org/wiki/Nous (Stand 08. April 2016)

Körperlichen, Mercurius mit dem Geistigen und Sulphur mit dem Seelischen in Beziehung gesetzt. Aus den bisherigen Ausführungen „Was ist Geist?" sollte erkennbar sein, dass der Autor diese Sichtweise nicht teilt. Es soll hier noch einmal hervorgehoben werden, dass ein Archetyp nicht nur ein abstrakter „theoretischer" oder „philosophischer" Begriff ist, der sich schön anhört, sondern sehr wohl praktisch erlebt und erfahren werden kann.

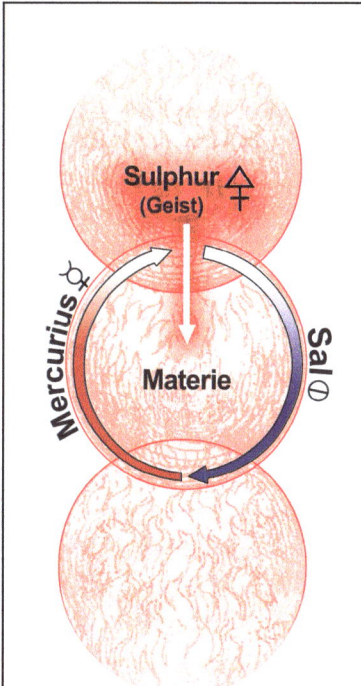

Abb. 3: Der alchemistische Prozess von Sal, Mercurius und Sulphur und die dabei entstehende Erhöhung des Stoffes (z.B. eine Kräutermischung) durch den Geist.

In dem vorliegenden Buch wird Sulphur mit dem Geist in Verbindung gebracht. Der Autor teilt hier die Ansicht des großen Alchemisten Alexander von Bernus (* 6. Februar 1880; † 6. März 1965). In der Literatur wird das „Seelische" (Sulphur) mit dem „Unsterblichen" in Beziehung gesetzt. Das „Unsterbliche" ist aber gerade das „Geistige" im Sinne von „Nous", das mit dem Archetyp in Verbindung steht.

In einer einfachen Analogie kann man Sal mit dem Körper, Mercurius mit der Seele und Sulphur mit dem Geist in Beziehung setzen.

Kommen wir also jetzt zu den einzelnen Prinzipien.

Sal ⊖

Sal ist das festigende, strukturgebende Prinzip oder auch das Körperprinzip. In seiner Eigenschaft ist Sal eine hemmende und kühlende Kraft. Sal ist somit die Gegenkraft oder der Gegenpol zu Mercurius. Im alchemistischen Prozess wird der geistige (verfeinerte) Inhalt des Sulphur durch das salinische Prinzip stärker an das Stoffliche gebunden. Der materielle Stoff wird dadurch geistig verwandelt, weil er durch Sulphur mit dem Archetyp in Resonanz getreten ist.

In der stofflichen Welt sind salische Stoffe z.B. Salze.

Mercurius ☿

Mercurius ist das vermittelnde Prinzip und leitet – ähnlich wie Merkur, der Götterbote – die Informationen unverfälscht und original weiter. In seiner Eigenschaft hat Mercurius eine aktivierende und wärmende Kraft und ermöglicht im alchemistischen Prozess eine „Lockerung" des Stofflichen. Dadurch wird Sulphur, der geistige Inhalt, freigelegt.

In der stofflichen Welt ist Mercurius ein Lösungsmittel, also beispielsweise Wasser oder Ethanol (Alkohol).

Sulphur 🜍

Sulphur ist das geistige Prinzip. Der Sulphur (Geist) ist in der Materie enthalten, doch ist er in der stofflichen Natur noch unvollkommen.[32] Durch den alchemistischen Prozess wird der noch unvollkommene Sulphur freigelegt und mit seinem Archetyp in Resonanz gebracht. Dadurch wird er verfeinert und alchemistisch „erhöht". Der Sulphur wird freigelegt, indem Mercurius durch seine aktivierende Kraft die Verbindung von Materie und Geist „lockert".

Hierzu ein Beispiel aus der stofflichen Welt: Wenn eine Flüssigkeit erhitzt wird, so ist Mercurius in Analogie die aktivierende Kraft, in diesem Fall die Erwärmung. Beim Verdampfen der Flüssigkeit (z.B. Wasser) wird die Verbindung der Wassermoleküle gelockert und es entsteht Wasserdampf. In Analogie ist der Wasserdampf der freigelegte Sulphur.

---

[32] Kompendium der spagyrischen Heilmittel nach Alexander von Bernus. Die Solunate 1. Auflage 2007, S. 15

In der stofflichen Welt steht Sulphur für das Brennbare und man spricht von sulphurischen Stoffen, wie z.B. ätherische Öle, Holz usw. In diesen Stoffen ist das Feuer schon „enthalten". In seiner ursprünglichen Erscheinungsweise ist das Feuer eine hohe geistige Essenz (Archetyp s.o.) und als solche in der gegenwärtigen Zeit auf der Erde leider verlorengegangen.

Im nächsten Kapitel 3.2 „Innere Alchemie" werden wir uns anschauen, wie sich die drei Grundprinzipien aus der Sicht der großen Alchemisten im Inneren des Menschen auswirken.

3.2 Innere Alchemie

Die Innere Alchemie findet im Inneren des Menschen statt und seine Körper (sowohl der physische Körper als auch die feinstofflichen Körper) sind das „Laboratorium". Im Unterschied zur äußeren Alchemie besteht hier das Ziel in der Transformation der feinstofflichen Körper.

Feinstoffliche Körper

Damit kommen wir zu einem wichtigen Thema, den subtilen oder feinstofflichen Körpern. Wir Menschen sind lebendige Wesen. Wir haben Emotionen, können denken und haben ein Bewusstsein von uns selbst. Diese und andere Funktionen korrespondieren mit Bewusstseinsschichten, die man feinstoffliche Körper nennt. Alle spirituellen Traditionen, sowohl im Osten als auch im Westen, haben seit Jahrtausenden einen enormen Erfahrungsschatz über die feinstofflichen Körper angesammelt. Nur die reduktionistische Wissenschaft hat diese bisher (noch) nicht entdeckt, weil es ihr an feinen Messinstrumenten fehlt. Die Arbeiten des Chemikers Dr. Klaus Volkamer, der uns schon in Kapitel 1 begegnet ist, gehen über die reduktionistische Wissenschaft hinaus. Er versteht unter Feinstofflichkeit nicht-elektromagnetische Felder, die aber eine reale Masse haben. Dr. Volkamer verfolgt einen physikalisch-mathematischen Ansatz, mit dem es ihm gelingt, die Masse feinstofflicher Felder unter Zuhilfenahme feiner Präzisionswaagen exakt zu bestimmen. Es ist jedoch wichtig zu verstehen, dass mit Feinstofflichkeit im wissenschaftlichen Sinne Volkamers etwas anderes gemeint ist als die feinstofflichen Körper bzw. Bewusstseinsschichten des Menschen, mit denen wir es bei der inneren Alchemie zu tun haben. Somit bleibt das „Wissen" um die feinstofflichen Körper rein experimentell im Erfahrungsbereich der Menschen, die Innere Alchemie praktizieren. Es gibt keine umfassenden „klassisch naturwissenschaftlichen" Theorien über die feinstofflichen Körper, dafür aber gelebte Erfahrungen, die von Weisen und Mystikern aus allen Teilen der Welt seit Jahrtausenden aufgezeichnet und überliefert wurden. Dies sollte einem rein materiell orientierten Menschen zu denken geben.

Eine neuzeitliche und präzise Beschreibung der feinstofflichen Körper finden wir z.B. bei der bekannten und renommierten Heilerin Barbara Brennan.[33] Sie war ursprünglich Physikerin und Mitarbeiterin der NASA in den 60er Jahren des letzten Jahrhunderts, bevor sie sich der Erforschung der feinstofflichen Körper widmete.

Je nach Tradition gibt es verschiedene Ansätze zur Beschreibung der feinstofflichen Körper. Ein sehr zuverlässiges Modell, mit dem sowohl viele westliche als auch östliche Traditionen übereinstimmen, ist das von Rudolf Steiner (* 27. Februar 1861; † 30. März 1925) entwickelte Modell. In ihrer Essenz werden vier Körper beschrieben:

1. Der physische Körper
2. Der Ätherkörper
3. Der Astralkörper
4. Das Selbst (Höheres Selbst)

Nachfolgend werden die feinstofflichen Körper kurz beschrieben.

Der **Ätherkörper** ist die Bewusstseinsschicht der **Lebenskraft**. Er durchdringt den physischen Körper und ragt ein wenig über ihn hinaus und beinhaltet unsere Lebenskraft. In der chinesischen Philosophie

---

[33] Barbara Ann Brennan: Hands of Light – A guide to healing through the human energy field. A Bantam Book, 1987

entspricht das dem qi (Chi) oder in der hinduistischen Tradition dem prāṇa. Zwischen dem Ätherkörper und dem physischen Körper besteht eine sehr enge Beziehung. Auf diese enge Beziehung baut die traditionelle chinesische Medizin auf mit ihren Kenntnissen über die Meridiane und Akupunkturpunkte. Diese enge Beziehung ist auch in der Ayurveda, der traditionellen indischen Medizin, bekannt. In der Akupunktur geht es darum, die Kreisläufe des qi bzw. die ätherische Energie zu harmonisieren, die dann in der Folge den physischen Körper neu ausrichtet, was sich durch eine Verbesserung des Gesundheitszustandes im Körper äußert. Die ätherische Ebene ist die Ebene der Lebenskraft.

Eine weitere Bewusstseinsschicht wird als **Astralkörper** bezeichnet.[34] Auch wenn der Begriff geheimnisvoll klingen mag, so sind die Mechanismen so allgegenwärtig, dass sie jeder Mensch im Alltag ständig erfährt, denn der Astralkörper ist die Ebene des **Verstandesbewusstseins** und der **Emotionen**. Mit Verstandesbewusstsein sind die alltäglichen Gedanken gemeint, die wie in einer Kette von Assoziationen immer weiterlaufen und permanent „Kommentare" abgeben wie z.B. „Bis Stuttgart ist es noch weit. Für morgen muss ich noch Kartoffeln und Gemüse einkaufen. Der Hund sieht aber schön aus." Die Verstandesebene ist auch die Ebene, mit der wir Menschen im Alltag kommunizieren und uns verständlich machen. Es ist wichtig zu verstehen, dass diese Art des „Denkens" nur eine Reaktion auf einen Reiz darstellt. In unserer Erfahrungswelt stellt sich das so dar, dass wir denken, ohne dass wir uns bewusst sind, dass wir denken![35] Das klingt zunächst seltsam, kann aber sehr leicht von jedem überprüft werden. Um „bewusst" zu denken, braucht es Achtsamkeit und ein Gewahrsein, dass wir denken. Gewahrsein bedeutet, dass unser Bewusstsein weiß, dass es sich seiner selbst bewusst ist. Jeder kann dazu ein einfaches

---

[34] Samual Sagan: Heilende Planetenkräfte Das astrologische Gesundheitsbuch, 1. Aufl. Ebertin Verlag 1998, S. 248

[35] Samuel Sagan: Rückführung Eine Therapie für Freiheit im Hier und Jetzt. Übersetzung des Buches: Regression, Past-Life Therapy for Here and Now Freedom Copyright © 1996 by Clairvision School Foundation PO Box 33, Roseville, NSW 2069, Australia Internet http://www.clairvision.org/

Experiment selber durchführen. Wir können uns vornehmen, innerhalb der nächsten Stunde uns aller Gedanken gewahr zu sein. Wenn dann unser Alltag voranschreitet und wir unsere alltäglichen Aufgaben verrichten, dann gibt es Zeiträume, in denen wir unsere Gedanken beobachten können und in denen wir bewusst wahrnehmen, wenn ein Gedanke im Verstand auftaucht. Doch dann geschieht es auf einmal, dass auf einen Gedanken ein weiterer folgt und wir es nicht mehr bemerken. Jetzt denken wir nicht mehr, wir „werden gedacht". Oder anders ausgedrückt: Es entstehen Gedanken, die sich selber im Verstand denken ohne dass wir wissen, dass wir denken. Dann kann es Minuten oder Stunden (!) dauern, bis wir uns daran erinnern und gewahr werden, dass wir uns im Gewahrsein unserer Gedanken üben wollten...

Ähnlich ist es auch mit den negativen Emotionen, wie z.B. Ärger, Wut, Zorn, Traurigkeit, Angst, Verzweiflung und Eifersucht. Diese werden meistens per „Knopfdruck" durch eine Situation oder ein Ereignis ausgelöst. Sie sind „auf einmal da", oft ohne dass wir direkt durchschauen, woher sie – vom *Ursprung* her – kommen.

Diese Beispiele lassen erkennen, dass der Astralkörper etwas sehr Greifbares ist. Manchmal wird der Astralkörper auch als „das kleine Ego" bezeichnet. Dieser beinhaltet alle unsere Konditionierungen, negative Glaubenssätze über uns selbst, emotionale Belastungen und vieles mehr, was uns davon abhält, im Hier und Jetzt präsent zu sein.

Neben dem „kleinen Ego" gibt es noch einen weiteren „feinstofflichen Körper": Das **Selbst**, auch **Höheres Selbst** oder **Geist** genannt (s. Kap. 3.1.3.2, Abschnitt „Was ist Geist?"). Diese Begriffe werden je nach Tradition mit unterschiedlichen Inhalten gefüllt, auf die in diesem Rahmen nicht näher eingegangen werden kann. In unserem gegenwärtigen Entwicklungszustand verfügen die meisten Menschen kaum über eine Erfahrung mit der Bewusstseinsebene, die mit dem Selbst in Verbindung steht, weil das Selbst weit außerhalb des Verstandesbewusstseins existiert.[36] Es ist die unsterbliche Flamme im Menschen, die das Göttliche kennt und die eins mit diesem sein kann. In einer einfachen Analogie ist das Selbst im Menschen dasjenige, was die Sonne für das Sonnensystem ist. Symbolisch wird die Sonne mit einem Kreis und einem Punkt in der Mitte dargestellt: ☉

In der Alchemie steht dieses Symbol auch für das Metall Gold. Aus der Sicht der Alchemisten gibt es eine archetypische Energie für die „Sonnenhaftigkeit", die „am Himmel" als die physische Sonne erscheint, auf der Erde das Metall „Gold" hervorbringt und sich im menschlichen Körper als das „Herz" manifestiert. Ausgehend von diesen Analogien können wir uns jetzt der Frage nähern:

Was ist „Innere Alchemie"?

„Innere Alchemie" ist die Transformation des Bewusstseins durch die Sublimierung (Verfeinerung) der feinstofflichen Körper.[37] Dies bedeutet eine Verfeinerung der Energiezentren (wie z.B. der Chakren), des Energieflusses (Meridiane) und weiterer Strukturen in den feinstofflichen Körpern.

In den Erläuterungen über die feinstofflichen Körper haben wir die Symbolik der Sonne und des Goldes in Bezug zum Selbst oder Höheren Selbst betrachtet. Neben der Sonne gibt es in der alchemistischen Tradition 6 weitere Planeten, die mit 6 „unedlen" Metallen in Resonanz stehen: Mond mit Silber, Venus mit Kupfer, Mars mit Eisen, Jupiter mit Zinn und schließlich Saturn mit Blei.

Wenn wir unsere Analogie und alchemistische Symbolik weiter verfolgen, so könnte man die „unedlen" Metalle als die „unedlen" Leidenschaften und Emotionen des Astralkörpers bezeichnen. Wenn also die

---

[36] Samual Sagan: Heilende Planetenkräfte Das astrologische Gesundheitsbuch, 1. Aufl. Ebertin Verlag 1998, S. 198
[37] A Language to Map Consciousness by Samuel Sagan, M.D. Clairvision® School 8th edition, 2007, Inner Alchemy

unedlen Metalle zu Gold verwandelt werden, so ist damit in Analogie gemeint, dass der Astralkörper vom Geist bzw. vom Selbst so durchdrungen wird, dass er sich in einen transformierten Astralkörper verwandelt[38]. Ein permanent transformierter Astralkörper kann auch als Träger der Unsterblichkeit bezeichnet werden, der den physischen Tod überdauert und darüber hinaus den Zyklus der Wiedergeburten durchbricht. Mit „verwandelt" ist hier gemeint, dass der transformierte Astralkörper dann aus der Substanz des Geistes bzw. des Selbst besteht. Das ist etwas ganz anderes als nur ein „Aufpolieren" von etwas, was schon da ist. Dazu ein kleines Beispiel: Wenn wir einen rostigen Eisennagel haben, dann können wir den Nagel entrosten und aufpolieren. Wenn der Eisennagel jedoch „transformiert" wird, dann wird der Eisennagel zu einem Goldnagel transformiert!

Der Autor dieses Buches würde sich selber als Schüler der Alchemie bezeichnen und ist daher noch nicht befugt über die tiefen seelischen Einsichten der „Inneren Alchemie" zu berichten. Nur diejenigen können über die tieferen Zusammenhänge der „Inneren Alchemie" berichten, die all diese Prozesse selbst durchlaufen haben. Daher soll zum Schluss dieses Kapitels ein Meister der „Inneren Alchemie" zu Wort kommen. Das nachfolgende Zitat von Rudolf Steiner, welches in seiner Art einzigartig in der Literatur ist, vermittelt außergewöhnliche Einsichten über die inneren Seelenprozesse von Sal, Mercurius und Sulphur (s. Kap. 3.1.3.2), so wie sie von einem mittelalterlichen Rosenkreuzer erlebt wurden. Der Leser möge diese Zeilen einfach auf sich wirken lassen, ohne sie intellektuell verstehen zu wollen.

„Als der erste wichtige Prozeß ist folgender anzuführen: Die Salzbildung. Alles, was in der Natur aus einer Auflösung als fester Stoff sich niederschlägt, sich setzen, herausfallen kann, nannte der mittelalterliche Rosenkreuzer: **Salz**. *Wenn aber der mittelalterliche Rosenkreuzer diese Salzbildung sah, war seine Vorstellung davon ganz verschieden*

---

[38] Samuel Sagan: Subtle Bodies The Fourfold Model Kapitel 3.3.1

von der des heutigen Menschen. Denn der Anblick eines solchen Prozesses mußte wie ein Gebet wirken in der Seele desjenigen Menschen, der ihn betrachtete, wenn er ihn als verstanden empfinden wollte. Der mittelalterliche Rosenkreuzer suchte sich deshalb klar zu machen, was in seiner eigenen Seele vorgehen müßte, wenn in ihr diese Salzbildung auch vorgehen sollte. Er dachte: Die menschliche Natur vernichtet sich fortwährend durch die Triebe und Leidenschaften. Unser Leben wäre eine fortwährende Zersetzung, ein Fäulnisprozeß, wenn wir uns nur den Begierden und Leidenschaften hingeben würden. Und wenn der Mensch sich wirklich schützen will gegen diesen Fäulnisprozeß, so muß er sich fortwährend hingeben reinen, nach dem Geistigen hintendierenden Gedanken. Es handelte sich um die Höherentwickelung seiner Gedanken. Der mittelalterliche Rosenkreuzer wußte, daß, wenn er in einer Inkarnation seine Leidenschaften nicht bekämpfte, er in die nächste Inkarnation mit Krankheitsanlagen hineingeboren werden würde, daß er aber, wenn er seine Leidenschaften läuterte, in die nächste Inkarnation mit gesunden Anlagen eintreten würde. […]

Ein anderes Erlebnis war der Prozeß der Auflösung: ein anderer Naturprozeß, der ebenfalls den mittelalterlichen Rosenkreuzer zum Gebet führen konnte. Alles dasjenige, was etwas anderes auflösen kann, nannte der mittelalterliche Rosenkreuzer: **Quecksilber oder Merkur**. *Nun trat wieder für den mittelalterlichen Rosenkreuzer die Frage auf: Was ist die entsprechende Eigenschaft in der menschlichen Seele? Welche Seeleneigenschaft wirkt so, wie in der Natur draußen Quecksilber oder Merkur? Der mittelalterliche Rosenkreuzer wußte, daß das, was diesem Merkur in der Seele entspricht, alle Formen der Liebe in der Seele bedeutet. Er unterschied niedere und höhere Auflösungsprozesse, wie es niedere und höhere Liebeformen gibt. Und so wurde der Anblick des Auflösungsprozesses wieder zu einem frommen Gebete, und der mittelalterliche Theosoph sagte sich: Es hat die Liebe des Gottes draußen Jahrtausende lang so gewirkt, wie in meinem Innern die Liebe wirkt.*

Der dritte wichtige Naturprozeß war für den mittelalterlichen Theosophen die Verbrennung, das, was eintritt, wenn ein äußerer Stoff in Flammen sich verzehrt. Und wiederum suchte der mittelalterliche Rosenkreuzer den inneren Vorgang, der dieser Verbrennung entspricht. Er sah diesen inneren Seelenvorgang in der inbrünstigen Hingabe an die Gottheit. Und er nannte alles, was in der Flamme aufgehen kann, **Schwefel oder Sulphur.** *[...] Und wenn dann der mittelalterliche Theosoph selbst in seinem Laboratorium den Verbrennungsprozeß hervorbrachte, dann empfand er: Ich tue, was die Götter tun, wenn sie sich höheren Göttern opfern. - Sich selber hielt er nur dann für würdig, zu einem solchen Verbrennungsprozeß in seinem Laboratorium zu schreiten, wenn er sich von solcher Opfergesinnung durchdrungen fühlte, wenn er selber in sich fühlte den Wunsch, sich opfernd den Göttern hinzugeben. [...] Diese Seelenvorgänge riefen bei ihm hervor:* **erstens Göttergedanken, zweitens Götterliebe, drittens Götteropferdienst.** *Und dann entdeckte dieser mittelalterliche Rosenkreuzer, daß, wenn er einen Salzbildungsprozeß vornahm, in ihm selber solche reinen, läuternden Gedanken aufstiegen. Bei einem Auflösungsprozeß fühlte er sich angeregt zur Liebe, wurde er von der göttlichen Liebe durchdrungen, im Verbrennungsprozeß fühlte er sich entfacht zum Opferdienst, dazu gedrängt, sich auf dem Altar der Welt zu opfern.*

Das war, was der Experimentierende erlebte. Und wenn man selbst als Hellseher einem solchen Experiment beigewohnt hätte, so hätte man eine Veränderung der Aura des betreffenden Menschen, der das Experiment ausführte, wahrgenommen. Die Aura, die vor dem Experiment sehr gemischt war, die vielleicht erfüllt gewesen war von Begierden, Trieben, denen sich der Betreffende hingegeben hatte, wurde durch das Experiment einfarbiger. Zuerst, bei dem Experiment der Salzbildung: kupfern - reine Gottesgedanken -, dann, bei dem Experiment der Auflösung: silbern - Götterliebe -, und endlich goldglänzend - Götteropferliebe oder Götteropferdienst - bei der Verbrennung. Und die Alchimisten sagten dann, sie hätten aus der Aura das subjektive Kupfer, das subjektive Silber und das subjektive Gold gemacht. Und die Folge davon war, daß derjenige, der so etwas durchgemacht hatte, der ein solches Experiment wirklich innerlich erlebte, von göttlicher Liebe ganz durchdrungen wurde. [...]

So arbeiteten die besten Alchimisten vom vierzehnten bis ins achtzehnte und noch bis an den Anfang des neunzehnten Jahrhunderts. Über diese wirklich moralische, ethische, intellektuelle Arbeit ist nichts gedruckt worden. *Was über Alchimie gedruckt ist, handelt nur von rein äußeren Experimenten, ist nur von denen geschrieben, welche die Alchimie als Selbstzweck betreiben. Der falsche Alchimist ging darauf aus, Stoffe zu formen. Er sah in den Experimenten bei der Verbrennung der Stoffe nur den Gewinn des materiellen Ergebnisses. Der rechte Alchimist aber gab auf den Stoff, den er zuletzt erhielt, gar nichts. Es kam ihm nur auf die inneren Seelenerlebnisse während der Stofformung an, auf die Gedanken, die in ihm waren, die Erlebnisse, die er in sich hatte.* **Daher war es ein strenges Gesetz, daß der mittelalterliche Theosoph, welcher bei den Experimenten Gold und Silber erzeugte, nie einen Gewinn für sich daraus machen durfte. Er durfte die produzierten Metalle nur verschenken.** *Der heutige Mensch hat nicht mehr die richtige Vorstellung von diesen Experimenten. Er hat keine Ahnung von dem, was der Experimentierende erleben konnte. Der mittelalterliche Theosoph konnte ganze Seelendramen in seinem Laboratorium erleben, zum Beispiel wenn das Antimon gewonnen wurde, sahen die Experimentierenden sehr bedeutendes Moralisches in diesen Prozessen."*[39]

Jetzt haben wir uns in „tiefe Gewässer" begeben und sind an dieser Stelle zum eigentlichen Kern und Wesen der Alchemie vorgedrungen.

Es geht nicht darum, dieses anspruchsvolle Kapitel über die Alchemie zu verstehen. Doch wenn diese Ausführungen dazu beigetragen haben, die Alchemie in einem anderen Lichte zu betrachten, so hat es sich gelohnt, sie zu schreiben.

---

[39] Rudolf Steiner Nachlass-Verwaltung Buch 130: Das esoterische Christentum und die geistige Führung der Menschheit, Das rosenkreuzerische Christentum, Zweiter Vortrag, 28. September 1911 S. 72 – 76

Denn die Alchemie in ihrer wahren Essenz ist wahrlich eine königliche Kunst, die es verdient hat aus ihrem Dornröschen-Schlaf wiedererweckt zu werden.

Zusammenfassung von Kapitel 3

Die **Alchemie** wird als die *Königliche Kunst* bezeichnet. Im ursprünglichen Sinne geht es in der Alchemie um *die geistige Verwandlung der materiellen Welt der Stoffe*. Bei diesem Prozess macht der Alchemist selbst eine innere geistige Wandlung durch. Es gibt also eine **„äußere"** und eine **„innere" Alchemie**.

Die Alchemie geht viele Jahrtausende zurück auf die Zeit des alten Ägypten. Während man heute von Naturwissenschaften spricht, so sprach man ursprünglich, bis etwa in das 17. Jahrhundert, von *Naturprozessen*. Die Naturprozesse waren – mit heutigen Worten ausgedrückt – die Wissenschaft der Alchemie.

Die „Äußere Alchemie" bezieht sich auf alle äußeren Tätigkeiten, die im Laboratorium ablaufen. Das Ziel der Alchemisten in ihrer Labortätigkeit war das *„Große Werk"*, die Zubereitung des sagenumwobenen *„Stein der Weisen"*. Ihm werden außergewöhnliche Eigenschaften nachgesagt.

In der Praxis verlief das „Große Werk" zumeist über einen mehrstufigen Reinigungs- und Verfeinerungsprozess von Rohstoffen wie Mineralien und Pflanzen.

Als zentraler Schlüssel des Reinigungsprozesses gilt das Prinzip von **„solve" und „coagula"** (Lösen und Binden), das auch heute noch in der Spagyrik durchgeführt wird. **Spagyrik** bedeutet „trennen und vereinen". Dieser von Paracelsus eingeführte Begriff ist mit dem Begriff Alchemie gleichbedeutend. Spagyrika sind Arzneimittel, die auf der Basis von alchemistischen bzw. spagyrischen Erkenntnissen hergestellt werden. Beim Lösen und Binden geht es um eine Aufwertung oder „Erhöhung" der Qualität eines Stoffes (meistens Mineralien und Pflanzen) und somit um eine Reinigung bzw. um einen fortlaufenden Prozess der Verfeinerung vom „Groben" zum „Feinen". Auf diese Weise wird ein höheres Maß an (kosmischer) Ordnung in das Stoffliche eingeführt.

Im Zusammenhang mit der „Äußeren Alchemie" werden die Grundprinzipien der Alchemie Sal, Mercurius und Sulphur angewendet, die als der Dreh- und Angelpunkt gelten.

Sulphur ist das geistige Prinzip. Mit „Geist" ist der auf Plato zurückgehende Begriff „nous" gemeint, der mit dem Archetyp in Verbindung steht. Mit *Archetyp* ist nicht nur eine Blaupause bzw. ein Bauplan gemeint, sondern der Archetyp ist als ein perfekter Prototyp zu verstehen, dem gleichzeitig die *Kraft der Manifestation* innewohnt. Der Archetyp existiert auf einer noch nicht manifestierten Ebene (Schöpfer-Gott), von wo aus die Schöpfung beginnt. Während des alchemistischen Prozesses wird beim Lösen (**Mercurius**) der geistige Inhalt des zu verfeinernden Stoffes (z.B. Pflanzen) freigelegt und mit dem Archetyp in Resonanz gebracht. Durch das festigende und strukturgebende Prinzip **Sal** wird der Sulphur (geistiges Prinzip) wieder stärker an das Stoffliche (z.B. pflanzliche oder mineralische Stoffe) gebunden und dadurch verfeinert bzw. „erhöht". Der gesamte Prozess kann beliebig oft wiederholt werden, bis *die geistige Verwandlung der materiellen Welt der Stoffe* gelingt. Dies ist die Quintessenz der äußeren Alchemie.

Die **„Innere Alchemie"**, die mit der wahren „Äußeren Alchemie" einhergeht und deren Gelingen erst ermöglicht, ist die Transformation des Bewusstseins durch die Sublimierung (Verfeinerung) der feinstofflichen Körper. Dieses bedeutet eine Verfeinerung der Energiezentren (wie z.B. der Chakren), des Energieflusses (Meridiane) und weiterer Strukturen in den feinstofflichen Körpern. Wir Menschen sind lebendige Wesen. Wir haben Emotionen, können denken und haben ein Bewusstsein über uns selbst. Diese verschiedenen Funktionen korrespondieren mit „Bewusstseinsschichten" (feinstoffliche Körper).

Die „Inneren Alchemie" hat zum Ziel, dass der Astralkörper – der Träger des Bewusstseins für die Gedanken und Emotionen – vom Geist bzw. vom Selbst (dem „Göttlichen Funken" im Menschen) so durchdrungen wird, dass er sich in einen transformierten Astralkörper verwandelt. Ein permanent transformierter Astralkörper kann auch als

Träger der Unsterblichkeit bezeichnet werden, der den physischen Tod überdauert und darüber hinaus den Zyklus der Wiedergeburten durchbricht.

Kapitel 4: Grundlagen zum Verständnis des Stoffwechsels

Unter Stoffwechsel, auch Metabolismus genannt, (griech. *metabolismos*) verstehen wir alle biochemischen Prozesse im Lebewesen, die für die (materielle) Umwandlung der Stoffe verantwortlich sind. Wie bereits in den früheren Kapiteln beschrieben, begegnen wir bei dem überaus komplexen Thema des Stoffwechsels wieder einem rein materiell ausgeprägten Weltbild, so wie es heute als „wissenschaftlich" gilt.

Mit dem Thema des Stoffwechsels berühren wir fundamentale Themen, wie z.B. Nahrungsaufnahme, Verdauung, Bereitstellung und Erhalt von Körperenergien und vieles mehr.

Doch beginnen wir ganz einfach mit unserem gesunden Menschenverstand. Beim Stoffwechselgeschehen haben wir es zu tun mit:

- Festen Stoffen, wie z.B. Obst, Gemüse, Getreide, Salz
- Flüssigen Stoffen, wie z.B. Wasser
- Gasförmigen Stoffen, wie z.B. Sauerstoff
- Energetischen Impulsen

Unter energetischen Impulsen verstehen wir z.B. Gedanken und Emotionen, aber auch den Einfluss des Mondes, der Sterne und vieles mehr. Alle Gemütsbewegungen nehmen z.B. direkten Einfluss auf das Stoffwechselgeschehen. Geistige Impulse haben ebenfalls einen bedeutenden Einfluss. Rudolf Steiner formuliert es so:

„Am weitesten muß man in die übersinnliche Welt hinaufgehen, wenn man den Stoffwechselprozeß verstehen will. Dieser Stoffwechsel-

prozeß ist eigentlich im Grunde genommen das Geheimnisvollste im Menschen."[40]

In diesen Sätzen steckt tiefe Weisheit und wir können daraus ableiten, dass ein tieferes Verständnis des Stoffwechsels nur durch die Einbeziehung der geistigen und energetischen Impulse erlangt werden kann.

Unsere einfachen Redewendungen deuten ebenfalls darauf hin. Sprachliche Redewendungen, wie z.B. „daran habe ich noch lange herumgekaut" oder „das liegt mir (schwer) im Magen", beschreiben emotional nicht „verdaute" Prozesse, die nicht materiell sind, für unser Wohlbefinden aber sehr fundamental.

Wir sehen also, auch in diesem Kapitel wenden wir uns einem weiteren, sehr anspruchsvollen und komplexen Thema zu. Gehen wir also wieder schrittweise vor. Natürlich ist es nicht das Ziel, in diesem Kapitel die vielen Lehrbücher, die ganze Bibliotheken füllen, zu rezitieren. Die Grundlagen zum Verständnis des Stoffwechsels sollen vielmehr nur ein Türöffner sein. Im weiteren Verlauf des Kapitels werden wir Einblicke in den Stoffwechsel gewinnen, die über die gängige Lehrbuchmeinung hinausgehen.

4.1 Der Stoffwechsel aus wissenschaftlicher Sicht

In den gängigen Naturwissenschaften versteht man unter dem Stoffwechsel die Aufnahme von Stoffen, den Transport und die eigentlichen biochemischen Umwandlungen der Stoffe bis hin zur Ausscheidung von „Abfallstoffen". Bei den biochemischen Umwandlungen wird unterschieden zwischen dem **Abbau** (katabol) von komplexen Nahrungsstoffen, die in einfache Grundbausteine zerlegt werden und dabei Energie für den Körper freisetzen **(Energiestoffwechsel)** und dem **Aufbau** (anabol) von körpereigenen Stoffen mit Hilfe von einfachen

---

[40] Rudolf Steiner Nachlass-Verwaltung Buch 314: Vorträge über Medizin, ERSTER VORTRAG Stuttgart, 26. Oktober 1922, S. 92

Grundbausteinen unter Aufwendung von Energie **(Baustoffwechsel)**. Diese Stoffwechselvorgänge sind entweder linear (z.B. bei der Glykolyse) oder zyklisch (z.B. beim Zitronensäurezyklus).

Insgesamt ist der (materielle) Stoffwechsel in einem Organismus außergewöhnlich komplex. Die Lehrbücher zu diesem Thema sind meist über 1000 Seiten stark. In einer sehr vereinfachten Annäherung können wir jedoch sagen, dass die Nahrung rein chemisch betrachtet zum größten Teil aus Proteinen (Eiweißen), Kohlenhydraten und Fetten besteht. Während der Verdauung werden diese dann in einfache Grundbausteine „zerlegt", also verstoffwechselt:

- **Proteine** bauen sich aus insgesamt 20 verschiedenen Aminosäuren auf, die wie „Perlen" auf einer Schnur aufgereiht sind. Ein Protein kann aus hunderten solcher Aminosäuren („Perlen") bestehen. Im Proteinstoffwechsel wird das Protein beim Abbau in seine Einzelbausteine, d.h. in einzelne Aminosäuren, zerlegt. Aus diesen baut der Körper im Aufbaustoffwechsel „eigene" Proteine auf, die z.B. für den Aufbau von Muskeln, Haaren, Immunzellen und vieles mehr benötigt werden.
- **Kohlenhydrate** bestehen aus molekularen Zuckern, die ebenso wie „Perlen" an einer Schnur aufgereiht sind. Wir unterscheiden zwischen Einfachzuckern, z.B. Glucose, Zweifachzuckern, z.B. Haushaltszucker und Mehrfachzucker, wie z.B. Stärke. Darüber hinaus gibt es noch weitere Zuckerarten. Im abbauenden Kohlenhydratstoffwechsel entsteht z.B. Glucose, die dann als wichtiger Baustein für die Energiegewinnung oder auch als Baustein für den aufbauenden körpereigenen Stoffwechsel dienen kann.
- **Fette** bestehen aus drei Fettsäuremolekülen, die über ein Glycerinmolekül verbunden sind. Die Fette können entweder Energielieferanten oder auch Energiespeicher sein, z.B. als Depotfett im Körpergewebe. Weiterhin finden wir Fette z.B. auch als Be-

standteile der Zellmembran, welche die lebende Zelle als „Hülle" umgibt.

In der Literatur werden in diesem Zusammenhang darüber hinaus noch die **Vitamine, die Mineralstoffe und Ballaststoffe** sowie das **Wasser** als Themenkomplexe behandelt. Diese Themen werden uns in späteren Kapiteln noch begegnen.

Der Unterschied zwischen Nährstoffen und Arzneistoffen

Die Begriffe „Nährstoffe" und „Arzneistoffe" sind sehr klar zu trennen. Während die Arzneistoffe ausschließlich zu therapeutischen oder diagnostischen Zwecken verwendet werden, also dann, wenn der Körper bereits erkrankt ist, dienen die Nährstoffe in den Lebensmitteln (s. Kap. 2.1) der Aufrechterhaltung des Lebens.

So gibt es zwei unterschiedliche Forschungsrichtungen, die sich mit den jeweiligen Themen beschäftigen, die **Pharmakologie** (Arzneistoffe) und die **Physiologie** (Nährstoffe). Der Begriff Pharmakologie geht zurück auf das griechische Wort *pharmakon* („Heilmittel, Gift, Zaubermittel"), während der Begriff Physiologie von dem griechischen Wort *physis* („Natur") abgeleitet wird.

Die Technische Universität Braunschweig (Abteilung Pharmakologie) veröffentliche folgende Definition des Begriffes Pharmakologie:

„Die Pharmakologie ist die Lehre von den Wechselwirkungen zwischen körperfremden Stoffen (Pharmaka) und Organismen."[41]

Die Physiologie wird dagegen folgendermaßen definiert:

„Heute kann die Physiologie, also die Lehre von der Funktionsweise der lebenden Organismen, immer noch als „Gipfel der Naturwissenschaft" angesehen werden. Die Physiologie untersucht etwa die Prozesse, die den lebenden Körper im Austausch mit der Umgebung in seiner Identität erhalten und seine Reproduktion für folgende Generationen sichern,

---

[41] https://www.tu-braunschweig.de/ipt/spezielles/pharmakologie (Stand 08. April 2016)

oder sie beschreibt die Aufnahme von Informationen aus der Umwelt und deren Umsetzung in geeignete Reaktionen, mit denen das Lebewesen auf die Umwelt zurückwirkt."[42]

Heute besteht die überwiegende Anzahl der Arzneistoffe aus körperfremden und synthetisch hergestellten Substanzen. Es handelt sich meistens um chemisch definierte Wirkstoffe, die das Ziel haben, bestimmte Stoffwechselwege oder ganze Organe im Körper entweder zu blockieren oder zu stimulieren. Aus diesem Grunde gibt es eine umfangreiche Forschung über die Toxikologie (von griech. *toxikologia* „Giftkunde") von Arzneistoffen.

In der Physiologie dagegen werden die lebendigen Prozesse selbst betrachtet, also alles, was wir essen, trinken, atmen und mit unseren Sinnen aufnehmen. Physiologische Betrachtungen beginnen meistens mit der Besprechung der Körperzelle.

4.1.1 Die Körperzelle

Im Jahre 1858 definierte der Arzt Rudolf Virchow aus Potsdam die Zelle als die kleinste Funktionseinheit, wenn es um Erkrankungen und zelluläre Funktionsstörungen geht (**Zellularpathologie**). Damit rückte die Zelle in den Mittelpunkt der Forschung über den Stoffwechsel.

Die Abbildung 4 zeigt eine schematische Darstellung des Aufbaus und der Struktur einer Zelle mit ihren Bestandteilen (Organellen)[43]:

---

[42] Schmidt – Thews; Physiologie des Menschen, 26. Auflage, Verlag Springer
[43] http://de.wikipedia.org/wiki/Zelle_(Biologie) (Stand 08. April 2016)

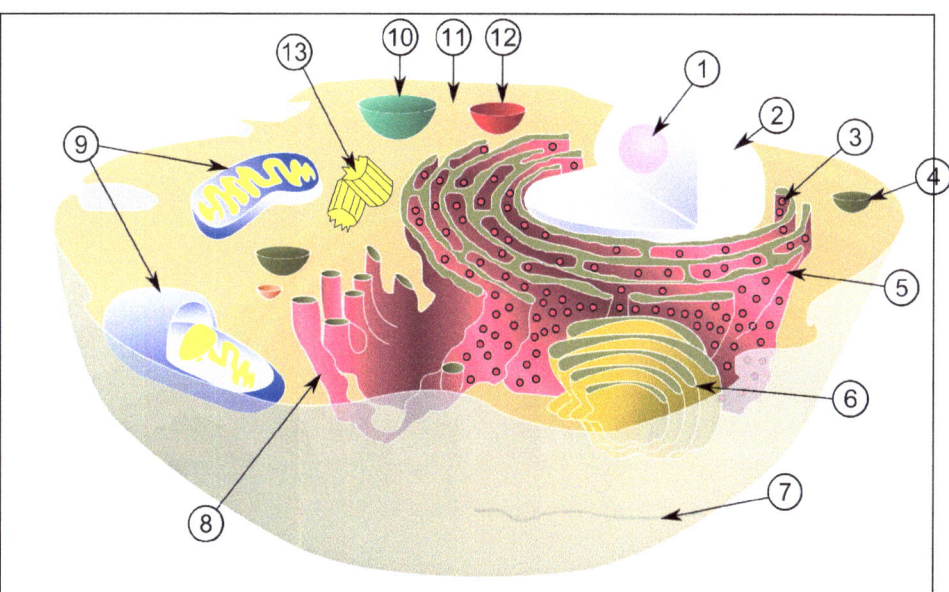

Abb. 4: Aufbau und Struktur einer Zelle mit ihren Bestandteilen (Quelle [44])

1. Nucleolus:	(lat. „Kern") Kernkörperchen im Inneren des Zellkerns
2. Zellkern (Nukleus):	Speicherung des Erbguts (genetische Bibliothek)
3. Ribosomen:	Herstellung von Proteinen („Protein-Fabrik")
4. Vesikel:	(von lat. *vesicula* „Bläschen") Speicherung und Transport von Stoffen
5. Raues Endoplasma-tisches Reticulum (ER):	Sammelstelle für Proteinbruchstücke
6. Golgi-Apparat:	Import- und Exportabteilung für Proteine
7. Mikrutubuli:	Röhrenförmige Strukturen (aus Proteinen bestehend)
8. Glattes ER:	s. unter 5
9. Mitochondrien:	Kraftwerke der Zellen
10. Lysosom:	(von griech. *lysis* „Lösung" und *soma* „Körper") „Müllverbrennungsanlage" der Zelle, Verdauung von zellfremden und zelleigenen Stoffen
11. Zytoplasma:	Grundsubstanz der Zelle

---

44 „Biological cell" von MesserWoland und Szczepan1990; Eigenes Werk (Inkscape erstellt); Lizenziert unter Creative Commons Attribution-Share Alike 3.0 über Wikimedia Commons
http://commons.wikimedia.org/wiki/File:Biological_cell.svg#mediaviewer/File:Biological_cell.svg

Fortsetzung zu Abb. 4

12. Microbodies:	Steuerung von Stoffwechselvorgängen, die mit Wasserstoffperoxid zu tun haben; da Wasserstoffperoxid giftig ist, sind die Microbodies, auch Peroxisomen genannt, für die Entgiftung (auch z.B. von Alkohol) zuständig
13. Zentriolen:	Zylinderförmige Strukturen („Röhren"), die eine wichtige Rolle bei der Zellteilung und spielen

Schaut man sich die Abläufe im Inneren der Zelle an, so ähnelt die Zelle einer kompletten chemischen „Fabrik" mit tausenden von Mitarbeitern. Es gibt ein eigenes Kraftwerk (Mitochondrien), verschiedene Produktionsstätten (Ribosomen), eine Müllverbrennungsanlage (Lysosom), eine Import- und Exportabteilung (Golgi-Apparat), und vieles mehr, was von einem großen Zentralcomputer, dem Zellkern, gesteuert wird.

Die vielen Unterabteilungen (Organellen) haben also die verschiedensten Funktionen und in einem mechanischen Modell kommt die Analogie einer Fabrik der Zelle recht nahe.

Unser Körper besteht aus etwa 80 bis 100 Billionen Zellen, wobei in den verschiedenen Organen unterschiedliche „Arbeitsschwerpunkte" gesetzt werden. Dabei bleibt der prinzipielle Aufbau der Zelle (s. Abb. 4) grundsätzlich erhalten, aber die Anzahl und Größe der jeweiligen „Abteilungen" kann sich stark unterscheiden. So gibt es z.B. in einer Leberzelle ungefähr 2.500 bis 5.000 Mitochondrien (Zellkraftwerke), während in einer Fettzelle nur ein paar Dutzend zu finden sind.[45]

In jeder „Abteilung" einer einzelnen Zelle laufen allein auf der materiellen Ebene so viele Stoffwechselprozesse ab, dass wir aus dem Staunen nicht mehr herauskämen, wenn wir dies auch nur annähernd erfassen könnten! Der menschliche Verstand ist nicht in der Lage, sich derartige Größenordnungen vorzustellen.

---

[45] G. Ohlenschläger: Freie Radikale, Oxidativer Stress und Antioxidantien; Reglin-Verlag 1995

Wie all diese Stoffwechselprozesse nun sinnvoll gesteuert und koordiniert werden, darauf geben die klassischen Lehrbücher keine Antwort. Doch bleiben wir zunächst beim klassischen Weltbild (der Biochemie, Physiologie und Medizin) und schauen uns an, welche „Wunder" die sogenannten Biokatalysatoren – auch Enzyme genannt – vollbringen, die bei fast jedem dieser unvorstellbar großen Anzahl von Stoffwechselprozessen mitwirken.

4.1.2 Enzyme

Enzyme sind Biokatalysatoren und bestehen selbst aus Proteinen. Wir wissen bereits, dass Proteine aus Aminosäuren bestehen, die wie Perlen an einer Schnur aufgereiht und verknüpft sind (Peptidbindung). Dadurch entsteht aber nicht nur ein einfacher eindimensionaler Faden, sondern es bildet sich, aufgrund der verschiedenen Anziehungs- und Abstoßungskräfte, eine Art „Wollknäuel", also eine dreidimensionale Struktur.

Was ist nun ein Biokatalysator? Bei einem Stoffwechselvorgang, d.h. bei einer Stoffumsetzung, wird z.B. ein Ausgangsstoff (Substrat genannt) – als eine von vielen Möglichkeiten – eine neue chemische Bindung mit einem anderen Substrat eingehen. Um diese Bindung zu knüpfen wird eine bestimmte Aktivierungsenergie benötigt. Der Katalysator vermindert das benötigte Maß an Aktivierungsenergie und gleichzeitig verläuft die Reaktion viel schneller ab als ohne Mitwirkung des Katalysators. Das Besondere an einem (Bio-)Katalysator ist, dass er selber nach der Reaktion unverändert bleibt.

Schauen wir uns die enzymatischen Vorgänge noch etwas genauer an: Die Ausgangsstoffe – z.B. zwei Zuckermoleküle, die verknüpft werden sollen – nähern sich dem sogenannten aktiven Zentrum eines Enzyms (ein ganz spezieller Bereich im Enzym, in dem die biochemische Reaktion abläuft) und bilden dort einen Enzym-Substrat-Komplex. Nun braucht es noch einen sogenannten Co-Faktor. Das können verschiedene Moleküle sein, z.B. Vitamine, wie Vitamin B12, Vitamin C, Co-

Enzym Q10. Des Weiteren braucht es bei den meisten Enzymreaktionen noch Metallionen, und das sind die **Mineralstoffe**. Erst wenn alles zusammenkommt, läuft die Reaktion ab, bei unserem Beispiel ist das die Verknüpfung zweier Zuckermoleküle. Das fertige Produkt verlässt das Enzym.

Dieser Prozess wird oft in einfachen Modellen und anhand einfacher Zeichnungen dargestellt, die vermitteln, dass die Reaktion ganz genau so und nicht anders abläuft (man nennt das substratspezifisch), d.h. es passt nur ein Schlüssel in das bestehende Schloss.

Da nun alle wichtigen biochemischen Umsetzungen (Reaktionen) in der Zelle über Enzyme gesteuert werden und die Bedeutung der Mineralstoffe in der gängigen Fachliteratur nicht genügend herausgearbeitet wird, gehen wir in Kapitel 4.3 noch einmal wesentlich genauer auf das Thema der Mineralstoffe ein.

4.2 Die lebende Matrix

Seit etwa 1850 sind tiefe Einsichten in das Stoffwechselgeschehen *innerhalb* der Zelle gewonnen worden. Bei der ganzen Betrachtung wurde jedoch das größte Organ des Menschen völlig außer Acht gelassen: Das Bindegewebe – wie es früher genannt wurde – bzw. die **extrazelluläre Matrix** (häufig als ECM abgekürzt), um den heute gängigen Begriff zu benutzen. Immerhin macht die ECM ganze 30 % des Körpergewichtes aus und ist damit das größte Organ des Körpers![46] Dem Bindegewebe kommt eine zentrale Rolle im Stoffwechselgeschehen zu, da es für den Stofftransport zu den Zellen und zwischen den Zellen verantwortlich ist und darüber hinaus noch viele weitere Aufgaben erfüllt. Doch auch hier sollten wir uns dem Thema wieder schrittweise nähern und auch die historischen Zusammenhänge mit einbeziehen, um ein besseres Verständnis über den Stoffwechsel zu erlangen.

---

[46] Hartmut Heine: Lehrbuch der biologischen Medizin Grundregulation und Extrazelluläre Matrix, 3. Aufl. Hippokrates Verlag 2007, S. 12

4.2.1 Humoralpathologie: Das alte Wissen um die ursächlichen Zusammenhänge

Bis vor etwa 150 Jahren bildete die **Humoralpathologie (Säftelehre)** die Lehre, auf der die Medizin des Westens und Persiens basierte. Am Ende des 19. Jahrhunderts wurde die Humoralpathologie von der **Zellularpathologie** Rudolf Virchows (* 13. Oktober 1821; † 5. September 1902) abgelöst.

Wie bereits zuvor beschrieben, basiert das reduktionistische Weltbild auf einem linear-kausalen Verständnis. Es ist hierbei wichtig zu verstehen, dass das enorme Wissen um die Details, welches dieses Weltbild hervorbringt, dem **linear-kausalen** und logisch denkenden Verstand entspricht, ganz im Sinne der klassischen Physik Isaac Newtons. Es ist das Prinzip von:

$$a = b;\ b = c;\ \text{also folgt, dass } a = c \text{ ist.}$$

Ein solches Wissen wird leicht verstanden und kann auch leicht in bestehendes Wissen eingeordnet werden. Die linear-kausalen und analytischen Zusammenhänge, wie sie in der **Zellularpathologie** Virchows (die Zelle als kleinste Funktionseinheit einer Funktionsstörung) beschrieben werden, haben gewaltige Fortschritte im Bereich der Chirurgie und der Behandlung von *akuten* Erkrankungen, vor allem auch der Infektionskrankheiten, hervorgebracht. Auf der Grundlage dieser Zusammenhänge werden heute auch die sogenannten randomisierten Doppel-Blindstudien durchgeführt. Dieser Weg basiert auf einem rein materiellen Weltbild ganz im Sinne der Mechanik Isaac Newtons.[47]

Die *praktische* Erfahrung in der Medizin zeigt jedoch, dass das linear-kausale Denken gerade im Bereich der *chronischen* Krankheiten und der *Zivilisationskrankheiten* seine Grenzen erfährt und dort nicht anwendbar ist. Letztendlich ist der Mensch ja keine logische Maschine,

---

[47] Alfred Pischinger: Das System der Grundregulation. Grundlage einer ganzheitsbiologischen Medizin, 11. Auflage, Haug Verlag

sondern ein Lebe-Wesen, d.h. **nicht-linear**, evolutiv, selbstreproduzierend und energetisch offen. Durch die sich gegenseitig bedingenden vernetzten Systeme im Menschen können bereits kleinste Änderungen zu einem zwar gesetzmäßigen, doch infolge der Komplexität für uns nicht vorhersehbares Ergebnis führen. In diesem Zusammenhang kommt das Denken in Analogien (von griech. analogia „Übereinstimmung, Entsprechung") und Symbolen (von griech. symbolon „zusammenbringen, vergleichen") ins Spiel, das uns bereits in Kapitel 3 über die Alchemie begegnet ist, in der heutigen Zeit aber (noch) nicht als wissenschaftlich gilt. Bevor die Zellularpathologie Einzug fand, war die sogenannte **Humoralpathologie (Säftelehre)** weit über 2000 (!) Jahre lang *die* Lehre in der Medizin des Westens und Persiens, also sozusagen *die* anerkannte Natur-Wissenschaft. Das Wort Humoralpathologie kommt ebenfalls aus dem Griechischen und könnte in etwa folgendermaßen übersetzt werden: „Die logischen Ursachen von Krankheiten in den Säften". Der Begriff „Säfte" wird in diesem Zusammenhang nicht mit Flüssigkeiten in Verbindung gebracht. Er hat seinen Ursprung im Verständnis der Lehre von den vier „Urelementen" (Vier-Elemente-Lehre) der Antike: **Feuer, Wasser, Luft und Erde.**

Es ist sehr wichtig zu verstehen, dass es damals keine „Verstandes- und Kopfmenschen" gab, sondern Zusammenhänge sowohl materiell als auch geistig erkannt wurden. So handelt es sich bei den Urelementen nicht um die physischen Elemente, sondern um Qualitäten. Das Feuer trägt z.B. die Qualität der Transformation und der Bewegung, ohne die der Stoffwechselprozess bzw. die Verdauung nicht möglich wäre. Das Feuer ist der Energiespender und es mangelt uns an Energie, wenn das Feuer erlischt.

Der berühmte Arzt und Gelehrte Hippocrates von Kos (460 – 375 v. Chr.), der oft als der „Vater der westlichen Medizin" bezeichnet wird, hat die vier Elemente den sogenannten vier Temperamenten zugeordnet. Das Wort Temperament kommt aus dem Lateinischen und heißt so viel wie „das richtige Maß, die richtige Mischung". Das Temperament ist die mehr oder weniger *dauerhafte* Grundstimmung bzw. Gemütsverfassung eines Menschen.

Es kann an dieser Stelle schon vorweggenommen werden, dass die Ätherkräfte den biochemischen Stoffwechsel übergeordnet regulieren und steuern. Wir kommen in Kapitel 4.4 näher darauf zu sprechen.

Hippokrates hat darüber hinaus den einzelnen Elementen auch Körperflüssigkeiten zugeordnet, so dass wir folgende Übersicht erhalten:

Tabelle 3: Analogien der vier Säfte-Lehre

Element	Temperament (Typ)	Saft
Feuer	Choleriker	Gelbe Galle (Chole)
Wasser	Phlegmatiker	Schleim (Phlegma)
Luft	Sanguiniker	Blut (Sanguis)
Erde	Melancholiker	Schwarze Galle (Melanchole, gemeint ist die dunkle, halbflüssige Milzpulpa)

Alle vier Säfte (humores) sind nach dieser Lehre an der Gesundheit des Menschen beteiligt. Wenn alle vier Säfte in einem ausgewogenen Mischungsverhältnis zueinander stehen, dann ist der Mensch gesund. Krankheiten entstehen, wenn das Mischungsverhältnis aus dem Gleichgewicht geraten ist.

Der berühmte griechische Arzt Galenos von Pergamon (Galen, 129 – 199 n. Chr.) hat die hippokratische Medizin zur Humoralpathologie weiterentwickelt und wichtige diagnostische Methoden eingeführt[48]:

- die Harnschau (Uroskopie)
- die Pulsdiagnose

Ziel der Humoralpathologie war es, das Missverhältnis der Säfte (Dyskrasie) wieder in eine Harmonie zu überführen und „gute Säfte" (Synkrasie) zu erhalten.

---

[48] Hartmut Heine: Lehrbuch der biologischen Medizin Grundregulation und Extrazelluläre Matrix, 3. Aufl. Hippokrates Verlag 2007, S. 12

Leider wissen heute nur noch wenige Menschen, dass es auch in der westlichen Welt ein ausgeklügeltes Medizinsystem gegeben hat, das, ähnlich der chinesischen Medizin oder dem Ayurveda, auf Jahrtausende alten Erfahrungen beruhte. So wurden auch in Europa:

- Diagnosen über Puls und Urin gestellt
- Grundprinzipien der Gesundheit entsprechend den Elementen (Säftelehre) gefunden
- Lebensmittel und Heilkräuter entsprechend den Elementen (Säftelehre) eingesetzt[49] (s. auch Kap. 2)

Die Humoralpathologie wurde z.B. auch von Hildegard von Bingen, von Paracelsus und in der sogenannten Klostermedizin angewendet.

Das Wissen um die Humoralpathologie wurde dann im persischen Raum durch den berühmten persischen Arzt Avicenna (980 – 1037 n. Chr., Alchemist, Philosoph, Astronom, Musiktheoretiker) verfeinert und in einem fünfbändigen Werk, dem „Kanon der Medizin", niedergelegt.

4.2.2 Die Zusammenführung von Humoralpathologie und Zellularpathologie

Wenn in früheren Zeiten über die Säfte geschrieben wurde, dann war damit ein Wirk- und Funktionsprinzip gemeint. In der heutigen Zeit kommt der Begriff des materiellen Stoffwechsels dem der „Säfte" am nächsten, weil die eigentlichen Stoffumsätze im wässrigen Raum („Saft") stattfinden und über die Grundregulation im Bindegewebe gesteuert werden. Sprach man früher von einem Gleichgewicht der Säfte, so kann man dieses – in der heutigen Sprache – mit einem ausgeglichenen Stoffwechsel gleichsetzen.

In ihrer Quintessenz ist die Humoralpathologie dasjenige, was wir heute unter dem Begriff **Grundregulation** verstehen. Eppinger sprach

---

[49] Jens Oskamp und Michael Kanders: Elemente, Temperamente und Säfte: Leitfaden der Humoralpathologie, Klostermedizin, Unanimedizin nach Avicenna (Ibn Sina) Books on Demand, 2. Aufl. 2012, S. 19

bereits im Jahre 1949 davon, dass eine Grundregulation des Körpers über die Beeinflussung des Stoffwechselgeschehens zu erreichen sei. Er sagte, dass *„Krankheit nur eine lokale Manifestation einer allgemeinen Stoffwechselstörung ist und dass sie daher am besten durch stoffwechselverbessernde und blutreinigende Mittel, also durch allgemein eingreifende, den ganzen Körper beeinflussende Maßnahmen zu behandeln sei."*[50]

Der entscheidende Durchbruch in der Zusammenführung der kausal begründeten Zellularpathologie und der regulatorisch bedingten Humoralpathologie gelang dem Wiener Histologen und Embryologen Prof. Alfred Pischinger (1899 – 1983), was uns im nächsten Kapitel noch beschäftigen wird. Er gab der Humoralpathologie, die weit über 2000 Jahre alt ist, das notwendige wissenschaftliche und theoretische Fundament, so dass sie nun auch nach heutigen Erkenntnissen als die älteste medizinische Tradition Europas gewürdigt werden kann. Die offizielle Medizin dagegen akzeptiert leider nur die Zellularpathologie Virchows als „wissenschaftlich" begründbar. Aus diesem Grunde wird die Naturheilkunde an den medizinischen Fakultäten der Universitäten heutzutage nicht gelehrt.

Es ist schade, dass die beiden Sichtweisen des linear-kausalen Ansatzes (Zellularpathologie) und des nicht-linear regulatorischen Ansatzes (Humoralpathologie) immer wieder zu Polarisierung und Meinungsverschiedenheiten geführt haben. Von einem höheren Blickpunkt aus betrachtet sind beide Ansätze weder gut noch schlecht, sondern nur „zwei Seiten einer Medaille", die sich gegenseitig bedingen, ergänzen und erst in ihrer Zusammenführung ein tieferes und umfassenderes Bild ergeben.

Es geht also darum, beide Ansätze zu integrieren. Demut ist hier eine wichtige Tugend.

---

[50] H. Eppinger: Permeabilitätspathologie als die Lehre vom Krankheitsbeginn. Wien. Springer, 1949

4.2.3 Das System der Grundregulation im Bindegewebe (Extrazelluläre Matrix) - Alfred Pischinger und Hartmut Heine

Alfred Pischinger hat – nach langjähriger Forschungsarbeit mit einem Arbeitskreis aus hochbegabten Ärzten und Forschern („Wiener Team") – im Jahre 1975 das Buch „Das System der Grundregulation" veröffentlicht.[51] Die essentielle Aussage lautet: *„Der Zellbegriff ist genaugenommen nur eine morphologische Abstraktion. Biologisch gesehen kann er nicht ohne das Lebensmilieu der Zelle genommen werden."* Diese Aussage ist sehr bedeutend, da die Zelle bis zu diesem Zeitpunkt immer nur isoliert betrachtet wurde (Virchow). Die Zelle kann jedoch nicht isoliert betrachtet werden, sondern immer nur in Wechselwirkung mit dem sie umgebenden Milieu, dem Bindegewebe, auch Extrazelluläre Matrix (ECM) genannt.

Genau genommen besteht die funktionelle Grundeinheit des Lebens nicht aus der einzelnen Zelle, sondern diese ist eingebettet in eine Dreiheit bestehend aus Extrazellulärer Matrix (Bindegewebe), den Enden des vegetativen Nervensystems und den Blut- bzw. Lymphkapillaren. Alle Bereiche werden durch ein kontinuierliches Netzwerk von Fasern verbunden und bilden so etwas wie einen „Inneren Kreislauf". Dieses „System der Grundregulation" ist für alle lebenswichtigen Funktionen verantwortlich. Dazu zählen die Ernährung der Zellen, die Ausscheidung von Abbauprodukten, Abwehr- und Reparaturvorgänge und Entzündungsreaktionen.

Da die Enden des vegetativen Nervensystems bis in das Bindegewebe hineinreichen, ist das Bindegewebe dem Zentralnervensystem angeschlossen. Darüber hinaus ist das Bindegewebe – über die Enden der Blutkapillaren – auch mit dem gesamten Hormonsystem (Hoden bzw. Eierstöcke, Nebennieren, Bauchspeicheldrüse, Thymusdrüse, Schilddrüse, Hypophyse und Epiphyse) verbunden. Die beiden großen Steu-

---

[51] Alfred Pischinger: Das System der Grundregulation. Grundlage einer ganzheitsbiologischen Medizin, 11. Auflage, Haug Verlag

er- und Regelsysteme Nervensystem und Hormonsystem laufen dann in einem Bereich des Gehirns zusammen, der Hypothalamus genannt wird und im sogenannten Zwischenhirn liegt. Der Hypothalamus hat dabei die wichtige Funktion, das gesamte innere Milieu aufrecht zu erhalten. Dazu zählen:

- die Regulation der Nahrungs- und Wasseraufnahme
- die Aufrechterhaltung der Körpertemperatur und des Blutdrucks
- das Sexualverhalten
- der Schlaf- Wach-Rhythmus

Alle Veränderungen werden in der extrazellulären Matrix (Bindegewebe) registriert, die sich mit Hilfe des vegetativen Nervensystems sehr schnell umbauen kann.

In der ECM laufen Körper und Psyche zusammen und werden über die Grundregulation gesteuert. Der „Innere Kreislauf" – bestehend aus Zellen, Kapillaren und ECM (Bindegewebe) – hat Anteil an allen Stoffwechselprozessen im Körper. So wird z.B. jede Krankheit in diesem „Inneren Kreislauf" abgebildet, und kann wiederum auch über diesen beeinflusst werden.

Den heutigen Wissensstand über den Aufbau der ECM verdanken wir vor allem Prof. Dr. Harmut Heine, der den molekularen Aufbau und die zahlreichen Strukturen in der extrazellulären Matrix gründlich erforscht hat.[52] Vereinfacht dargestellt besteht die ECM aus einem Maschenwerk hochvernetzter gallertartiger Strukturen – einem Gemisch aus elastischen Fasern, federartigen Elementen, längsgestreckten Fasern und netzwerkartigen Verbindungselementen – und hat die Funktion eines Molekularsiebes. Im normalen (gesunden) Zustand ist dieses System ständig in Bewegung. Aufgrund ihrer elektrischen Ladungen sind die gallertartigen Strukturen in einem kolloidalen Zustand. Das

---

[52] An dieser Stelle sei das Buch empfohlen: Hartmut Heine: Lehrbuch der biologischen Medizin Grundregulation und Extrazelluläre Matrix, 3. Aufl. Hippokrates Verlag 2007

Medium, in dem Leben vorkommt, nennt man kolloidales Medium (s. Kap. 4.3.4). In diesem Zustand ist das Bindegewebe sehr flexibel und elastisch. Das dichte Maschenwerk des „Molekularsiebes" ist somit in der Lage, Stoffwechselendprodukte, auch „Schlacken" genannt, oder giftige und schädliche Stoffe herauszufiltern, so dass sie schließlich ausgeschieden werden können.

Wenn nun, aus welchen Gründen auch immer, – sei es durch Fehlernährung, Stress, Traumata, Elektrosmog, Umweltgifte etc. – zu viele Schlacken entstehen („Übersäuerung"), dann verstopfen die Maschen des Netzes der ECM und im Laufe der Jahre kommt es immer häufiger zu Stauungen. Das Bindegewebe ist nicht mehr so elastisch und auch seine Durchlässigkeit für die Nähr- und Schlackenstoffe wird immer mehr eingeschränkt. Je nachdem wo und wie die Einschränkung geschieht, entstehen bestimmte sogenannte Krankheiten mit den typischen Endungen –ose und –itis.

Säure-Basen-Haushalt

Das Bindegewebe (ECM) ist von besonderer Bedeutung für den sogenannten „Säure-Basen-Haushalt". Im Inneren der Zellen entstehen permanent saure Stoffwechselprodukte, die im ausgeglichenen Stoffwechsel „verbrannt" werden. Dadurch gewinnt die Zelle Energie. Wenn durch Fehlernährung, Stress etc. die Säurelast in der Zelle zu stark wird und nicht mehr über die Nieren ausgeschieden werden kann, dann werden die Säuren („Schlacken") im Bindegewebe „zwischengelagert". Hierzu ein Beispiel: Unsere Nahrung besteht hauptsächlich aus Kohlenhydraten, Fetten und Eiweißen, die unter anderem die *Nichtmetalle* Schwefel, Phosphor und Chlor enthalten. Daraus entstehen bei der Verstoffwechslung die **Säuren** Schwefelsäure, Phosphorsäure und Salzsäure. Wenn in der Verstoffwechslung zu viele von diesen Säuren gebildet werden, dann werden diese im Bindegewebe zwischengelagert.

Der Ernährungsforscher und Mediziner Dr. Friedrich F. Sander hat bereits 1953 den Begriff der „Bindegewebs-Übersäuerung" geprägt.[53]

Bekanntlich werden Säuren durch Basen neutralisiert. Basenbildende Mineralstoffe, die in unserer Nahrung ausreichend vorkommen sollten, wie z.B. Natrium, Kalium, Calcium, Magnesium, Eisen etc. besitzen die Fähigkeit, überschüssige Säuren zu neutralisieren. Das Maß für den sauren und basischen Charakter einer Flüssigkeit ist der sogenannte **pH-Wert**. Da das Blut im Menschen essentiell lebenswichtig ist, hat das Blut basische Reserven und die Fähigkeit, Säuren zu „puffern", d.h. „abzufedern". Wenn sich der pH-Wert des Blutes noch nicht messbar ändert, aber die basischen Pufferreserven im Blut schon teilweise verbraucht sind, dann liegt nach Dr. Sanders eine „Bindegewebs-Übersäuerung" vor. Der Körper versucht dann die überschüssigen Säuren durch basenbildende Mineralstoffe zu neutralisieren. Sind diese nicht ausreichend vorhanden, so werden körpereigene Reserven angegriffen und Mineralsalze, die in Knochen, Knorpeln und Zähnen eingelagert sind, werden „geplündert". Das hat fatale Folgen, denn gerade die Mineralstoffe haben eine wichtige Funktion im Stoffwechsel, wie wir im nächsten Kapitel (Kap. 4.3) sehen werden.

Von unterschiedlicher Seite wird immer wieder behauptet, dass verschiedene naturheilkundliche Verfahren, die im Bereich der Grundregulation ansetzen (Phytotherapie, Homöopathie, Traditionelle Chinesische Medizin, Ayurveda, Akupunktur, Neuraltherapie, Bioresonanz, geistig-psychische Verfahren etc.) „nicht wissenschaftlich" seien. An dieser Stelle möchte der Autor, ein promovierter Diplom-Chemiker anmerken, dass die Aussage „nicht wissenschaftlich" an sich bereits streng unwissenschaftlich ist. Was sich hinter einer solchen Aussage verbirgt, ist in etwa Folgendes: *„Ich bin in einem rein materiellen Welt-*

---

[53] F. F. Sander: Der Säure-Basen-Haushalt des menschlichen Organismus und sein Zusammenspiel mit dem Kochsalzkreislauf und Leberrhythmus, Hippokrates Verlag Stuttgart, 2. Auflage, 1985

bild aufgewachsen und habe in der Schule und im Studium lediglich übernommen, was mir aufgetragen wurde. Somit sind mir die darüber hinausgehenden neuesten Erkenntnisse gegenwärtig noch nicht zugänglich, denn ich habe mir noch nicht die Mühe gemacht, die zur Verfügung stehende Fachliteratur zu lesen oder den Dingen des Lebens selber auf den Grund zu gehen."

4.3 Die zentrale und unterschätzte Bedeutung der Mineralstoffe (Metalle)

In Kapitel 2.1 (Lebensmittel) hatten wir bereits erfahren, dass die Mineralstoffe meist nur „nebenbei" erwähnt werden. In der Tat bilden sie aber nach Aussage von Prof. Kollath das Fundament und die Basis allen Geschehens in der Ernährungslehre. Dieser Aussage wollen wir nun näher auf den Grund gehen.

In der Natur kommen insgesamt 92 natürliche Elemente vor. Von diesen 92 Elementen sind 8 radioaktiv und 6 Elemente sind Edelgase. Diese 14 Elemente spielen keine Rolle in lebenden Organismen. Die 4 Elemente Kohlenstoff (C), Wasserstoff (H), Sauerstoff (O) und Stickstoff (N) bilden die Grundbausteine des organischen Lebens. Die verbleibenden 74 Elemente können als Mineralstoffe klassifiziert werden, wobei 8 Elemente Nichtmetalle sind.

Gegenwärtig klassifizieren Wissenschaftler etwa 30 Mineralstoffe als lebenswichtige Elemente. **Die Bedeutung der verbleibenden 44 Mineralstoffe für lebende Organismen ist noch nicht erforscht!**

Das Leben ist aus dem Meer entstanden und alle Mineralstoffe sind im Meer, im Gestein und im unkultivierten Boden der Erde nachweisbar. Es ist daher zu vermuten, dass einige unerforschte Mineralstoffe der „weißen Landkarte" möglicherweise erst in der Zukunft in ihrer Bedeutung für die Lebewesen entdeckt werden.

Mineralstoffe haben im Wesentlichen drei Funktionen:

- Sie liefern die Gerüstbausteine für z.B. Knochen, Zähne und Bindegewebe
- Sie sind notwendig zur Weiterleitung elektrischer Impulse in den Nervenzellen
- Sie agieren als notwendige Katalysatoren für zahlreiche Enzyme in den Stoffwechselreaktionen

Fassen wir noch einmal zusammen: Unser Körper besteht aus etwa 80 bis 100 Billionen Zellen. Jede Zelle beherbergt wiederum eine Vielzahl von „Abteilungen" (s. Abb. 4: Aufbau und Struktur einer Zelle mit ihren Bestandteilen). In jeder „Abteilung" finden permanent biochemische Reaktionen statt, in denen Moleküle umgewandelt werden (Stoffwechsel). Bei fast allen dieser Reaktionen sind Enzyme als Katalysatoren (Beschleuniger) beteiligt und etwa die Hälfte der Enzyme benötigt dazu ein Mineralstoff!

Als Beispiel sei hier das Mineral Zink aufgeführt: *„Zink fungiert als Cofaktor und integraler Bestandteil von mehr als 300 Enzymen und ist dadurch in praktisch alle Stoffwechselbereiche involviert, wie beispielsweise in den Intermediärstoffwechsel der Hauptnährstoffe, die Immunfunktion, die Speicherung von Insulin sowie Verdauungsprozesse.*[54]

4.3.1 Enzyme und katalytisch aktive Mineralstoffe (Metalle)

Die Enzyme nehmen eine wichtige Schlüsselfunktion in unserem Körper ein. Sie bestehen aus einem Protein, das etwa so aussieht wie ein „Wollknäuel". Innerhalb des „Proteinmoleküls" gibt es ein „aktives Zentrum". Dort findet die eigentliche biochemische Reaktion statt, wobei ein Co-Enzym in Form eines Mineralstoffes und/oder Vitamins benötigt wird. Die folgende Abbildung bietet eine modellhafte Darstellung (s. Abb. 5).

---

[54] Andreas Hahn, Jahn Philip Schuchardt: Physiologische und medizinische Bedeutung des Zink; Schweizer Zeitschrift für Ernährungsmedizin 1/10, S. 35-41

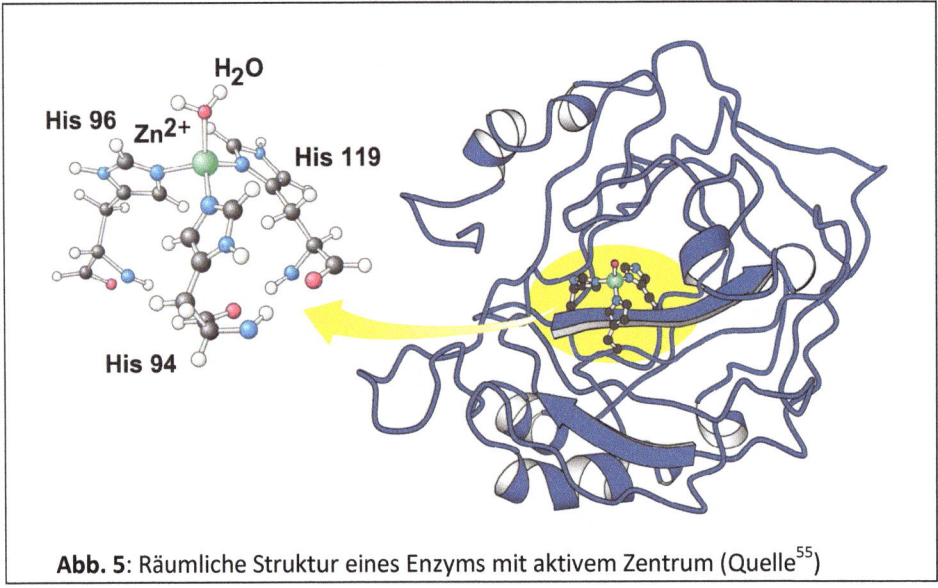

Abb. 5: Räumliche Struktur eines Enzyms mit aktivem Zentrum (Quelle[55])

Der blaue Bereich symbolisiert das „Proteinknäuel". Der mittlere Bereich des Proteinknäuels (gelb markiert) wird in der linken Hälfte der Abbildung noch einmal vergrößert dargestellt. Dies ist das „aktive Zentrum", wobei Zink als kleine grüne Kugel dargestellt wird.

Im Folgenden werden wir einige interessante Fakten zu Enzymen auflisten. Nach dem gegenwärtigen (sehr unvollständigen) Wissensstand der Naturwissenschaften:

- soll es etwa 75.000 verschiedene Enzyme geben
- konnten bisher nur etwa 3.000 Enzyme in ihrer Struktur aufgeklärt werden – das sind nur 4 %!
- sind bei etwa der Hälfte der Enzyme Mineralstoffe (Metalle), z.B. Zink, Eisen, Kupfer, Mangan, Nickel usw. nachgewiesen und als notwendig für die biochemischen Stoffwechselreaktionen eingestuft worden

---

[55] Protein Data Bank PDB ID 1CAM:
http://www.rcsb.org/pdb/explore/remediatedSequence.do;jsessionid=AC5EAD88A119D674202BA38EA8C05A7D?params.showJmol=true&structureId=1CA2 (Stand 08. April 2016)

- findet die biochemische Reaktion im sogenannten „aktiven Zentrum" unter Mitwirkung eines Mineralstoffes (Metalls) statt
- kann ein Enzym bis zu 200.000 Moleküle pro Sekunde (!) umsetzen, d.h. chemisch verändern
- sollen etwa 30 Billiarden (!) chemische Reaktionen pro Sekunde durch Enzyme gesteuert werden, z.B. Atmung, Wachstum, Abläufe des Immunsystems, Produktion von Hormonen, Heilungsprozesse von Entzündungen usw.
- beträgt die Lebensdauer von manchen Enzymen nur 20 Minuten, andere Enzyme bleiben wochen- bzw. monatelang aktiv (!)
- **kann ein Metallatom (Mineralstoff) innerhalb eines Enzyms für mehrere Monate aktiv sein, während ein Vitamin nur einmal agieren kann und dann ersetzt werden muss**

Der letztgenannte Punkt der Auflistung ist bedeutsam, da die grundlegende Frage gestellt werden kann: Was ist wichtiger – ein Mineralstoff oder ein Vitamin? Die Antwort ist naheliegend.

Selbstverständlich sind Vitamine ebenfalls notwendig, aber die Mineralstoffe sind bei weitem wichtiger und fundamentaler in Stoffwechselprozessen. Jetzt verstehen wir auch, warum Prof. Kollath die Mineralstoffe als das Fundament in der Ernährungslehre bezeichnet! Dies ist umso erstaunlicher, als er bereits im Jahre 1942 diese Erkenntnis hatte, während das biochemische Wissen um den Stoffwechsel aus heutiger Sicht noch in den „Kinderschuhen" steckte. Zu diesem Zeitpunkt hatte man gerade erst begonnen, die überaus komplexen Strukturen der Enzyme zu analysieren.

Auch wenn bis heute nur etwa 4 % der Enzyme in ihrer Struktur analysiert und aufgeklärt sind, so ist selbst in der klassischen Biochemie bekannt, dass die Metalle Molybdän (Mo), Nickel (Ni) und Vanadium (V) wichtige aktive Metalle in den katalytischen Zentren der Enzyme sind.[56] So sollte es – gemäß den Ausführungen über die Enzyme – selbstverständlich sein, dass der Mensch diese Metalle (Mineralstoffe) über die Ernährung aufnimmt. Diejenige Wissenschaft, die sich heute zentral mit den Fragen der Ernährung beschäftigt, wird Ökotrophologie genannt. Das Wort „Ökotrophologie" setzt sich aus drei griechischen Worten zusammen: *oikos* „Haus", *trophe* „Ernährung" und –ologie von *lógos* „Lehre". Ökotrophologen legen fest, ob ein Stoff als „essentiell" eingestuft wird oder nicht. Ein essentieller Stoff ist eine chemische Verbindung oder ein Element (Mineralstoff), das der Mensch über die Ernährung aufnehmen muss, weil er es nicht aus sich selbst heraus gewinnen kann. Ein solcher Stoff ist also *lebensnotwendig*. Der gesunde Menschenverstand würde jetzt sagen, dass die Elemente Molybdän (Mo), Vanadium (V) und Nickel (Ni) als essentiell eingestuft werden müssten, weil der Körper sie nicht aus sich selbst heraus aufbauen kann und sie in den Enzymen an den grundlegenden Stoffwechselreaktionen maßgeblich beteiligt sind. In der Tat wird aber Ni als **nicht** essentiell eingestuft!

Tabelle 4: Entdeckungsjahr der positiven Eigenschaften von Spurenelementen*

Element	Jahr
Eisen	17. Jahrhundert
Iod	19. Jahrhundert
Kupfer	1928
Mangan	1931
Zink	1934
Kobalt	1935
Molybdän	1953
Selen	1957
Chrom	1959
Zinn	1970
Vanadium	1971
Fluor	1971
Silicium	1972
Nickel	1974
Arsen	1975
Cadmium	1977
Blei	1977
Bor	1990
Arsen	1996
Lithium	1996

*bei Tieren nachgewiesen, nicht notwendigerweise beim Menschen

---

[56] Wolfgang Kaim, Brigitte Schwederski: Bioanorganische Chemie: Zur Funktion chemischer Elemente in Lebensprozessen (Teubner Studienbücher Chemie) 7. Oktober 2005, S. 1

Die Liste der essentiellen Mineralstoffe wird eingeteilt in *Mengenelemente* (mehr als 50 mg/kg) und *Spurenelemente* (weniger als 50 mg/kg). Zurzeit werden 7 essentielle Mengenelemente (Calcium, Kalium, Natrium, Magnesium, Phosphor, Schwefel, Chlor) und 12 essentielle Spurenelemente (Vanadium, Chrom, Molybdän, Mangan, Eisen, Kobalt, Kupfer, Zink, Silicium, Fluor, Iod) gelistet. Das macht zusammen 19 Elemente[57], wobei 5 Elemente Nicht-Metalle sind. Die Bezeichnung „Spurenelemente" ist sehr unglücklich gewählt, weil hier assoziiert wird, dass diese Elemente nur eine untergeordnete Bedeutung haben, da sie nur in „Spuren" vorhanden sind. Genau das Gegenteil ist der Fall. Wäre aufgrund der fundamentalen Bedeutung der „Spurenelemente" die Bezeichnung „Lebensfunke" im Sinne von „die Lebenskraft neu wecken" nicht viel zutreffender?

Es ist erstaunlich, wie wenige Elemente derzeit als essentielle Mineralstoffe gelistet werden. Das mag damit zusammenhängen, dass die Erkenntnisse der Grundlagenforschung bis zur praktischen Anwendung meist Jahrzehnte benötigen. In Tabelle 4 sind einige wichtige Mineralstoffe bzw. Elemente aufgelistet in Verbindung mit dem Jahr, in welchem das betreffende Element in der Naturwissenschaft als bedeutsam für den Stoffwechsel einstuft wurde.[58] Diese Liste gilt für Tiere. In den Naturwissenschaften wird im Wesentlichen mit Tierversuchen gearbeitet, wobei man davon ausgeht, dass die meisten Erkenntnisse auf den Menschen übertragbar sind.

Am Beispiel des Elementes Selen ist die zeitliche Diskrepanz zwischen Grundlagenforschung und praktischer Umsetzung deutlich erkennbar. Seine wichtigen positiven Eigenschaften wurden schon im Jahre 1957 erkannt, doch erst etwa 40 Jahre später (um 1997) wurde

---

[57] http://de.wikipedia.org/wiki/Mengenelemente (Stand 08. April 2016)

[58] a) Lenihan, J. The Crumbs of Creation: Trace Elements in History, Medicine, Industry, Crime, and Folklore. New York: Adam Hilger, 1988; b) Nielsen, F.H. How should dietary guidance be given for mineral elements with beneficial actions or suspected of being essential? c) Wallach, J.D and Lan, M. Rare Earths: Forbidden Cures. Bonita, California: Double Happiness Publishing Company, 1994

Selen in den Medien als „Durchbruch" im Bereich der antioxidativen Eigenschaften und der Krebsvorsorge „gefeiert".

Ähnliches gilt für das Element Zink. Obwohl seine bedeutende Rolle (für Tiere) bereits im Jahre 1934 entdeckt wurde, gilt Zink erst seit den 70er Jahren in den angewandten Wissenschaften als ein wichtiger Ernährungsstoff.

Der gesunde Menschenverstand sagt, dass wir Menschen aus denselben Elementen bestehen, wie sie in der natürlichen, unkultivierten Erde vorkommen, d.h. aus allen natürlichen (nicht radioaktiven) Metallen, und dass wir diese auch mit der Nahrung aufnehmen sollten. Das Sprichwort „Du bist was Du isst" ist auf der materiellen Ebene betrachtet eine einfache Weisheit.

Chemische Analysen belegen, dass Vulkangestein, aus dem im Laufe der Zeit ein völlig natürlicher Boden entsteht, bis auf zwei Elemente *alle* Mineralstoffe enthält.[59] Wir könnten daraus schließen, dass alle diese Elemente auch für den Menschen bedeutsam, also essentiell, sein müssten.

Aufgrund mangelnder Kenntnis in den Wissenschaften ist aber die Landkarte des Periodensystems der Elemente bzgl. der *essentiellen*, d.h. für die Ernährung bedeutsamen Mineralstoffe, überwiegend weiß, also unbekannt. Das hat für uns Menschen eine enorme Auswirkung, weil die meisten Metalle bzw. Mineralstoffe als nicht essentiell eingestuft werden und somit aus der Sicht der Ernährungswissenschaftler nicht in den Lebensmitteln zu sein brauchen. Sollten Ernährungswissenschaftler aber nicht umgekehrt vorgehen? Solange wir nicht wissen, ob ein Mineralstoff essentiell ist, sollte es dann nicht grundsätzlich auf jeden Fall als essentiell eingestuft werden? Gehen wir jetzt noch einen Schritt weiter.

---

[59] Paul Bergner: The Healing Power of Minerals and Trace Elements. Published by North American Institute of Medical Herbalism, Inc., 2003, S. 14

4.3.2 Die Rolle der Mineralstoffe (Metalle) im Stoffwechsel

Neben den Mineralstoffen in Enzymen gibt es noch weitere wichtige Mineralstoffe (Metalle), die für den Stoffwechsel von eminent wichtiger Bedeutung sind. Nehmen wir nur zwei Beispiele heraus. Bei den nachfolgenden Beispielen handelt es sich um nicht essentielle Mineralstoffe, d.h. sie werden als nicht lebensnotwendig eingestuft.

Lithium (Li)

Nach dem gegenwärtigen Kenntnisstand ist Lithium nicht am Stoffwechselvorgang in aktiven Zentren von Enzymen beteiligt. Aber es ist bekannt, dass Lithium zur Prophylaxe und Therapie von psychiatrischen Erkrankungen, wie z.B. „affektiven bipolaren und schizoaffektiven Störungen" eingesetzt wird.[60] Weiterhin zeigt eine an der Medizinischen Fakultät der Universität Wien durchgeführte Studie, dass im Trinkwasser natürlich enthaltenes Lithium die Selbstmordrate deutlich senkt.[61] Je höher der Lithiumwert im Trinkwasser ist, desto niedriger ist die Selbstmordrate. An diesem Beispiel zeigt sich ein Prinzip: W**enn hohe Dosen einer Substanz therapeutische Wirkung zeigen, dann sollten kleine Dosen einen prophylaktischen Effekt zeigen.** Das Beispiel Lithium deckt dieses Prinzip auf. Bei Lithium geht es unter anderem um das Thema Depression, dessen Verbreitung in den letzten Jahren rasch zugenommen hat.

Strontium (Sr)

Strontium hat ähnliche chemische Eigenschaften wie Calcium und wird wie Calcium in den Knochen eingelagert, wobei Strontium vor allem für die Stabilität der Knochen sorgt. Aus diesem Grunde wird Strontium in der Osteoporose-Therapie eingesetzt. Unter Osteoporose

---

[60] Waldemar Ternes: Biochemie der Elemente – Anorganische Chemie biologischer Prozesse Springer Spektrum 2013, S. 15
[61] Nestor D. Kapusta, Nilufar Mossaheb, Elmar Etzersdorfer, Gerald Hlavin, Kenneth Thau, Matthaus Willeit, Nicole Praschak-Rieder, Gernot Sonneck and Katharina Leithner-Dziubas: "Lithium in drinking water and suicide mortality" in: The British Journal of Psychiatry (2011) 198, 346–350

(von griech. *ostoun* „Knochen" und *poros* „Pore, Öffnung, Loch") versteht man einen Knochenschwund mit Abnahme der Knochendichte, so dass es leicht zu Knochenbrüchen kommen kann. Es gibt Medikamente, die eine bioverfügbare Form des Strontiums enthalten und zur Therapie eingesetzt werden.

Wäre es darüber hinaus nicht sinnvoll, Strontium auch über die tägliche Ernährung aufzunehmen?

Allgemeine Betrachtungen

Die Liste der für den Stoffwechsel bedeutsamen Mineralstoffe (Metalle) ließe sich erheblich erweitern. Es gibt ähnlich interessante Zusammenhänge für weitere Elemente, wie z.B. Platin (Pt), Germanium (Ge) und andere. Bei unseren Ausführungen geht es aber nicht um die Ansammlung von Detail-Wissen, sondern darum, übergeordnete Zusammenhänge aufzudecken und Grundprinzipien zu erkennen.

Es geht weniger um einzelne Mineralstoffe, wie z.B. Lithium oder Strontium, als darum, *alle* für uns wichtigen Mineralstoffe in einem ausgewogenen und natürlichen Verhältnis über die Ernährung aufzunehmen.

Wechselwirkung der Mineralstoffe untereinander

Abbildung 6 zeigt die derzeit bekannten Wechselwirkungen einiger Mineralstoffe (Elemente) untereinander, so wie sie bereits im Jahre 1987 bekannt waren. Natürlich konnten nur diejenigen Elemente dargestellt werden, von denen zum damaligen Zeitpunkt entsprechende Studien vorlagen. Wenn weitere Elemente hinzukämen, wäre das Bild entsprechend komplexer. Jedes Element steht in Wechselwirkung mit mindestens einem, oft auch mehreren anderen Elementen bzgl. der Aufnahme, des Stoffwechsels und der Ausscheidung von Elementen. So ist aus der Abbildung beispielsweise ersichtlich, dass Molybdän (Mo) mit den Elementen Schwefel (S), Kupfer (Cu), Wolfram (W) und Phosphor (P) in Wechselwirkung tritt.

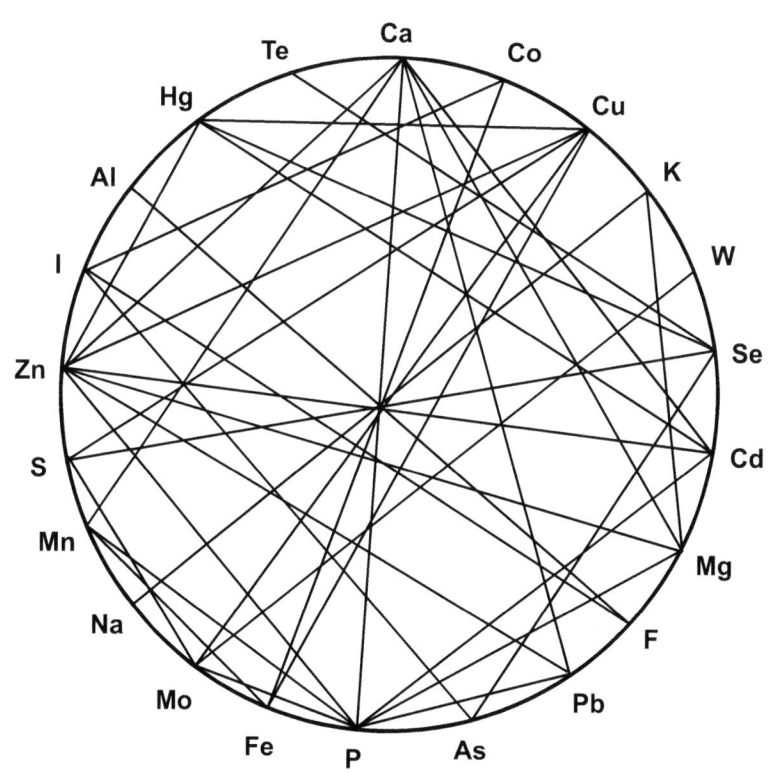

Abb. 6: Die gegenwärtig bekannten Wechselwirkungen einiger bekannter Mineralstoffe (Elemente) untereinander (Stand 1987). Quelle: W. J. Miller, University of Georgia[62]

---

[62] Lean I, Nutrition of Dairy Cattle July 1987 (Diagram 5.12)

Wir können erahnen, wie komplex das gesamte Geschehen ist. Die Mineralstoffe sind – in Analogie – wie die Orchestermusiker in einem Symphoniekonzert. Alle Musiker spielen die ihnen zugedachte Stimme und darüber hinaus gibt es Schlüsselpersonen, wie z.B. den Dirigenten, den Konzertmeister und die Solisten. Wenn letztere nicht zum Konzert erscheinen, ist die Aufführung gefährdet. Auch dürfen einzelne Orchestermusiker nicht zu sehr in den Vordergrund treten (Mineralstoffüberschuss) oder zu leise spielen (Mineralstoffmangel).

Gehen wir jetzt noch einen Schritt weiter. Pflanzen bilden das Fundament der menschlichen Ernährung und diese werden im Mutterboden (die fruchtbare Ackerkrume) kultiviert. Der gesunde Menschenverstand sagt, dass die Pflanzen nur diejenigen Nährstoffe aufnehmen können, die im Mutterboden vorhanden sind. Das gilt natürlich auch für die Mineralstoffe. Daher muss der Mutterboden regelmäßig gedüngt werden, um eine reiche Ernte hervorzubringen.

4.3.3 Die Mineralstoffe in der Düngung

Die Frage, die jetzt sofort auftaucht, lautet: Welche Mineralstoffe sind in den Düngemitteln vorhanden? Die Antwort ist verblüffend einfach: Es sind nur diejenigen Mineralstoffe, die gegenwärtig als essentiell eingestuft werden. Die Auswahl ist nahezu identisch mit den als essentiell anerkannten Mineralstoffen in Lebensmitteln.

In der von der Thüringer Landesanstalt für Landwirtschaft herausgegebenen Schrift *„Düngung in Thüringen 2007 nach „Guter fachlicher Praxis""* ist nachzulesen:

„Nach gegenwärtigem Kenntnisstand sind mindestens 14 mineralische Nährelemente für eine normale Entwicklung der Pflanze lebensnotwendig. Weitere Elemente können für das Pflanzenwachstum nützlich sein, sie sind aber entbehrlich. Hinzu kommen die nichtmineralischen Elemente Kohlenstoff (C), Sauerstoff (O), und Wasserstoff (H), die für die Photosynthese in Form von Kohlendioxid (CO_2) und Was-

ser (H_2O) benötigt werden. Stickstoff (N), Phosphor (P), Kalium (K), Schwefel (S), Calcium (Ca) und Magnesium (Mg) zählen zu den Makro- oder Hauptnährstoffen, da die Pflanzen sie in größeren Mengen aufnehmen.

Als Mikronährstoffe oder Spurenelemente gelten Bor (B), Eisen (Fe), Mangan (Mn), Kupfer (Cu), Molybdän (Mo) und Zink (Zn). Sie werden von der Pflanze in nur geringen Mengen benötigt."[63]

Alle anderen Spurenelemente sind nach der Düngeverordnung nicht erlaubt. Die hier beschriebene Düngung erfolgt mit der Zielsetzung **maximaler quantitativer Erträge** der Feldfrüchte. Die Qualität der Pflanzen bezüglich Nährstoffreichtum und ausgewogenem und natürlichem Verhältnis der Elemente untereinander wird dabei nicht berücksichtigt. Diese Sichtweise entsteht durch ein quantitativ analytisches Denken wie es in den reduktionistischen Wissenschaften gegenwärtig die Regel ist.

Die Maximierung quantitativer Erträge in der Landwirtschaft

Die heutige Praxis der Düngung geht zurück auf Justus von Liebig (* 12. Mai 1803; † 18. April 1873). Er gilt als der „Erfinder" der Mineraldünger bzw. Kunstdünger. Justus von Liebig war Professor für Chemie und hat großartige Leistungen vollbracht. Eine seiner Hauptinteressen galt der Förderung der Landwirtschaft mit der Zielsetzung, die teilweise schlimmen Hungersnöte der damaligen Zeit zu verhindern. Er selbst hatte im Jahr 1816, im „Jahr ohne Sommer", selber eine Hungersnot erlebt. In den Jahren 1846 bis 1849 entwickelte er einen wasserlöslichen Phosphatdünger. Das Ergebnis war das so genannte „Superphosphat", das auch heute noch der weltweit meist verwendete Phosphatdünger ist. Der Dünger verbesserte die Ernte und dadurch die Nahrungsversorgung in Deutschland in der zweiten Hälfte des 19. Jahrhunderts außerordentlich.[64] Schließlich wurden neben Phosphor (P) auch

---

[63] Thüringer Landesanstalt für Landwirtschaft (Hrsg.): Düngung in Thüringen 2007 nach „Guter fachlicher Praxis" Schriftenreihe Heft 7 / 2007 2. Auflage Eigenverlag, S. 18-19
[64] http://de.wikipedia.org/wiki/Justus_von_Liebig (Stand 08. April 2016)

die Elemente Stickstoff (N) und Kalium (K) als Hauptnährstoffe für Pflanzen identifiziert, woraus sich der heute gebräuchliche NPK-Dünger (Stickstoff-Phosphor-Kalium-Dünger) entwickelte, der als Volldünger bezeichnet und durch chemisch-technische Prozesse hergestellt wird.

Das von dem deutschen Agrarwissenschaftler Carl Sprengel veröffentlichte „Minimum-Gesetz" aus dem Jahre 1828 wurde von Justus von Liebig im Jahre 1855 populär gemacht und besagt: *„Dasjenige Element, das im Vergleich mit dem benötigten Mengenverhältnis in der minimalen Menge verfügbar ist, bestimmt über das maximal mögliche Wachstum der Pflanze."*[65] Mit einfachen Worten: Füge das *eine* Element, das die Pflanze für ihr quantitatives Wachstum benötigt und im Boden nur minimal vorhanden ist, in Form eines Düngers zu.

Aus dieser Theorie entwickelte sich der chemisch-industrielle Landbau mit seinen künstlich hergestellten (und patentierten) Mineralstoffdüngern, die nur aus einigen wenigen Hauptnährstoffen und Spurenelementen bestehen. Damit werden in der Landwirtschaft <u>*quantitativ*</u> große Erträge erzielt. Es soll noch einmal hervorgehoben werden, welch grandiose Arbeit Justus von Liebig geleistet hat, denn sein Ziel, *kurzfristige Notsituationen* wie Hungersnöte zu überwinden, hat er erreicht. Doch <u>*qualitativ*</u> hochwertige Pflanzen im Sinne ganzheitlicher und vollwertiger **Leben**smittel – und nicht nur **Nahrung**smittel, die satt machen – werden dadurch nicht erzielt. Dazu müsste die lange Liste der Mineralstoffe, die heute als nicht essentiell eingestuft werden, für Menschen und Tiere aber von lebenswichtiger Bedeutung sind, ebenfalls berücksichtig werden. Darüber hinaus werden heute Pestizide (von lat. *pestis* „Geißel, Seuche" und lat. *caedere* „töten") zugeführt, die die Qualität der Pflanzen ebenfalls mindern. Doch bleiben wir bei den Mineralstoffen.

Qualitativ hochwertige Pflanzen durch Zugabe von Gesteinsmehl als Mineralstoffdünger

---

[65] http://de.wikipedia.org/wiki/N%C3%A4hrstoff_(Pflanze) (Stand 08. April 2016)

Der Chemiker, Apotheker und Arzt Dr. med. Julius Hensel (* 30. April 1844; † 12. Juni 1903) ist dem Weg des chemischen Kunstdüngers nicht gefolgt. Justus von Liebig war der Meinung, dass Kalium, Stickstoff und Phosphor als Kunstdünger in chemisch reiner Form dem Boden zugeführt werden müssen. Man hätte aber auch die Idee kommen können, dem erschöpften Boden natürliche Mineralien zuzusetzen. Genau das hat Julius Hensel erkannt und umgesetzt. Die Frage lautete jetzt: Welches natürliche Material können wir dem Boden zufügen? Seine Antwort aus dem Jahre 1894 lautete: *„Solches unberührtes Material von natürlichster Stärke erhalten wir durch Pulverisieren von Felsen, in denen Kali, Soda, Kalk, Magnesium, Mangan, und Eisen mit Kieselerde, Aluminium, Phosphorsäure, Fluor und Schwefel vorhanden sind. Unter diesen Substanzen wurde das Fluor, was in allen Glimmerschiefer-Mineralien gefunden wird, durch Liebig sowie alle seine Anhänger vernachlässigt und war noch in keinem Kunstdünger enthalten."*[66]

Julius Hensel verwendete also zur Düngung Gesteinsmehl, und das mit großem Erfolg. Er hatte seine Entdeckung bzgl. der Düngeeigenschaften von Gesteinsmehl als junger Mann gemacht, während er als Müller arbeitete. Während des Mahlvorganges in der Mühle stellte er fest, dass im Weizen kleine Steine mitgemahlen wurden und am Boden der Mühle Steinstaubreste hinterließen. Nachdem er den Staub auf den Boden seines Gemüsegartens gestreut hatte, stellte er zu seiner Überraschung fest, dass die Pflanzen viel vitaler wurden und von kräftigem Wuchs waren. Er wiederholte den Versuch mit Obstbäumen und stellte fest, dass die Bäume anfingen, große insekten- und wurmfreie Früchte hervorzubringen, obwohl die Früchte vorher eher klein waren. Auch das Gemüse war in kurzer Zeit frei von Insektenbefall, weil vermutlich die Immunität der Pflanzen verbessert wurde.

Julius Hensel hatte damit ein Phänomen beobachtet, das später unter dem Namen „biologisches Terrain" bekannt wurde. Da das biologi-

---

[66] Brot aus Steinen Ein neues und logisches System zur Felddüngung und körperlichen Regeneration von Dr. med. Julius Hensel, Physiologischem Chemiker (1894) neu verlegt von John Schacher 2010, S. 80

sche Terrain eine Schlüsselfunktion in allen Stoffwechselvorgängen und Lebensprozessen hat, werden wir in Kapitel 4.3.5 „Oligotherapie" näher darauf eingehen.

Das Gesteinsmehl, wie es von Julius Hensel verwendet wurde, besteht aus Urgestein, wie z.B. Granit, Gneis, Porphyr und Kalkstein und enthält eine reiche Vielfalt an Mineralstoffen und Spurenelementen. **Die Ernten, die auf einem mit Gesteinsmehl gedüngten Boden eingefahren werden, sind denjenigen, die mit Kunstdünger gedüngt wurden, bei weitem überlegen, und zwar sowohl quantitativ als auch qualitativ.** Das ist die Quintessenz.

Paul Bergner hat umfangreiche Nachforschungen in der Literatur bzgl. der Mineralstoffgehalte im Boden, in Früchten, Gemüse, Getreide, Fleisch usw. durchgeführt und in dem Buch „The Healing Power of Minerals and Trace Elements" (übersetzt: Die heilende Kraft der Mineralstoffe und Spurenlemente) zusammengefasst.[67] Die Analysendaten der Mineralstoffgehalte bestätigen die Arbeiten von Julius Hensel. Das ist insofern von Bedeutung, als um ca. 1890 sehr viele Mineralstoffe noch nicht analysiert werden konnten.

Der gesunde Menschenverstand kommt jetzt natürlich zu dem Schluss, dass Gesteinsmehl viele Vorteile bietet. Es ist vorteilhaft für den Boden und natürlich für die Pflanzen, weil diese mit den nötigen Spurenelementen versorgt werden, die über die „weiße Landkarte" der heutigen Ökotrophologen und Agrarwissenschaftler hinausgehen. Dadurch sind sie viel weniger anfällig für den Befall von Insekten oder Krankheiten. Folglich hat das Gesteinsmehl auch positive Effekte auf Tiere und Menschen, die sich von den Pflanzen ernähren, da die Pflanzen qualitativ stark und reich an Mineralstoffen sind. Durch die gute Mineralstoffversorgung wird der Stoffwechsel der Tiere und Menschen, die über das Gesteinsmehl (auf dem „Umweg" über die Pflan-

---

[67] Paul Bergner: The Healing Power of Minerals and Trace Elements. Published by North American Institute of Medical Herbalism, Inc., 2003

zen) versorgt werden, ausgewogen und harmonisch. Boden, Pflanze, Tier und Mensch erfahren durch die Versorgung mit Gesteinsmehl eine grundlegende Stärkung ihrer Gesundheit. Genau das sind die aus der Praxis entstandenen Beobachtungen, die gegen Ende des vorletzten Jahrhunderts von zahlreichen Anwendern gemacht wurden und in dem Buch „Brot aus Steinen" beschrieben werden.

Ein patentierter Kunstdünger erzielt, im Vergleich mit Gesteinsmehl, quantitativ höhere Erträge. Wie wir wissen, hat sich die Praxis des Kunstdüngers durchgesetzt.

Damit berühren wir ein sehr fundamentales Thema, dem im weiteren Verlauf ein weiteres Kapitel gewidmet ist (s. Kap. 5.8, Der Begriff der **Wertigkeit)**.

Interessanterweise hat der Österreicher Robert Schindele das Thema Gesteinsmehl im Frühjahr 1981 (also fast 100 Jahre nach Julius Hensel) zufällig „wiederentdeckt". Robert Schindele war Waldbesitzer und ließ eine neue Forststraße bauen. Für die Beschotterung der Forststrasse wurde Gestein aus einem Vulkankegel verwendet. Während der Bauarbeiten wurde viel Gesteinsstaub („Gesteinsmehl") aufgewirbelt. Durch den Regen versickerte der Gesteinsstaub im Erdreich. Einige Monate später, als der Förster die umliegenden Tannen schlagen wollte, stellte er verblüfft fest, dass Bäume, die eigentlich gefällt werden sollten, ganz grün und wunderbar gewachsen waren. Erstaunt fragte er bei Robert Schindele nach, ob denn diese Tannen tatsächlich auch gefällt werden sollten, da sie ja offensichtlich völlig gesund waren. Herr Schindele ließ chemische Analysen des Gesteinsmehls durchführen und diese zeigten, dass die Mineralstoffe in dem Gesteinsmehl für die Wiederbegrünung der Tannen verantwortlich waren.[68]

Wie kommen nun die Mineralstoffe aus dem Gesteinsstaub bzw. aus dem Boden in die Pflanze? Vom Grundprinzip her scheidet die Wurzel einer Pflanze organische Säuren wie Apfelsäure oder Zitronensäure

---

[68] Robert Schindele: Schindeles Mineralien, Ennsthaler Verlag, Steyr 1988, 17. Auflage 1997

aus, wodurch das fein pulverisierte Mineralgestein an der Oberfläche gelöst wird. Dadurch werden die festen Mineralstoffe in Lösung gebracht und dann über die Wasseraufnahme mit Hilfe der so genannten „Wurzelatmung" durch die feinen Wurzelhaare in das Innere der Pflanze transportiert.

Es gilt jedoch zu berücksichtigen, dass Mineralstoffe außerhalb eines Lebewesens ganz andere Eigenschaften haben als Mineralstoffe, die sich *im* Körper eines Lebewesens, also im Zellwasser, befinden (s. Kap. 5.5.2, Abschnitt Remineralisierung). In der Zelle liegen die Mineralstoffe in einer völlig anderen Form vor, die man als „kolloidal" bezeichnet. Nur in gelöstem, d.h. ionischem oder kolloidalem Zustand, sind die Mineralstoffe für den menschlichen Körper bioverfügbar, d.h. sie können von der Zelle sofort aufgenommen und verwendet werden. Damit kommen wir zum Thema „Kolloide".

4.3.4 Die Bedeutung kolloidaler Mineralstoffe in biologischen Systemen

Das Thema „Kolloide" (von griech. *kolla* „Leim" und *eidos* „Form, Aussehen") ist sehr komplex, so dass wir uns diesem schrittweise nähern wollen. Die Kolloidchemie beschäftigt sich heutzutage meistens nur mit technischen Prozessen und nicht mit biologischen Systemen, d.h. mit lebendigen Vorgängen. In der Fachliteratur gibt es nur wenige Arbeiten über Kolloide in lebendigen Systemen.

Kolloide sind extrem fein verteilte und sehr kleine Teilchen (im Nanometer bzw. Mikrometer-Bereich), die sich in Wasser nicht lösen und frei beweglich sind. Die freie Beweglichkeit kommt durch eine leichte negative Ladung zustande, durch die sich die Teilchen gegenseitig abstoßen und „in der Schwebe" halten. Das Maß für diese Abstoßungskräfte nennt man „Zetapotential". Der Kolloidchemiker Thomas M. Riddick schreibt über die zentrale Bedeutung des Zetapotentials[69]:

„So lange das Zetapotential (ZP) im System konstant bleibt, bleibt auch die Fluidität (Viskosität) im System konstant. Wenn jedoch das ZP schrittweise durch Zugabe positiver Ionen oder Polyelektrolyte erniedrigt wird, dann wird sich die Stabilität des Systems verändern: von einem einfachen Zusammenballen (der Teilchen) über einen Gel-Zustand bis hin zu einem festen Gel."

Im Körper schwimmen die Kolloide in einer speziellen Elektrolyt- oder Mineralienflüssigkeit, die dazu beiträgt, die negative Ladung bzw. das ZP aufrecht zu erhalten. Am Beispiel der Blutzellen können wir aufzeigen, was geschieht, wenn dieser Zustand nicht mehr gegeben ist. Blutzellen, die auch als Kolloide betrachtet werden können, besitzen normalerweise eine negative äußere Ladung, die eine Verklumpung verhindert. Durch verschiedenste Arten von Störungen (wie z.B. Verschiebung des Mineralstoffhaushaltes, Elektrosmog, Hormonstörungen etc.) fangen die Blutzellen an sich zu verklumpen. Durch die Verklumpung („Geldrollenbildung") werden die Nährstoffe im Blut über die ECM nicht mehr optimal weitertransportiert. In der Folge werden die Zellen schlechter versorgt und umgekehrt wird auch die Zellausscheidung der Schlacken behindert. Der Körper gerät in Unordnung und je nachdem wie und wo sich dies zeigt, haben wir es dann mit dem zu tun, was üblicherweise als „Krankheit" bezeichnet wird.

Interessanterweise muss man weit in der Zeit zurückgehen, um bedeutsame Aussagen über kolloidale Mineralstoffe zu finden. Bereits in Kapitel 2.2 (Kräuter) begegnete uns das Phänomen, dass gute Informationen über Mineralien in Kräutern nur in sehr alten Büchern zu finden sind. In der März-Ausgabe von Reader´s Digest aus dem Jahre 1936[70] wurden folgende Forschungsergebnisse (Zusammenfassung aus dem

---

[69] Riddick M Thomas: Control of Colloid Stability through Zeta Potential. With a closing Chapter in its Relationship to cardiovascular Disease Vol. 1. Verlag Zeta Meter 1968

[70] Reader´s Digest March 1936: Those Miraculous Minerals – Rockefeller Center weekly, page 71

Wochenmagazin *Rockefeller Center Weekly* vom 31.10.1935) unter dem Titel „Those Miraculous Minerals" („Diese wunderbaren Mineralien") veröffentlicht.

„Die Energie, die eigentliche Lebenskraft der Zellen, stammt von bestimmten Mineralien und Metallen, darunter Eisen, Jod, Mangan, Kupfer. Von diesen chemischen Stoffen gibt es im menschlichen Körper 32 dominante und etwa ebenso viele Spurenelemente. Die Kolloidchemie befaßt sich als Wissenschaft mit der Umwandlung dieser Elemente in winzige Partikel, die so klein sind, daß sie von lebenden Zellen verwertet werden können.

Normalerweise versorgt die Natur die Zellen mit diesen Elementen in ihrer kolloidalen Form. Die Wissenschaft hat nun gelernt, diese Kolloide im Labor herzustellen. ... Die Wirkung der Kolloide ist teilweise durch elektrische Einflüsse erklärbar. Kranke, abgestorbene und verbrauchte Zellen werden durch elektromagnetische Kräfte von den Kolloiden angezogen, so wie Eisenspäne von einem Magneten angezogen werden. Die Kolloide tragen diese abgebauten oder giftigen Substanzen ins Blut, und diese werden dann ausgeschieden.

Ein einfaches Beispiel gibt eine Vorstellung von den immensen Kräften, die frei werden. Gehen wir einmal von einem Eisenwürfel mit einer Seitenlänge von 2,5 cm aus. Die Gesamtoberfläche wäre 37,5 cm^2. Die elektrische Ladung befindet sich an der Oberfläche, deshalb ist die Ladung um so größer, je größer die Oberfläche ist; und wenn wir den Eisenwürfel in kleinere Teile teilen, vergrößern wir die Gesamtoberfläche. In der Kolloidchemie ist es möglich, diesen Eisenwürfel in so kleine Teile zu teilen, daß man sie nicht mehr erkennen kann. Anstatt von einer 37,5 cm^2 großen Oberfläche geht elektrische Energie so von einer über 500.000.000 cm^2 großen Fläche aus.

In kolloidaler Form ist Jod beispielsweise eines der Elemente, die für das Wohlbefinden der menschlichen Zellen unentbehrlich sind. Wenn Sie jedoch 100 bis 200 mg freies Jod zu sich nehmen würden, würde es

Sie umbringen. Dr. Macy hielt, während er dies erklärte, einen Viertelliterbecher voll kolloidalen Jods hoch. „Dies hier", sagte er, „entspricht 50 g freiem Jod, genug, um 300 Menschen umzubringen." Und er trank es. In kolloidaler Form ist Jod nicht nur unschädlich, sondern wohltuend. Das gleiche gilt für Arsen und andere Gifte."

Wenn Materie in einen kolloidalen Zustand mit hohem Zetapotential überführt wird, dann entsteht also ein besonderes Verhalten. Kolloide verhalten sich dann wie Katalysatoren, vergleichbar mit Enzymen in Lebensprozessen.

> Das Besondere an Kolloiden ist ihre extrem große **Oberfläche**.

Seltsamerweise sind diese fundamentalen Zusammenhänge heutzutage nur wenig oder gar nicht bekannt und in der heutigen Literatur nur sehr selten zu finden. In der neueren Zeit hat sich vor allem der Biophysiker Dr. Patrick Flanagan um das Thema der Kolloide in lebendigen Strukturen verdient gemacht. Er entwickelte in den 80er Jahren des letzten Jahrhunderts ein Herstellungsverfahren nanokolloidalen Siliciums mit sehr hohem Zetapotential, dass in der Lage ist, gewöhnliches Wasser in eine flüssigkristalline Form umzustrukturieren.[71] Das so strukturierte Wasser hat Eigenschaften, die dem Zellwasser *im* Körper ähneln und umgangssprachlich als „lebendig" bezeichnet wird.

Zum Abschluss soll noch erwähnt werden, dass die Mineralstoffe im Boden auch in kolloidaler Form vorliegen und dass im Jahre 1936 (!) ein Artikel im US Senat veröffentlicht wurde[72], der den Zusammenhang zwischen Mineralstoffen im Boden und Mineralstoffen in Lebewesen (Pflanze, Tier und Mensch) aufzeigt. Wenn die Mineralstoffzusammensetzung des Bodens „stimmt", dann haben auch die darauf wachsenden Pflanzen eine harmonische Mineralstoffzusammensetzung und somit dann auch

---

[71] Patrick Flanagan und Gael Crystal Flanagan: Elixier der Jugendlichkeit Verlag Waldthausen, 2. Aufl. 1994

[72] http://www.senate.gov/reference/resources/pdf/modernmiraclemen.pdf An article by Rex Beach entitled „Modern Miracle Man", relating to proper food mineral balances by Dr. Charles Northen, reprinted from Cosmopolitan, June 1936

der Mensch, der diese Pflanzen als Nahrung zu sich nimmt. Zum Abschluss noch ein aussagekräftiges Zitat aus diesem Artikel:

„Es ist allgemein wenig bekannt, dass Vitamine die Bereitstellung der Mineralien kontrollieren und in der Abwesenheit der Mineralien die Vitamine keine Funktion ausüben können. Fehlen die Vitamine im System, kann der Körper noch mit den Mineralien arbeiten, aber fehlen die Mineralien, sind die Vitamine nutzlos."

Diese Schlussfolgerung ist uns schon einmal in Kapitel 4.3.1 begegnet!

4.3.5 Oligotherapie

Das Wort „*Oligos*" kommt aus dem Griechischen und heißt "wenig, klein". Die Oligotherapie ist die Therapie der „kleinen Mengen", wobei kleine Mengen von Spurenelementen verabreicht werden, um Stoffwechselfunktionen wieder zu normalisieren. Spurenelemente sind geringe Mengen an Mineralstoffen, die in einer Konzentration von weniger als 50 mg/kg in einem lebenden Organismus vorkommen.

Während in der orthomolekularen Medizin bzw. Ernährung (von griech. *orthós* „richtig") die „richtigen" bzw. fehlenden Moleküle in Form von Vitaminen und Mineralstoffen hochdosiert verabreicht werden, so wird in der Oligotherapie mit geringen Mengen an Mineralstoffen (Spurenelemente) gearbeitet. Das Ziel ist, den Körper dazu zu befähigen, dass er die mangelnden Elemente in Zukunft besser aufnehmen kann. Im Gegensatz dazu werden die mangelnden Elemente in der orthomolekularen Medizin „nur" aufgefüllt.

Die große Herausforderung bei der Oligotherapie besteht darin, dass der Therapeut über fundierte Kenntnisse über die Stoffwechselvorgänge im Körper verfügen muss, denn nur durch die richtige Diagnose, die richtige Auswahl der entsprechenden Elemente (Mineralien) und einer exakten Dosierung kann es zu einer positiven Reaktion kommen.

Die Oligotherapie wurde vor allem durch den französischen Arzt Dr. Jacques Ménétrier bekannt und ist in Frankreich so weit verbreitet, wie bei uns die Homöopathie nach Hahnemann.[73]

Ursprung der Oligotherapie

Im Jahre 1895 veröffentlichte der französische Biochemiker Gabriel Bertrand einige Schriften über die essentielle Notwendigkeit von Spurenelementen für Lebewesen. Etwa 20 Jahre später stellte der französische Arzt Dr. J.-U. Suter eine Anwendung aus Drüsenextrakten und eine wässrige Lösung mit schwach dosierten Spurenelementen (Kupfer (Cu) und Mangan (Mn)) zusammen und setzte diese mit Erfolg bei Tuberkulose- und Arthrosepatienten ein. Tuberkulose ist eine bakterielle Infektionskrankheit. Der Durchbruch für die Oligotherapie gelang damals aber noch nicht. Sehr wahrscheinlich ordnete sich Dr. Suter den finanztechnischen Zwängen nicht unter, die für eine größere Verbreitung notwendig gewesen wären.

Die Beobachtungen zeigten, dass einige der Tuberkulosepatienten auf die alleinige Gabe von Kupfer und Mangan hin schnell gesundeten, was zur damaligen Zeit, als es noch keine Antibiotika gab, erstaunlich war. Gleichzeitig änderte sich der Zustand anderer Patienten fast gar nicht. Dr. Ménétrier hatte von den Arbeiten Dr. Suters gehört und nahm Kontakt mit ihm auf. Er schlug Dr. Suter vor, dessen Patienten auf bestimmte Kriterien zu untersuchen, die man unter dem Begriff Diathese zusammenfasst. Die Diathese beschreibt die Neigung des Körpers zu einer bestimmten Krankheit oder zu einem bestimmten Symptom[74]. Sie entspricht in etwa der Konstitution, wobei den verschiedenen Diathesen bestimmte Spurenelemente zugeordnet werden. Dr. Ménétrier stellte fest, dass entsprechend der Neigung des Patienten unterschiedliche Spurenelemente für den Heilungsprozess von Be-

---

[73] Michel Deville und Federic Deville: Die Spurenelemente Katalysatoren unserer Gesundheit. Arzier, CRAO Verlag 1995, S. 80
[74] http://de.wikipedia.org/wiki/Diathese_(Medizin) (Stand 08. April 2016)

deutung sind. Dr. Ménétrier stellte während der Befragung der Patienten eine weitere wichtige Tatsache fest:

> Die Spurenelemente bekämpfen nicht die Symptome, sondern sie verändern das (geschwächte) biologische Milieu bzw. biologische Terrain.

Dr. Ménétrier hatte den Eindruck, dass der Kranke sich selbst heilte. Bei Befragung erklärten die Patienten (der Tuberkulose), dass sie sich in einer ersten Phase weniger müde fühlten, allmählich stärker und widerstandsfähiger wurden, dann weniger husteten und weniger spuckten, und schließlich gesund wurden.

Es ist der Verdienst von Dr. Ménétrier, einen Zusammenhang zwischen der **Konstitution** eines Menschen, dem **biologischen Terrain** und den damit in Verbindung stehenden **Spurenelementen** aufgedeckt zu haben.

Was ist ein Biologisches Terrain?

Jedes biologische System und damit jedes Lebewesen benötigt für ein gesundes Wachstum ein ganz bestimmtes so genanntes biologisches Terrain. Nehmen wir dazu ein Beispiel: Auf einem Boden mit einem sauren pH-Wert und einem geringen Mineralstoffgehalt können wir zwar Pflanzen anbauen, aber sie werden schlecht wachsen und sind anfällig für Insektenbefall und Krankheiten. Auf gesundem Boden, d.h. bei optimalem pH-Wert und ausgewogenem Mineralstoffgehalt, wachsen gesunde und starke Pflanzen, die von Insekten nicht oder kaum angegriffen werden. Auch der menschliche Körper hat ein ganz bestimmtes ideales biologisches Terrain. Vereinfacht gesagt verstehen wir unter „biologischem Terrain" die chemisch-physikalischen Eigenschaften und Zusammensetzung der Körperflüssigkeiten innerhalb und außerhalb der Zellen. Zu jeder Krankheit gehört ein bestimmtes, mehr oder weniger bekanntes Terrain, d.h. sie „gedeiht" auf einem bestimmten Nährboden.

Der französische Mediziner und Physiologe Claude Bernard (* 12. Juli 1813; † 10. Februar 1878) fand heraus, dass nicht nur die Mikroorganismen allein schädlich sind, sondern vor allem das Milieu, in dem sie sich vermehren. Seine Forschungen zeigten, dass Viren, Bakterien und Pilze nicht in einem biologischen Terrain überleben können, das gesund für unsere menschlichen Zellen ist.

In diesem Zusammenhang verstehen wir auch die Bedeutung des Ausspruches von Claude Bernard: *„Der Keim ist nichts, das Milieu ist alles!"*[75]

Der berühmte französische Chemiker und Mikrobiologe Louis Pasteur (* 27. Dezember 1822; † 28. September 1895), ein Zeitgenosse Bernards, vertrat dagegen die „Bakterientheorie". Er war derjenige, der sagte, dass wir die Mikroorganismen angreifen und abtöten müssen, so wie dies heute z.B. durch Antibiotika geschieht.

Aus den Arbeiten von Dr. Ménétrier und Claude Bernard wissen wir, dass bakterielle und virale Krankheiten nicht nur durch einen Erreger ausgelöst werden, sondern dass auch die persönlichen Dispositionen und Veranlagungen des Einzelnen, die auf das biologische Terrain zurückwirken, mit einbezogen werden sollten. Aus der Sicht der Oligotherapie weiß man, dass es nicht ausreicht, die Mikroorganismen zu bekämpfen, sondern dass es notwendig ist, auch die Umgebung (das biologische Terrain) zu verbessern, in der die Krankheit sich ausbreiten konnte.

Hier findet sich eine Parallele zu der Kernaussage der Humoralpathologie (s. Kap. 4.2, Die Lebende Matrix), wie sie von Eppinger zusammengefasst wurde. Sie besagt, dass *„Krankheit nur eine lokale Manifestation einer allgemeinen Stoffwechselstörung ist und dass sie daher am besten durch stoffwechselverbessernde und blutreinigende Mit-*

---

[75] https://de.wikipedia.org/wiki/Claude_Bernard_(Physiologe) (Stand 08. April 2016)

tel, also durch allgemein eingreifende, den ganzen Körper beeinflussende Maßnahmen zu behandeln sei."[76]

Die Oligotherapie setzt durch die Verabreichung von „stoffwechselverbessernden Mitteln" (Mineralstoffe) zur Verbesserung des biologischen Terrains genau an dieser Stelle an, da auf diese Weise „den ganzen Körper beeinflussende Maßnahmen" durchgeführt werden.

Sowohl die Humoralpathologie als auch die Oligotherapie arbeiten an der Grundregulation des Körpers.

Ionisierte und dynamisierte Mineralstoffe

Nach der Nahrungsaufnahme werden die in den Lebensmitteln enthaltenen Spurenelemente und Mineralstoffe durch Verdauungsprozesse umgebaut und dann von den Zellen aufgenommen. In der Oligotherapie werden die Mineralstoffe in ionisierter Form zugeführt, d.h. die Mineralstoffe sind direkt für die Zellen verwertbar. Man könnte auch sagen: Sie sind vorverdaut.

Die Produkte der Oligotherapie werden immer als Flüssigkeiten über den Mund eingenommen, d.h. es handelt sich um in Wasser gelöste Mineralstoffe. Bei der Oligotherapie müssen mehr Mineralsalze in Lösung gebracht werden als natürlicherweise gelöst werden können (Sättigung der Lösung). Wasser kann immer nur eine bestimmte Menge an Mineralsalzen lösen und ionisieren. Hierzu ein einfaches Beispiel: Beim Auflösen von Kochsalz (chemisch Natriumchlorid, NaCl) in Wasser werden Natrium- und Chloridionen frei. Die freien Ionen werden nun von den Wassermolekülen umlagert, man sagt gelöst. Das Kochsalz ist jetzt „verschwunden", weil es jetzt in gelöster Form vorliegt. Ab einer bestimmten Menge ist die Lösung gesättigt und das Salz, das nicht mehr gelöst werden kann, bleibt am Boden liegen. Es gibt also für alle Salze eine Obergrenze bezüglich der Menge, die gelöst werden kann.

---

[76] H. Eppinger: Permeabilitätspathologie als die Lehre vom Krankheitsbeginn. Wien. Springer, 1949

Die Salzlösungen in der Oligotherapie werden bestimmten physikalischen Verfahren unterzogen, um auch komplexe Mineralsalzmischungen zu lösen: Man arbeitet hier mit Hitzeschocks, Ultraschall und Zentrifugieren.[77] Auf diese Weise werden die Lösungen „dynamisiert", d.h. sie erhalten ein höheres Energieniveau und werden dadurch wirksamer.

Bei der Einnahme von einzelnen isolierten Mineralstoffen oder komplexen Mineralstoffmischungen stellt sich immer die Frage, in welcher Dosierung ein Stoff hilft, den Stoffwechsel zu regulieren und ab wann er ein „Gift" ist.

4.3.6 Grundlagen zur „Giftkunde" (Toxikologie)

Die Toxikologie (von griech. *toxikologia* „Giftkunde") ist die Lehre von den Giftstoffen, den Vergiftungen und deren Behandlung.[78] Was aber ist ein Gift? Bereits Paracelsus gab eine Antwort auf diese Frage:

„Alle Ding' sind Gift und nichts ist ohn' Gift; allein die Dosis macht, dass ein Ding' kein Gift ist."

Wir kennen die verkürzte und heutzutage gebräuchliche Version: „Allein die *Dosis* macht das Gift." In der Tat trifft dieser Satz auf praktisch alle Substanzen zu, sogar auf lebenswichtige Lebensmittel wie Wasser und Kochsalz (NaCl). So soll nach Berichten von Augenzeugen eine 28-jährige Frau bei einem Trinkwettbewerb etwa 6,5 Liter Wasser in kurzer Zeit getrunken haben und wenige Stunden später in ihrer Wohnung tot aufgefunden worden sein. Die Feststellung der Todesursache ergab, dass sie an einer Wasservergiftung starb. Dabei gerät der Elektrolythaushalt (Mineralsalzhaushalt) durcheinander, weil die Konzentration von Natrium zu stark abgenommen hat.[79]

---

[77] Michel Deville und Federic Deville: Die Spurenelemente Katalysatoren unserer Gesundheit. Arzier, CRAO Verlag 1995, S. 29-30
[78] http://de.wikipedia.org/wiki/Toxikologie (Stand 08. April 2016)
[79] http://www.stern.de/politik/ausland/radio-wettbewerb-junge-frau-trank-zuviel-wasser-und-starb-580613.html (Stand 08. April 2016)

In einem weiteren tragischen Fall starb ein vierjähriges Mädchen, nachdem seine Mutter es gezwungen hatte, einen Pudding aufzuessen, in den sie statt Zucker zwei Esslöffel Salz eingerührt hatte.[80] Durch die große Menge an aufgenommenem Salz strömt Wasser aus den Zellen. Die Folge ist zunächst starker Durst. Wenn der Durst nicht gelöscht wird, kommt es zu Durchfall und Erbrechen. Schließlich tritt der Tod ein infolge von Herz- und Atemstörungen.

Diese beiden Beispiele sollen aufzeigen, dass nahezu alle Substanzen ab einer bestimmten aufgenommenen Menge (Dosis) giftig sein können. Andererseits können auch bereits unvorstellbar kleine Mengen einer Substanz giftig sein. So reichen z.B. 140 mg des berüchtigten Zyankali (KCN) aus, um einen Menschen zu töten. Das von bestimmten Bakterien ausgeschüttete Botulinumtoxin („Botox") ist bereits bei einer winzigen Menge von 0,0000021 mg (!) tödlich.[81]

Von Paracelsus ist uns eine weitere Antwort auf die Frage, was denn ein Gift ist, überliefert:

"Der Gift verachtet, der weiß um das nit, das im Gift ist. Denn das arcanum, das im Gift ist, ist gesegnet dermaßen, daß ihm das Gift nichts nimmt noch schad't."[82] (arcanum, hier: richtige Dosierung, Anmerkung des Autors)

Mit anderen Worten: Wir sollten ein Gift nicht verachten und als minderwertig einschätzen, weil das Gift bei „richtiger" Dosierung zum Heilmittel werden kann. Dieser Aussage wollen wir nun näher auf den Grund gehen.

---

[80] http://www.spektrum.de/quiz/was-ist-am-giftigsten/1015486 (Stand 08. April 2016)
[81] Forth, Henschler, Rummel: Pharmakologie und Toxikologie. Erweitert von: W.H.Hopff. B.I.W.- Verlag, Mannheim 1992.1996 S. 749 (6. Auflage)
[82] Vom Licht der Natur und des Geistes / Paracelsus. Eine Auswahl. In Verb. mit Karl-Heinz Weimann mit e. Einf. hrsg. von Kurt Goldammer, Reclam 8448, 1960

Die Toxikologie der Metalle

In der heutigen „modernen" Welt versteht man unter einem Giftstoff einen Stoff, der Lebewesen durch Berührung oder Eindringen in den Organismus und Einflussnahme auf die Stoffwechselvorgänge ab einer bestimmten, geringen Dosis einen Schaden zufügen kann.[83] In diesem Kapitel geht es um die Giftigkeit von Mineralstoffen und Metallen. Zum Grundverständnis: Ein Mineralsalz bzw. ein Mineralstoff besteht immer aus positiven Metallionen (Kationen genannt) und negativen Ionen (Anionen genannt).

In Bezug auf die Giftigkeit von Mineralstoffen wird in der Literatur meist von einer „Schwermetallvergiftung" gesprochen. Leider ist der Begriff „Schwermetall" sehr unglücklich gewählt, weil es 38 verschiedene Definitionen für diesen Begriff gibt![84] Eine der Definitionen lautet, dass ein Metall (nicht ein Mineralstoff!) mit einer Dichte von mehr als 5 g/cm^3 ein Schwermetall ist. Aufgrund der ungenauen Begrifflichkeit wird der Begriff Schwermetallvergiftung meist mit der Giftigkeit von Metallen gleichgesetzt. Dadurch entsteht eine große Verwirrung. Eisen in Form eines Eisennagels ist z.B. ein Schwermetall. Gleichzeitig ist Eisen als Mineralstoff für den Menschen ein essentielles Element, also lebensnotwendig und z.B. in den roten Blutkörperchen vorhanden. Natürlich gilt auch hier wieder der Leitsatz: Die Dosis macht das Gift. Wenn also von der Giftigkeit der Schwermetalle die Rede ist, dann sind damit alle Metallverbindungen gemeint, die nicht in einer hohen Dosis in einem lebendigen Organismus vorkommen sollten.

Sowohl das amerikanische Gesundheitsamt als auch die amerikanische Umweltschutzbehörde (EPA) haben mehrere Listen der schädlichsten Substanzen erstellt. In einer „Prioritätenliste der schädlichsten Substanzen" aus dem Jahre 2011 fanden sich die folgenden Metalle –

---

[83] http://de.wikipedia.org/wiki/Gift (Stand 08. April 2016)
[84] http://de.wikipedia.org/wiki/Schwermetalle (Stand 08. April 2016)

gemeinsam mit so bekannten Giften wie Dioxine, DDT, Formaldehyd – auf den drei ersten Plätze wieder:[85]

1. Arsen
2. Blei
3. Quecksilber

Gemeint sind hier die Mineralstoffe der genannten Metalle Arsen, Blei und Quecksilber. Diese nehmen im Körper dieselben Stoffwechselwege wie die essentiellen Mineralstoffe. Alle Metalle und Mineralstoffe, die natürlich in uns vorkommen und die wir über die Ernährung aufnehmen, sind für uns lebensnotwendige Mineralstoffe und Spurenelemente, sofern sie in der optimalen Menge im Körper vorkommen.

Von einer „Schwermetallvergiftung" (auch bei dem Leichtmetall Aluminium) spricht man immer dann, wenn Metalle in einer Dosis im Körper vorkommen, die für diesen nicht geeignet ist. In diesem Zusammenhang werden vor allem folgende Metalle genannt:

Arsen (As), Blei (Pb), Quecksilber (Hg), Aluminium (Al), Cadmium (Cd) und Kupfer (Cu).

Allgemeines

Während heute eine direkte und unmittelbare Vergiftung durch ein Schwermetall nur extrem selten vorkommt, ist eine chronische, also schleichende Belastung durch Schwermetalle für praktisch alle Menschen immer der Regelfall. **Bei allen chronischen Erkrankungen, also bei allen sogenannten Zivilisationserkrankungen, spielen Schwermetalle immer eine Rolle.** Aufgrund der hohen Industrialisierung, der Umweltverschmutzung, der Anwendung von Pestiziden usw. sind wir alle davon betroffen. Es gibt heute fast keinen Menschen mehr, der nicht durch Schwermetalle belastet ist.

---

[85] Dr. med. Peter Jennrich (Facharzt): http://www.netzwerk-frauengesundheit.com/gesundheitsrisiko-schwermetalle-nicht-nur-fuer-frauen/ (Stand 08. April 2016)

Wie kommen die Schwermetalle in unseren Körper?

Schwermetalle werden über die Nahrung, das Trinkwasser und die Luft aufgenommen. Nachdem sie die Häute und Schleimhäute passiert haben, gelangen sie ins Blut. Von dort werden sie weiter transportiert und entweder direkt zur Niere und zur Leber befördert, wo sie entgiftet werden, oder sie gelangen ins Bindegewebe. Im Bindegewebe können sie über Jahrzehnte hinweg gespeichert werden. Das Bindegewebe ist der „Pischinger Raum" bzw. die Extrazelluläre Matrix (s. Kap. 4.2.2), über die sowohl die Nährstoffe in die Zellen gelangen als auch die Giftstoffe – also auch die Schwermetalle – abtransportiert werden. Wenn zu viele Gifte anfallen, dann bleiben die Schwermetalle (und natürlich auch andere Giftstoffe) im Pischinger Raum liegen. Das sind dann die sogenannten „Schlacken", die uns schon in Kapitel 2.2.1 „Die Leisenkur – Mineralstoffe in Kräutern und Lebensmitteln" begegnet sind.

Wenn die Schwermetalle die Zellmembran überwinden und ins Zellinnere vordringen, so reagieren sie mit Enzymen und Enzymsystemen, die eigentlich im Dienste der Energieproduktion und der Entgiftung der Zelle stehen.

Vor allem blockieren die Schwermetalle in einer „giftigen Dosis" die Enzyme im aktiven Zentrum. Damit wird der Stoffwechsel massiv beeinflusst und somit ist die Liste der (Zivilisations)-Erkrankungen und Symptome unermesslich lang. Denn je nachdem welcher Schadstoff sich an welcher Stelle abgelagert hat, können unterschiedliche Erkrankungen auftreten, weil der Körper in seiner Grundregulation gestört ist.

An diesem kurzen Überblick wird deutlich, dass Schwermetalle in einer giftigen Dosis alle wesentlichen Zell- und Organfunktionen schädigen können. Nahezu alle Schwermetalle sind Nervengifte. Im Nervensystem können sie die Bereitstellung von Botenstoffen behindern und die Zellkommunikation und die Impulsweiterleitung innerhalb der Nervenzellen stören. Es gibt Hinweise, dass dies zu psychischen oder körperlichen Beschwerden führen kann, wie zum Beispiel Depressionen, Morbus Alzheimer, MS und anderen Beschwerden.

Der „Grenzwert"

Die Frage nach der Dosis bzw. ab wann eine Giftwirkung einsetzt, führt uns zum sogenannten „Grenzwert". Der Grenzwert wird für jedes Metall einzeln bestimmt. Unterhalb des Grenzwertes sollen keine gesundheitsschädlichen Effekte auftreten. Der Grenzwert ist jedoch ein Idealwert und die Personen, die Grenzwerte festlegen, wiegen sich in einer scheinbaren Sicherheit. Da jedoch in der Praxis selten nur ein einzelnes Schwermetall aufgenommen wird, sind die Grenzwerte, so wie sie auch in juristischen Verordnungen angegeben werden, eher irrelevant. Die Forschungsergebnisse in den Wissenschaften zeigen, dass völlig ungiftige Einzeldosen von beispielsweise Blei, Quecksilber und Cadmium in ihrer Kombination hochgiftig sind.[86] In ihrer Summe potenzieren sich die unschädlichen Einzeldosen zu einem hochgiftigen Gemisch. In diesem Zusammenhang ist auch die nachfolgende Aussage des Kieler Toxikologen Prof. Wassermann zu verstehen:

„Schon seit über 40 Jahren warnen unabhängige Toxikologen vor der toxischen Gesamtsituation, die gefährlicher ist als naive Grenzwerte, Höchstmengen etc. vortäuschen." (Prof. Dr. Otmar Wassermann, Institut für Toxikologie, Universität Kiel, 1989)

Das Paradoxon (Der Widerspruch)

Aus all dem bisher Gesagten ergibt sich ein scheinbarer Widerspruch. Auf der einen Seite benötigen wir ein sehr breites Spektrum **natürlicher Mineralstoffe in einer natürlichen Zusammensetzung,** um einen normalen und natürlichen Stoffwechsel zu gewährleisten. Über die Jahrhunderte hat aber der Mineralstoffreichtum im Boden – bedingt durch die konventionelle Düngung – immer mehr abgenommen

---

[86] Das hat mir geholfen! Schwermetallentgiftung als Basistherapie chronischer Krankheiten. AURUM / Kamphausen Verlagsgruppe 2012. ISBN: 978-3-89901-661-1

und steht uns über die Ernährung nur noch bedingt oder gar nicht mehr zur Verfügung. Somit haben wir nicht mehr die optimale Mineralstoffversorgung, die wir uns über die Pflanzen in unserer Ernährung zuführen sollten und könnten.

Abbildung 7 zeigt die Abnahme des Mineralstoffgehaltes ausgewählter Gemüse über den Zeitraum von 1914 bis 1997. Dargestellt wird hier die Summe der Mineralstoffgehalte von Calcium, Magnesium und Eisen in Kohl, Kopfsalat, Tomaten und Spinat.

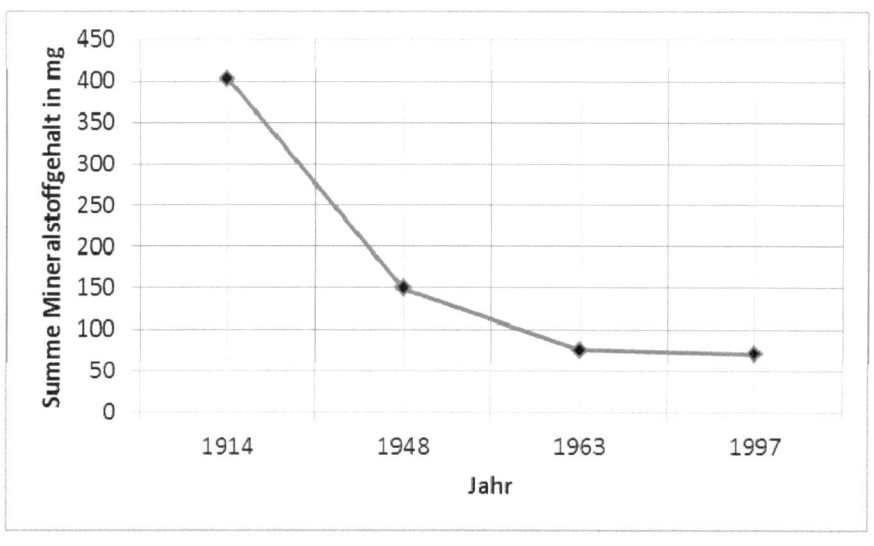

Abb. 7: Summe der Durchschnittswerte von Calcium, Magnesium und Eisen in Kohl, Kopfsalat, Tomaten und Spinat (Quelle[87])

Die Graphik (Daten aus den USA) ist sehr aussagekräftig, weil hier Messwerte über einen Zeitraum von etwa 80 Jahren vorliegen. Die Abnahme der Mineralstoffe beträgt über 82 %. Auch neuere Analysenda-

---

[87] Hamaker, J. The Survival of Civilization. Burlingame, California: Hamaker-Weaver Publications, 1982; Lindlahr, H. Natural Therapeutics: Vol III, Dietetics. Saffron Walden, England: C.W. Daniel Company, 1914 (reprinted with commentary, 1983); U.S. Department of Agriculture, Agricultural Research Service. Nutrient Database SR11, 1997

ten zeigen denselben Trend. Eine Untersuchung an ausgewählten Früchten (Apfel, Bananen, Erdbeeren) und Gemüsen (Brokkoli, Bohnen, Kartoffeln, Möhren, Spinat) aus dem Jahre 2002 zeigt, dass die Mineralstoffe Calcium und Magnesium – im Vergleich zu den Messungen aus den Jahren 1985 und 1996 – zwischen 23 % und 76 % abgenommen haben.[88]

Wohin sind die Mineralstoffe verschwunden? Die Antwort ist sehr einfach. Die Mineralstoffe wandern vom Boden in die Pflanzen, die Pflanzen werden geerntet und somit werden die Mineralstoffe dem Boden entzogen. Die üblicherweise angewendeten NPK-Dünger (Stickstoff-Phosphor-Kalium) geben dem Boden nicht die benötigten Mengen an Calcium, Magnesium, Eisen und anderen hier nicht aufgeführten Mineralstoffen zurück, die dem Boden entzogen wurden.

Die obige Graphik ist kein Einzelfall, sondern zeigt den Regelfall, wenn Analysenwerte für Mineralstoffe in Lebensmitteln (auch in Fleisch) über einen längeren Zeitraum vorliegen.

Gleichzeitig sind wir konfrontiert mit Schwermetallen, die als industrielle Abfallstoffe in die Umwelt (Luft, Wasser, Boden) abgegeben werden und dann über die Nahrung in zu großen Mengen in den Körper gelangen. Es sind vor allem die bereits erwähnten Schwermetalle Arsen (As), Blei (Pb), Quecksilber (Hg), Aluminium (Al), Cadmium (Cd) und Kupfer (Cu). Das wohl am besten untersuchte Schwermetall ist Quecksilber, das über Jahrzehnte als Amalgam-Füllungen für die Zähne verwendet wurde. Auf die daraus entstehende schleichende Quecksilbervergiftung und deren Auswirkungen im Körper soll an dieser Stelle nicht näher eingegangen werden. Eine hervorragende Übersicht hierzu bietet die aus dem Jahre 1998 von Dr. med. Klinghardt gehaltene Vorlesung an der ETH Zürich.[89]

---

[88] Pharmakonzern Geigy (Schweiz) 1985, Lebensmittellabor Karlsruhe/Sanatorium Oberthal 1996 und 2002
[89] Dr. med. Dietrich Klinghardt M.D., PH.D., Seattle: Schwermetalle und ihre Wirkung auf die Gesundheit (Video A), Vorlesung an der ETH Zürich vom 14.05.1998

Gerade bei Quecksilber ist die Giftigkeit durch tausende von Studien hervorragend belegt und es kann ganz klar gesagt werden, dass Quecksilber in einem Lebewesen nichts zu suchen hat. Es gibt jedoch eine Form von Quecksilber, die für den Körper eine Bedeutung hat, und zwar Quecksilber in seiner „verdünnten" Form als homöopathisches Mittel.

Wenn Quecksilber homöopathisch „verdünnt", d.h. potenziert wird, dann gibt es eine bestimmte Konzentration, bei der die Verdünnung zum Gegengift für das Quecksilber in seiner unverdünnten Form wird. **So wird aus dem Gift das Gegengift.** Dieses Prinzip ist wichtig zu verstehen. Es ist genau das Prinzip, von dem Paracelsus spricht, wenn er sagt, dass im Gift bei „richtiger" Dosierung das Heilmittel bereits vorhanden ist.

Schließlich noch ein paar **Anwendungsbeispiele** dazu, welche unterschiedlichen Aufbereitungsformen von Mineralstoffen dem Autor zurzeit bekannt sind:

- Steine direkt essen: Hierbei handelt es sich um pulverisiertes Gesteinsmehl
- Orthomolekulare Anwendung: Es werden hochdosierte „richtige" Mineralstoffe eingesetzt, um „Lücken" wieder aufzufüllen
- Oligotherapie: Gabe gezielter kleiner Mengen bestimmter Mineralstoffe, die gleichzeitig auf das biologische Terrain einwirken mit dem Ziel, den Körper in die Lage zu versetzen, das mangelnde Element besser aufnehmen zu können
- Schüsslersalze bzw. Homöopathie: Hier geht es um eine übergeordnete feinstoffliche Regulation des Stoffwechsels durch die Gabe homöopathisierter Mineralstoffe und nicht um die Bereitstellung von Mineralstoffsubstanzen als Baustoffe für den Körper

Das vorliegende Buch versucht – anhand verschiedener Beispiele und Erläuterungen – das Wechselspiel von Geist und Materie aufzuzeigen. Der oben genannte Punkt Schüsslersalze bzw. Homöopathie führt uns in diesem Zusammenhang zu einer tieferen Betrachtungsweise, nämlich zu dem Thema der übergeordneten Regulation des Stoffwechsels auf der feinstofflichen Ebene.

4.4 Über die tieferen Zusammenhänge im Stoffwechsel

An dieser Stelle begegnen wir einem weiteren sehr spannenden Thema. Wie bereits beschrieben, werden in den klassischen Wissenschaften der Biochemie und Physiologie, die sich üblicherweise mit dem Phänomen des Stoffwechsels beschäftigen, keine Aussagen über die übergeordnete Regulation des Stoffwechsels gemacht. Gemäß dem heutzutage als wissenschaftlich anerkannten Verständnis laufen die Stoffwechselprozesse zufällig und nach dem bereits erwähnten Schlüssel-Schloss-Prinzip ab. Dass ein solches Zusammentreffen sehr unwahrscheinlich ist, wird im Allgemeinen nicht bedacht.

Doch bereits Albert Szent Györgyi (* 16. September 1893; † 22. Oktober 1986), der 1937 den Nobelpreis für Medizin für die Entdeckung des Vitamin C erhielt, war sich sicher, dass ein zufälliges Zusammentreffen von Molekülen im Stoffwechselgeschehen viel zu langsam ablaufen würde, um eine plausible Erklärung für das „Phänomen des Lebens" liefern zu können.[90] Er erforschte daraufhin genau das, was seine Kollegen üblicherweise in biochemischen Labors weggeworfen haben: die unlöslichen Rückstände von Zellen und Zellfragmenten. Bereits 1941 vertrat er die These, die Moleküle der ECM seien Halbleiter. Viel später durchgeführte Arbeiten zeigen, das Szent Györgyi Recht hatte. Weiterhin behauptete er: *„Moleküle müssen sich gar nicht berühren, um zueinander in Beziehung zu treten. Energie kann [...] durch das elektromagnetische Feld [...] fließen. Das elektromagnetische Feld bil-*

---

[90] James L. Oschman: Energiemedizin Konzepte und ihre wissenschaftliche Basis; Elsvier Urban & Fischer, 1. Aufl. 2006, S. 53

det gemeinsam mit Wasser die Grundsubstanz (Matrix) des Lebens. Wasser [...] kann Strukturen bilden, die Energie übertragen."[91]

Szent Györgyis Forschungen wurden in neuerer Zeit wieder aufgegriffen.

4.4.1 Die übergeordnete Regulation biologischer Abläufe im Stoffwechsel

Der Forscher C.W. Smith[92] und der Mediziner Benveniste[93] entdeckten, dass elektromagnetische Signale bei der direkten Kommunikation in lebender Materie eine große Rolle spielen. So können Signalmoleküle Frequenzen aussenden, die dann ohne direkten Kontakt mit dem Rezeptor (Empfänger) in Resonanz treten und somit Prozesse auslösen können. Mit einfachen Worten: Wenn Sie sich z.B. in Gefahr befinden, wird Adrenalin (ein Stresshormon) ausgeschüttet und teilt – ohne direkten Kontakt und nur durch elektromagnetische Prozesse – „seinen" Rezeptoren mit, dass das Herz schneller schlagen und die Pupillen geweitet werden sollen und vieles mehr.

Durch die Arbeiten von Prof. Dr. Fritz-Albert Popp, dem wir bereits in Kapitel 1 begegnet sind, wird deutlich, dass die soeben beschriebenen elektromagnetischen Signale sehr wahrscheinlich Lichtsignale, d.h. Photonen (von griech. *photos* „Licht") sind. Die Erbsubstanz, die DNS, ist dabei das zentrale Molekül, welches das regulierende Biophotonenfeld steuert.[94] Alle Zellen sind über die DNS untereinander verbunden und vernetzt. Darüber hinaus gibt es weitere große Moleküle (Makromoleküle), die hoch geordnete Informationen weitergeben. Walter Ostertag nennt diese Moleküle „Lebende Makromoleküle" (LM). Die LM

---

[91] Szent Györgyi A 1988: To see what everyone has seen, to think what no one has thought. Biological Bulletin 175: 191 – 240
[92] Smith C.W. 1987: electromagnetic effects in humans. In: Fröhlich H (ed) Biological coherence and response to external stimuli. Springer-Verlag; Berlin, S. 205-232
[93] Benveniste J. 1998: From `water memory effects` to digital biology
[94] Marco Bischof: Biophotonen Das Licht in unseren Zellen, S. 196 (Verlag Zweitausendeins, 1. Auflage 1995

koordinieren durch den gezielten Austausch von Biophotonen (Photonenresonanz) die Stoffwechselprozesse. Unter LM versteht Ostertag *„alle von lebenden Pflanzen, Tieren und Menschen erzeugten Molekülverbände zwischen tausend und mehreren Millionen Atomen Umfang, die teilweise oder ganz eine spiralförmige Struktur besitzen"*.[95] Die lebenden Makromoleküle können das Licht bzw. die Biophotonen aufnehmen und aussenden und auf diese Weise Informationen weitergeben. Sie sind somit unentbehrlich für das Leben und die Gesundheit einer einzelnen Zelle und damit für den gesamten Organismus. Sie bilden die Brücke zwischen Geist und Materie. Zu den LM gehören Proteine aller Art, die DNS, Chlorophyll (in Pflanzen) und viele andere Moleküle.

4.4.2 Der Stoffwechsel aus alchemistischer Sicht

Jetzt können wir noch einen Schritt weitergehen und uns dem Stoffwechselgeschehen aus der Sicht der Alchemie annähern. In Kapitel 3.1.3.2 über die Spagyrik haben wir erfahren, dass gemäß dem Verständnis der Alchemie drei Grundprozesse von wesentlicher Bedeutung sind:

Sal, Sulphur und Mercurius

In Kapitel 2.2.1 über die Leisenkur haben wir darüber hinaus erfahren, dass ein konkreter Zusammenhang besteht zwischen bestimmten definierten Zivilisationskrankheiten (z.B. Rheuma) und spezifischen mineralischen Ablagerungen („Schlacken"). Dabei beschreibt die Methode der Leisenkur tiefere Zusammenhänge zwischen den mineralischen Rückständen, den beteiligten Krankheiten und jenen Pflanzen, die in der Lage sind, die Rückstände wieder aufzulösen.

Mit Hilfe der alchemistischen Beschreibung von Sal, Sulphur und Mercurius können wir jetzt einen tieferen Einblick in das Stoffwechsel-

---

[95] Ostertag, W.: Lebende Makromoleküle als Lebenselixier (1982)

geschehen gewinnen. Hier ein Beispiel: In der Leisenkur ist bezüglich der Verschlackung bei Rheuma bekannt, dass sich die Mineralstoffe

Li, Cs, **Mg, Cr, Sn, Hg, Ce**, Cu

als Rückstände („Schlacken") im Körper ablagern, also nicht ausgeschieden werden. Im Sinne der Leisenkur werden diese als verdichtet bezeichnet. Aus der Sicht der Alchemie würde man sagen, dass sich die Mineralstoffe, die sich im Körper verfestigt haben, im Sal-Zustand befinden.

In bestimmten Heil-, Gewürz- und Lebensmittelpflanzen (Auflistung s. Kap. 2.2.1) liegen die oben genannten Mineralstoffe – gemäß der Leisenkur – in einer „verdünnten" Form vor. Die Mineralstoffe sind in den Pflanzen organisch aufgeschlossen. Alchemistisch gesehen befinden sie sich auf einem höheren Energieniveau, d.h. sie sind energetisch und biologisch aktiv und somit im Sulphur-Zustand. Durch den Resonanzprozess vermag das „Sulphur-Mineral" (z.B. Lithium) das „Sal-Mineral" (Verschlackung) energetisch anzuheben und dadurch kann das verschlackte Lithium (Li) abtransportiert und ausgeschieden werden. Dieses Prinzip gilt natürlich für alle Mineralstoffe. Wenn dieser Prozess tatsächlich geschieht, dann kann das „Rheuma" verschwinden. So arbeitet die Natur.

4.4.3 Mineralsalze in homöopathisierter Form: Schüßler Salze

Der im 19. Jahrhundert in Oldenburg praktizierende Arzt Dr. med. Wilhelm Heinrich Schüßler (* 21. August 1821; † 30. März 1898) war als Homöopath tätig. Etwa um 1850 herum gab es ca. 700 verschiedene homöopathische Arzneimittel. Während dieser Zeit entwickelte sich zunehmend die Erkenntnis, dass Mineralstoffe (Salze) für den Zellstoffwechsel von besonderer Bedeutung sind. Zur damaligen Zeit wurden die Mineralstoffe als Mineralsalze bezeichnet. Dr. Schüßler analysierte die Mineralstoffzusammensetzung der Asche von Verstorbenen und stellte fest, dass es einen Zusammenhang gibt zwischen der jeweiligen Todesursache und dem Ungleichgewicht an bestimmten Mineralstoffen. Aus der Vielzahl der Mineralstoffe waren für ihn 12 Mineralstoffe von besonderer Bedeutung, welche er in homöopathisch potenzierter Form anwendete und für seine Patienten mit großem Erfolg einsetzte. Diese 12 Salze sind heute als „Schüßler Salze" bekannt. Aufgrund seiner zahlreichen Heilerfolge verfasste er im Jahre 1874 eine kleine Broschüre mit dem Titel „Abgekürzte Therapie"[96].

In Kapitel 4.3 ging es um die Bedeutung der Mineralstoffe, wie sie ganz natürlich in Lebensmitteln, Pflanzen und Trinkwasser vorkommen. In ihrer natürlichen Form können sie als „Baustoffe" bezeichnet werden, weil sie für den Körperaufbau und für den physischen Stoffwechsel zuständig sind. Im Gegensatz dazu sind die Schüßler Salze homöopathisch potenziert und somit für die **übergeordnete feinstoffliche Regulation des Stoffwechsels** zuständig. Sie werden auch als „Funktionsmittel" bezeichnet. Die Schüßler Salze entfalten ihre „Wirkung" im Bereich der Grundregulation (s. Kap. 4.2).

Dr. Schüßler fasst seine Erkenntnisse in ihrer Kernessenz folgendermaßen zusammen:

„Gesundheit ist das quantitative Gleichgewicht der einzelnen Mineralsalze, Krankheit entsteht erst durch das Ungleichgewicht dieser Mineralsalze."

4.4.4 Die feinstoffliche Erweiterung der Naturwissenschaften nach Dr. Volkamer

In Kapitel 1 wurde bereits angedeutet, dass Dr. Volkamer in seinem Buch „Die Feinstoffliche Erweiterung unseres Weltbildes"[97] eine „feinstofflich" erweiterte Physik vorlegt, in der das heutige reduktionistische Weltbild der Naturwissenschaften als grobstofflich materieller

---

[96] Eine abgekürzte Therapie. Anleitung zur biochemischen Behandlung der Krankheiten von Dr. med. Schüßler. Oldenburg und Leipzig, 1924
[97] Klaus Volkamer: Die Feinstoffliche Erweiterung unseres Weltbildes; ISBN 978-3-89998-209-1

Spezialfall erhalten bleibt. Die **grobstoffliche Materie** ist jedem bekannt. Sie kann angefasst und erfahren werden. Nach Dr. Volkamer baut die **feinstoffliche Materie** fortwährend pulsierende Felder um die grobstoffliche Materie herum auf. Er vergleicht diese Felder mit den allgemein bekannten Magnetfeldern. Der Unterschied zwischen Magnetfeldern und feinstofflichen Feldern besteht darin, dass Magnetfelder elektromagnetisch sind, während die feinstofflichen Felder nicht-elektromagnetisch sind. *Dr. Volkamer versteht unter* **Feinstofflichkeit** *genau die nicht-elektromagnetischen Felder, die aber eine reale Masse haben.* Die feinstoffliche Masse kann auf einer feinen Analysenwaage objektiv und reproduzierbar gemessen werden. Die feinstoffliche **Erweiterung** der Physik liefert ein wesentlich tieferes Verständnis von Leben, Bewusstsein, Kollektivbewusstsein und Evolution als es bislang in den Naturwissenschaften möglich war. Von diesen umfassenden und globalen Themen sind im Hinblick auf den AUREOLUS® vor allem die Themen der erweiterten Chemie, der erweiterten Biologie und der erweiterten Medizin von Bedeutung. Die feinstoffliche Materie ist der reduktionistischen bzw. klassischen Chemie, Biologie und Medizin unbekannt.

Die feinstoffliche Materie hat die Eigenschaft, biologische Informationen zu speichern. Die feinstofflich erweiterte Physik nach Dr. Volkamer besagt, dass *„alle flüssige als auch feste Materie eine feinstoffliche Hintergrundstruktur besitzt und auch Informationen speichert"*.[98] Die Informationsspeicherung bietet ein Erklärungsmodell für die homöopathische Potenzierung (s. Kap. 2.2.3, Homöopathische Dilution). Die bei der homöopathischen Potenzierung (Verdünnungsschritte) verarbeitete Information wird nicht auf grobstofflicher Ebene weitergegeben, sondern die Weitergabe der Information verläuft vielmehr auf der Ebene der feinstofflichen, aber dennoch realen Ebene der Trägersubstanzen von Wasser, Alkohol oder Festkörpern. Dieses Verständnis ist von großer Bedeutung.

---

[98] Klaus Volkamer: Die Feinstoffliche Erweiterung unseres Weltbildes; ISBN 978-3-89998-209-1 S. 212

> Nicht nur homöopathische Arzneimittel tragen biologisch aktive feinstoffliche Informationsinhalte über ihre Herkunft, sondern auch **alle Lebens- und Nahrungsmittel**. Informationen über die Herkunft und Verarbeitungsweise sowie andere Einflüsse sind in den feinstofflichen Feldern gespeichert.

Es gilt also zu unterscheiden zwischen der grobstofflichen Materie, d.h. den rein chemischen Inhaltsstoffen wie z.B. Kohlenhydrate, Proteine, Fette usw. und den feinstofflichen lebensaufbauenden Feldern. Für den Einfluss der feinstofflichen Felder benutzt Dr. Volkamer das Kürzel EFW (= Einfluss feinstofflicher Feldwirkung). Er gibt in seinen Arbeiten[99] zahlreiche Beispiele aus den unterschiedlichsten Zweigen der Wissenschaften an, wobei nachfolgend die für uns vier wichtigsten aufgezählt werden:

Mineralstoffe + EFW	→	„Lebendige Mineralstoffe" mit feinstofflichen Feldern
Wasser + EFW	→	„Lebendiges Wasser" mit feinstofflichen Feldern
Metalle + EFW	→	„Lebendige Metalle" mit feinstofflichen Feldern
Pflanzen + EFW	→	„beschleunigtes Wachstum" („Regeneration")

Die feinstofflichen Felder der Pflanzen, die die Informationen über deren Herkunft und Verarbeitungsweise tragen, sind möglicherweise dafür verantwortlich, dass manche Naturvölker trotz Unterversorgung im Hinblick auf einige Vitalstoffe gesund und leistungsfähig sind. Ihre Lebensmittel sind immer reich an lebensaufbauenden Feldern (hochschwingend), ganz im Gegensatz zu den Grundnahrungsmitteln zivilisierter Völker.

---

[99] Klaus Volkamer: Die Feinstoffliche Erweiterung unseres Weltbildes; ISBN 978-3-89998-209-1 S. 206

Wenn die lebensaufbauenden Felder in Lebensmitteln verloren gehen und diese damit zu Nahrungsmitteln degenerieren, dann muss der Körper aus sich selbst heraus viel Kraft aufwenden, um diese Felder wieder aufzubauen und die Nahrung für sich verwerten zu können (s. Kap. 5.6.7). Wenn Lebensmittel sehr reichhaltig an lebensaufbauenden Feldern sind, dann kann der Körper einen Mangel an Vitaminen oder sogar eine Über- oder Unterernährung viel leichter ausgleichen ohne einen gesundheitlichen Schaden davonzutragen.

Diese Erkenntnis ist wichtig für das Verständnis des AUREOLUS®, da die lebensaufbauenden Felder durch die alchemistische Verarbeitung der Rohstoffe verstärkt werden. Aus geistiger Sicht werden die lebensaufbauenden Felder Ätherkräfte genannt. Wir werden in Kapitel 5.5.2 (Das AUREOLUS®-Pulver aus geistiger Sicht) noch genauer darauf eingehen.

Es gibt sogar die Möglichkeit, die lebensaufbauenden Felder (Ätherkräfte) durch Fotografien optisch sichtbar zu machen. In dem Buch „Die unsichtbare Kraft in Lebensmitteln, BIO und NICHTBIO im Vergleich" werden diese Kräfte auf eindrucksvolle Weise gezeigt. Dazu wurde eine standardisierte Kristallisationsmethode entwickelt. [100] Selbst kleine Kinder können die wunderschönen für sich selbst sprechenden Fotografien der Bio-Pflanzen von den chaotisch aussehenden Fotografien der konventionell angebauten Pflanzen unterscheiden.

Diese wenigen Beispiele mögen aufzeigen, wie wichtig die übergeordnete Regulation biologischer Abläufe im Stoffwechsel ist. Die feinstofflichen lebensaufbauenden Felder sind durch ihre hohe Ordnungskraft ein Schlüssel für die Gesundheit und das tägliche Wohlbefinden.

---

[100] A.W. Dänzer: Die unsichtbare Kraft in Lebensmitteln, BIO und NICHTBIO im Vergleich: Mit Einblick in gentechnisch veränderte Nahrungsmittel, Kristallisationsbilder aus der Forschung vom LifevisionLab von Soyana, 2014

4.4.5 Tiefergehende Betrachtungen über den Stoffwechsel aus der Sicht des Paracelsus

Dieses Kapitel beinhaltet den Versuch, die übergeordneten Zusammenhänge des Stoffwechsels aus der Sicht des Paracelsus darzustellen, der zu einer Zeit lebte, als die Stoffwechselprozesse innerhalb der menschlichen Zelle auf der molekularen Ebene noch unerforscht waren.

So faszinierend und großartig die heutigen Kenntnisse in den klassischen Naturwissenschaften und der Medizin auch sein mögen, so werden doch die übergeordneten Zusammenhänge oft nicht mehr wahrgenommen. Durch die enorme Detailvielfalt ist der große Blick für die Zusammenhänge verloren gegangen. Die vielen Teilbereiche stehen oft unverbunden nebeneinander. Nicht lineare, evolutive und lebendige Prozesse, die unser Leben ausmachen sowie deren *Ursachen* werden nur noch selten in ihren Zusammenhängen erkannt.

Das geistige Band ist verloren gegangen.

Auf geradezu wundersame Weise wird dieser Verlust in Goethes Faust mit folgenden Worten poetisch zum Ausdruck gebracht:[101]

> *„Wer will was Lebendigs erkennen und beschreiben,*
> *Sucht erst den Geist heraus zu treiben,*
> *Dann hat er die Teile in seiner Hand,*
> *Fehlt, leider! nur das geistige Band.*
> *Encheiresin naturae nennt's die Chemie,*
> *Spottet ihrer selbst und weiß nicht wie."*

Die lateinischen Worte *„Encheiresin naturae"* aus dem obigen Zitat können übersetzt werden mit: „Zugriff auf die Natur". Wenn die Chemie, die das **geistige Band** verloren hat, wieder mit ihrem UR-sprung in Verbindung kommt, so gelangen wir zur wahren Alchemie.

---

[101] Johann Wolfgang von Goethe: Faust, Der Tragödie erster Teil. 1749

Versuchen wir nun ein Bild zu zeichnen, das bis in die Welt der Ursachen vordringt. Dies ist nur möglich, wenn neben der Materie auch der Geist mit einbezogen wird. Hierzu ein Beispiel: Nach dem heute üblichen Verständnis geht die Wissenschaft davon aus, dass die Stoffeigenschaften von mineralischen, pflanzlichen oder tierischen Produkten, die vom Menschen aufgenommen werden, sich *im* Körper genau so verhalten wie *außerhalb* des Körpers. Tatsächlich ist es aber so, dass die Prozesse *im* Körper völlig anders ablaufen, weil der Mensch nicht nur aus einem physischen Körper besteht, der wie eine Maschine arbeitet, sondern ein lebendiges WESEN ist. Betrachten wir hierzu die Sichtweise des bereits mehrfach zitierten Alchemisten Paracelsus.

Paracelsus war eine geistig überragende und mit visionärer Schau begabte Persönlichkeit, die bis in die Tiefen der geistigen Welten vorgedrungen ist. Er kann bis heute sowohl von der reduktionistischen als auch von der ganzheitlichen Wissenschaft noch nicht erfasst werden. Zur Zeit des ausgehenden Mittelalters waren die großen Arbeiten des bereits erwähnten Galenos von Pergamon und des Avicenna (Ibn Sina) schon zu Bücherweisheiten verstaubt und so ging Paracelsus seinen eigenen Weg, um die Geheimnisse der Schöpfung zu ergründen.[102]

Mit ausgeprägter Hellsichtigkeit begabt sah er den physischen Körper als den niedrigsten Teil des menschlichen WESENS an. Innerhalb des Körpers nahm er auch den Sitz der Lebenskraft wahr, den er den *elementarischen Leib* nannte. Dieser wird heute auch Ätherkörper genannt und Paracelsus sah dieselbe Lebens-Kraft auch in Mineral, Pflanze und Tier wirken. Dann sah er einen dritten Körper, den er den *siderischen Leib* (von lat. *sidera* oder *astra* „Stern") nannte. Dieser wird heute auch als Astralkörper bezeichnet. Der Astralkörper ist der Sitz der Begierden und Triebe, die Paracelsus auch im Tier wirken sah. Schließlich erkannte er darüber hinaus noch das ICH oder das SELBST im Men-

---

[102] Rudolf Steiner: Von Paracelsus zu Goethe. Der Geist in Natur und Mensch. Zwei öffentliche Vorträge, gehalten in München am 19. November 1911 und in Leipzig am 12. Oktober 1906. Rudolf Steiner Ausgaben 1. Aufl. 1913

schen, das er den göttlichen Funken nannte. Dieser ist nur im Menschen, nicht dagegen im Tier vorhanden und macht ihn zu einem besonderen und einzigartigen WESEN. Nur der Mensch kann sagen: ICH BIN.

So erkannte Paracelsus:

- Der *physische Leib (Körper)* ist herauskristallisiert aus dem
- *Elementarischen Leib* (Ätherkörper), der aus dem
- *Siderischen Leib* (Astralkörper), welcher wiederum aus dem
- *Göttlichen Funken* (das ICH oder SELBST) herauskristallisiert ist.

Der physische Körper des Menschen baut sich aus den vier Grundelemente Feuer, Wasser, Erde und Luft (s. Kap. 4.2.1) auf. Die vier Elemente sind hierbei als übergeordnete Wirkkräfte zu verstehen, die den physischen Körper steuern. Der Astralkörper mit seinen Begierden und Trieben steht in Beziehung mit den Planeten und Gestirnen und der göttliche Funke steht in Verbindung mit der göttlichen Welt jenseits der Schöpfung.

Paracelsus sagte sich: Das Physische wird aus dem Geist erschaffen. Dann hat sich das Physische vom Geistigen abgetrennt. Suche die Ursachen der Krankheiten also nicht nur im Körper, sondern auch im Elementarischen (Ätherkörper) und im Siderischen (Astralkörper). Wenn Krankheiten entstehen, dann sind die Gleichgewichte in den Kräften zueinander verschoben. Wenn also eine „Störung", d.h. eine sogenannte „Krankheit" vorliegt, dann sind für eine tiefere Einsicht in ihre Ursachen sowohl

- Kenntnisse über den physischen Körper, als auch
- Kenntnisse der Begierden im Sinne einer höheren Astrologie als auch
- Kenntnisse der göttlichen Kräfte

notwendig. In einer etwas vereinfachten Beschreibung würden wir heute die Begriffe Körper, Seele und Geist verwenden. Paracelsus suchte die Ursache einer Erkrankung oder Störung immer im Seelischen und Geistigen und wir dürfen nicht vergessen, dass er ein großartiger Seelenarzt war, der auf das Physische einwirken konnte. Er ging von dem Grundverständnis aus, dass die Seele durch ihre eigenen Leidenschaften und Begierden erkrankt und somit in Folge auch der physische Körper. Paracelsus konnte sich in seine Klienten tief einfühlen und durch seine hellseherische Begabung erkannte er, welche Kräfte auf den Menschen einwirkten und was der „innere Alchemist" des Menschen damit machte. Er nannte den „inneren Alchemisten" den *„Archäus"*, den *„Geist des Lebens"*. Paracelsus gelangte zum Heilmittel, indem er sich in den Klienten einfühlte und das Wirken der Kräfte erkannte.

Das Erstellen von Heilmitteln war für ihn eine Heil-Kunst. Seine Tätigkeit als Arzt sah er gleichsam als die eines Künstlers an, wobei er im Stande war, die Stoffe, die er verwendete, mit dem höheren Geistigen zu verbinden und zu verschmelzen. Wenn z.B. die Triebe und Begierden eines Klienten zu einer Erkrankung führten, dann wusste er um die astralen Kräfte und um die Bezüge zu den einzelnen Organen.

„Und weil die Arznei ohne den Himmel nichts taugt, so muß sie durch den Himmel geführt werden. ... Was zum Hirn gehört, das wird durch Luna zum Hirn geführt; was zur Milz gehört, wird durch Saturn zur Milz geführt; was zum Herzen gehört, wird durch Sol (Sonne, Anm. d. Autors) *zum Herzen geleitet, und also durch Venus zu den Nieren, durch Jupiter zur Leber, durch Mars zur Galle."*[103]

Für Paracelsus war nichts voneinander getrennt, sondern alles miteinander verbunden. So sah er den Menschen als eine kleine Welt, den Mikrokosmos an, der ein Abbild des Makrokosmos ist. Für ihn waren die Organe des Menschen das innere Abbild des äußeren Sternenhimmels. Wenn also bestimmte Organe im Menschen nicht mehr „ge-

---

[103] Paracelsus: Das Buch Paragranum, Alchimia, der dritte Grund medicinae

stimmt" waren, so sah er die Planetenkräfte dahinter wirken. Dieselben Kräfte sah Paracelsus auch in der Welt der Pflanzen wirken und so stellte er aus den Pflanzen die passenden Heilmittel her.

„Denn der Saturn ist nicht allein im Himmel, sondern auch im Untersten des Meeres und im Hohlsten der Erde. Melissa ist nicht allein im Garten, sondern auch in der Luft und auch im Himmel. Was meint ihr, daß Venus sei, als allein artemisia? Was artemisia oder Beifuß, als allein Venus? ... Was also ist ferrum oder Eisen? Nichts als Mars. Was ist Mars? Nichts als ferrum, – das ist, sie sind beide ferrum oder Mars. Dasselbe ist auch urtica oder die Brennessel, auch (das Harz) tereniabin quarta, – und ist alles eins. Wer Mars kennt, der kennt ferrum, und wer ferrum kennt, der weiß, was Mars ist, und wer die kennt, der weiß, was tereniabin ist, und auch was urtica ist."[104]

Doch Paracelsus ging noch einen Schritt weiter. Nach seinem Verständnis wird das Bild erst dann vollständig, wenn der Mensch in seiner Krankheit unter dem Einfluss des Karma (Sanskrit „Wirken, Handlung, Tat"), also seinem Schicksal, gesehen wird. Karma ist eines der Naturgesetze des Universums, welches besagt, dass die Wirkungen im Leben eines Menschen auf vorher gelegte Ursachen zurückzuführen sind. Dieses Gesetz steht mit den göttlichen Kräften in Verbindung. So kann es sein, dass ein Mensch erkrankt und jedem Heilmittel widersteht. Das bedeutet nicht, dass das Heilmittel nicht wirkt, sondern lediglich, dass die „göttliche Vorsehung" für den Menschen möchte, dass er bestimmte Erfahrungen durchläuft, die mit seinen früheren Taten (Ursachen) in Verbindung stehen.

Im vergangenen Kapitel haben wir versucht mit wenigen Worten und aus der Sicht des Paracelsus darzustellen, dass bei der Gesundung des Menschen alle Seins-Ebenen, vom Körper bis zum göttlichen Wesenskern inklusive karmischer Belastungen, einbezogen werden müs-

---

[104] Paracelsus: Das Buch Paragranum, Der erste Traktat, von der Philosophia

sen. Möge es gelungen sein hier etwas von dem Geist des Paracelsus durchscheinen zu lassen.

4.5 Vom Krankheits-Denken zum Gesundheits-Denken

„Die Zivilisationskrankheiten des Menschen entstehen in der Hauptsache auf dem Wege der Ernährung und können auch nur auf dem Wege über eine richtige Ernährung ausgeheilt werden."

Hans Peter Rusch (* 29. November 1906 – † 17. August 1977), Arzt und Mikrobiologe

Es ist immer wieder erstaunlich, wie in der heutigen Zeit das „Unnormale" als „normal" dargestellt wird. Hierzu ein Beispiel: Heutzutage gilt der chemisch-industrielle Landbau, der eine Vielzahl von chemischen Düngemitteln wie z.B. das Superphophat und Pestizide (von lat. *pestis* „Geißel, Seuche" und lat. *caedere* „töten") einsetzt, als wissenschaftlich begründbar. So sind die Lebensmittel im sogenannten „konventionellen Landbau" von Pestizidrückständen belastet, die der Verbraucher dann konsumiert. Es gilt also im Sinne der generellen Übereinkunft (Konvention) als „normal", Lebensmittel mit Pestizidrückständen zu essen. Natürlich soll ein gewisser „Grenzwert" an Giftbelastung nicht überschritten werden und so für das Wohlergehen des Menschen sorgen.

Dann gibt es den sogenannten „alternativen Landbau", der auch „biologisch" oder „ökologisch" genannt wird. Bei dieser Art des Landbaus wird auf die Zufuhr von chemischen Kunstdüngern und Pestiziden verzichtet und der Zustand, der über viele Jahrtausende als „normal" galt, wird nun als „alternativ" bezeichnet wird. Die Lebensmittel sollen dann weitestgehend frei von Giften und Schadstoffen sein und bekommen dann das Etikett „biologisch" oder „ökologisch", so, als sei dies etwas Besonderes. In Wirklichkeit kann nur ein schadstofffreies

Lebensmittel als „normal" bezeichnet werden. Das nachfolgende Zitat bringt es auf den Punkt: *„Der Mensch ist das einzige Lebewesen, das seine Nahrung zerstört, bevor er sie ißt."*[105]

Ähnlich verhält es sich mit dem Denken in Bezug auf „Gesundheit" und „Krankheit". Nehmen wir ein paar Beispiele aus dem alltäglichen Sprachgebrauch: Die „Grippe" muss „bekämpft" werden, die Bakterien werden als „feindlich" betrachtet und müssen „getötet" werden, Seuchen müssen „ausgerottet" werden und der Krebs muss schließlich „besiegt" werden, oder es wird gar „der Kampf gegen den Krebs verloren". So ist es auch nicht verwunderlich, dass der Begriff „Antibiotikum" auf Deutsch so viel heißt wie: „gegen das Leben gerichtet." Natürlich ist die Entdeckung des Antibiotikums von großer Bedeutung und hat schon unzähligen Menschen das Leben gerettet. Es geht im Augenblick lediglich um die Betrachtung des Sprachgebrauchs, der eine bestimmte Geisteshaltung transportiert.

Es hat den Autor schon in jungen Jahren immer wieder verwundert, dass gerade in der Sprache der Medizin, also der „Heilkunde" bzw. der „ärztlichen Kunst", militärische oder kriegerische Begriffe verwendet werden. Warum müssen denn Krankheiten „bekämpft" werden, die einen Menschen lediglich darauf aufmerksam machen, dass etwas in Unordnung geraten ist? Geht es nicht einfach nur darum, die Ordnung – auch die geistige Ordnung – wieder herzustellen?

Immer wenn eine Kraft gegen etwas gerichtet wird, so wird eine genau gleich große Gegenkraft erzeugt. Wenn wir also eine Krankheit „bekämpfen", dann geben wir der Krankheit viel Kraft. Ist das nicht paradox? Und ist es das, was wir wirklich wollen?

Was ist unter Krankheit und Gesundheit zu verstehen?

In der Literatur gibt es zahlreiche Bestrebungen, die Begriffe „Krankheit" und „Gesundheit" zu definieren oder zumindest zu be-

---

[105] Werner Kollath: Die Ordnung unserer Nahrung, Haug Verlag, 12. Aufl. 1986 S. 19

schreiben. Erstaunlicherweise gibt es viele unterschiedliche Ansätze und Beschreibungen. Das mag damit zusammenhängen, **dass in den Wissenschaften ein anerkannter Maßstab für den Begriff „Gesundheit" nicht existiert.** Gleichzeitig gibt es in der Medizin eine sehr umfangreiche Forschung, die sich mit der Entstehung von Krankheiten beschäftigt.

Die WHO (World Health Organisation / Weltgesundheitsorganisation) definierte den Begriff „Gesundheit" im Jahre 1946 folgendermaßen: *„Gesundheit ist ein Zustand des vollständigen körperlichen, geistigen und sozialen Wohlergehens und nicht nur das Fehlen von Krankheit oder Gebrechen."*[106] Diese Beschreibung kann als ein sehr hohes Ideal angesehen werden, welches in der heutigen Zeit nur sehr wenige Menschen erreichen. Aus der Sicht der Definition von 1946 könnte man sagen, dass fast alle Menschen mehr oder weniger „krank" sind oder wie auch immer geartete Befindlichkeitsstörungen im körperlichen, seelischen oder geistigen Bereich haben.

Die Tatsache, dass der Begriff „Krankheit" nicht klar definiert ist, mag damit zusammenhängen, dass die offizielle Medizin das System der Grundregulation im Bindegewebe (s. Kap. 4.2.3) nicht (aner)kennt. Ein umfassendes Verständnis lebendiger Prozesse wird durch den selbst gewählten Dogmatismus der klassischen Wissenschaften und der Medizin verhindert.

Der deutsche Arzt Dr. Hans-Heinrich Reckeweg (* 9. Mai 1905; † 13. Juni 1985) definiert in seinem Buch „Homotoxikologie – Ganzheitsschau einer Synthese der Medizin"[107] den Begriff Krankheit als den „Ausdruck der biologisch zweckmäßigen Abwehrmaßnahmen gegen endogene und exogene Homotoxine" bzw. den „Ausdruck erlittener Giftschäden, die der Organismus wieder auszukompensieren ver-

---

[106] Verfassung der Weltgesundheitsorganisation. Unterzeichnet in New York am 22. Juli 1946
[107] Dr. med. Hans-Heinrich Reckeweg: Homotoxikologie – Ganzheitsschau einer Synthese der Medizin, Aurelia-Verlag Baden-Baden, 3. Aufl. 1977

sucht".[108] Bereits im Jahre 1948 entwickelte Dr. Reckeweg die Homotoxikologie, welche selbst mit klassischen Methoden wissenschaftlich begründbar ist. Homotoxikologie ist die Lehre (logie) vom Einfluss der Gifte (toxiko) auf den Menschen (homo). Krankheit ist demnach die Auseinandersetzung des Körpers mit giftig wirkenden Substanzen und Einflüssen (Homotoxine). Diese können sowohl stofflicher als auch geistiger Natur sein. Eine Krankheit entsteht, wenn die Belastung durch Giftstoffe im Bindegewebe (s. Humoralpathologie, Kap. 4.2) oder innerhalb der Zelle (s. Zellularpathologie, Kap. 4.1.1) so stark wird, dass die Zufuhr von Nährstoffen und der Abtransport von Schlackenstoffen immer mehr eingeschränkt wird und der Stoffwechsel entgleist. Je nachdem in welchem Bereich des Körpers, auf welche Weise und wie stark die Entgleisung erfolgt, werden unzählige verschiedene Krankheiten diagnostiziert. Gesundheit ist demnach die Freiheit von Giften und Giftschädigungen im Körper.

Auch der bekannte Heilpraktiker und Autor Andreas Moritz bezeichnet Krankheit als eine Toxizitätskrise.[109] Auf den Punkt bringt es G.C. Stahlkopf, Entwickler homöopathischer Komplexmittel, indem er sagt: „Krankheit ist ein Heilbestreben des Körpers".[110]

Die vielschichtigen Erkenntnisse über die Zusammenhänge darüber, in welchem Bereich des Körpers und auf welche Weise eine Entgiftung angeregt werden kann, führen zur eigentlichen Heilkunst, bei der der Arzt einen Impuls setzt, so dass die Natur den Körper heilen kann. Hippokrates, auf den der folgende Ausspruch vermutlich zurückgeht, formulierte es so: „Medicus curat, natura sanat" – Der Arzt behandelt, die Natur heilt.

---

[108] Dr. med. Hans-Heinrich Reckeweg: Homotoxikologie – Ganzheitsschau einer Synthese der Medizin Aurelia-Verlag Baden-Baden 3. Auflage 1977 S. 713
[109] Andreas Moritz: Zeitlose Geheimnisse der Gesundheit & Verjüngung, Band 1, united book & media gmbh 2014, S. 61
[110] Krankheit ist ein Heilbesteben des Körpers – DIE REGENA-THERAPIE – Auszüge aus den Schriften von G.C. Stahlkopf; zusammengestellt von Beate Ziyal, kommentiert von Dr. med. Ursula Andrien

Hat sich der Leser jemals die Frage gestellt, wie viele Krankheiten in der Medizin derzeit diagnostiziert werden können?

Eine Diagnose wird definiert als die „Feststellung, Bestimmung einer körperlichen oder psychischen Krankheit (durch den Arzt)"[111]. Das wichtigste und weltweit anerkannte Diagnoseklassifikationssystem der Medizin wird von der Weltgesundheitsorganisation (WHO) herausgegeben und trägt den Titel „Internationale statistische Klassifikation der Krankheiten und verwandter Gesundheitsprobleme (ICD)". Die aktuell gültige Ausgabe trägt die Bezeichnung ICD-10. Das Deutsche Institut für Medizinische Dokumentation und Information (DIMDI) listet nach eigenen Angaben derzeit (Stand 2016) insgesamt ca. 13.400 Krankheiten![112] Welchen Sinn verfolgt eine solche Auflistung? Im Sinne einer finanziellen Abwicklung mag eine umfangreiche Klassifikation der Krankheiten von Nutzen sein, denn Ärzte sind gesetzlich verpflichtet, Diagnosen nach ICD-10 durchzuführen und abzurechnen. Die Frage lautet: Hilft dieses Geschäftsmodell den Menschen?

Anstatt dieses Modell weiter auszubauen, könnte untersucht und erforscht werden, *auf welche Weise Gesundheit im Menschen entsteht*.[113] Wir betreten hier Neuland!

In der Literatur ist ein „positiver" Ansatz, bei dem die Gesundheit als „normal" betrachtet wird, nur sehr schwer auffindbar und daher möge das folgende Kapitel eine Fürsprache sein für den Beginn eines Umdenkens vom Krankheits-Denken zum Gesundheits-Denken.

Die Übergänge zwischen Gesundheit und Krankheit und umgekehrt sind fließend. Auf welchem Befindlichkeitsniveau ein Mensch sich auch befinden mag, es gibt jederzeit die Möglichkeit der subjektiven und häufig auch objektiven Anhebung und Steigerung der Gesundheit.

---

[111] http://www.duden.de/rechtschreibung/Diagnose (Stand 08. April 2016)
[112] https://www.dimdi.de/static/de/klassi/faq/icd-10/allgemein/faq_0008.htm_319159480.htm (Stand 08. April 2016)
[113] Werner Kollath: Die Ordnung unserer Nahrung, Haug Verlag, 12. Aufl. 1986 S. 23

4.5.1 Neue Begrifflichkeiten im Sinne des Gesundheits-Denkens

Im Folgenden geht es beispielhaft um krankhafte Prozesse, bei denen der Stoffwechsel und die Ernährung maßgeblich beteiligt sind. Ausgehend von einer Skizzierung des jeweiligen Themas wurde der Versuch unternommen, neue *Begrifflichkeiten* zu finden, um das jeweilige Thema positiv zu benennen und dadurch den Weg zur Normalisierung auch sprachlich aufzuzeigen. Es geht also um einen Übergang vom Krankheits-Denken in ein Gesundheits-Denken. Auf einfache und spielerische Weise soll beispielhaft aufgezeigt werden, wie eine neue Begrifflichkeit den Weg vom Krankheits-Denken zum Gesundheits-Denken bahnen könnte.

Die folgenden Begriffe und Zuordnungen sind „geistiger" Natur und lassen sich nicht in bereits bekannte Systeme einordnen.

Übergewicht und Fettleibigkeit: LEICHTIGKEIT

Es gibt Menschen, die selbst bei geringer Nahrungszufuhr an Körpergewicht zunehmen. Aus der Sicht des Krankheits-Denkens spricht man von Fettleibigkeit (Adipositas) mit allen Folgeerscheinungen wie z.B. Bluthochdruck, Fettstoffwechselstörungen und Diabetes mellitus.

Im Sinne des Gesundheits-Denkens geht es um das Thema **Leichtigkeit**.

Untergewicht / mangelnde Nährstoffversorgung: ANPASSUNG der WERTIGKEIT

Es gibt Menschen, die essen können, was sie wollen und trotzdem kaum an Körpergewicht zunehmen. Hierbei kann man davon ausgehen, dass die Nährstoffe in den Lebensmitteln nicht optimal verwertet werden. Auch bei entkräfteten und alten Menschen kann dieser Zustand beobachtet werden. Es geht um das Thema der Aufnahme bzw. Assimilation der Nährstoffe. Im Sinne eines Krankheits-Denkens handelt es sich um „Untergewicht".

Aus der Sicht eines Gesundheits-Denkens geht es um das Thema **Anpassung der Wertigkeit.**

Bauchspeicheldrüse / Diabetes: VERWERTBARKEIT

Diabetes mellitus (übersetzt: „honigsüßer Durchfluss") ist eine hormonabhängige (Insulin) Zuckerkrankheit, die durch einen erhöhten Blutzuckerspiegel gekennzeichnet ist. Als Folgeerscheinungen können Arteriosklerose, Bluthochdruck, Augenleiden, Nierenversagen und Schädigungen der Nerven entstehen.

Im Sinne des Gesundheits-Denkens geht es um das Thema **Verwertbarkeit**.

Rheuma / Gicht: FREIHEIT – FREIE BEWEGLICHKEIT

Rheuma ist der Überbegriff für eine Vielzahl stoffwechselbedingter entzündlicher Krankheiten, die unter dem so genannten rheumatischen Formenkreis zusammengefasst werden. Die häufigste Form aller Gelenkerkrankungen ist die Arthrose.

Bei der Gicht kommt es zu einer Ansammlung von Harnsäure im Blut und in den Gelenken.

Im Sinne eines Gesundheits-Denkens geht es um das Thema **freie Beweglichkeit**.

Herz / Kreislauf: MITTE – RHYTHMUS

Zu den häufigsten Erkrankungen des Herz-Kreislauf-Systems gehören Bluthochdruck, die Erkrankung der Herzkranzgefäße, Herzrhythmusstörungen und Herzschwäche (Herzinsuffizienz) sowie akute, lebensbedrohliche Komplikationen wie Herzinfarkt und plötzlicher Herztod.

Im Sinne eines Gesundheits-Denkens geht es um das Thema **Mitte / Rhythmus**.

Neurasthenie (Depression, Burn-out): ERLAUBNIS

Der Begriff Neurasthenie heißt übersetzt Nervenschwäche und wird heute nicht mehr häufig verwendet, da er durch andere Krankheitsbilder – Depression, Erschöpfungsdepression, Burn-Out (engl. *to burn out* „ausbrennen") – ersetzt wurde. Der Organismus hat möglicherweise die Tendenz, beim Stoffwechsel, dem nicht mehr genug Energie zur Verfügung steht, vermehrt Abfallstoffe zu speichern. Es kommt zu einer Überreizung und Schwächung des Nervensystems und damit zu Erschöpfungszuständen und oft auch zu einer Unfähigkeit zu handeln.

Im Sinne des Gesundheit-Denkens geht es hier um *starke Nerven*. bzw. um die **Erlaubnis** zum Tun.

Nervosität / Angst: ORDNUNG und RUHE

Nervosität ist eine Unruhe oder Verlust und Verringerung der Gelassenheit[114]. Als Symptome werden häufig Gliederzittern, Migräne, nervöse Schlaflosigkeit, krampfartige Zustände, Angstgefühle, nervöses Herzklopfen und Neuralgie (Nervenschmerzen) genannt. Die Angst ist oft unspezifisch.

Im Sinne des Gesundheit-Denkens geht es um **Ordnung** und **Ruhe**.

---

[114] https://de.wikipedia.org/wiki/Nervosit%C3%A4t (Stand 08. April 2016)

Zusammenfassung von Kapitel 4

In den klassischen Naturwissenschaften versteht man unter dem **Stoffwechsel** die Aufnahme, den Transport und die biochemischen Umwandlungen der Stoffe bis hin zur Ausscheidung von „Abfallstoffen". Seit 1858 wird die Körperzelle als die kleinste Funktionseinheit bezeichnet, wenn es um zelluläre Funktionsstörungen geht (**Zellularpathologie**), wodurch die Zelle in den Mittelpunkt der Forschungen über den Stoffwechsel rückte. Aus der Zellularpathologie entwickelte sich die heutige Schulmedizin.

Fast alle Reaktionen im Stoffwechsel werden über **Enzyme** gesteuert, wobei etwa die Hälfte aller Enzyme für die biochemischen Stoffwechselreaktionen ein Metall (**Mineralstoffe**, z.B. Zn, Fe, Cu, Mn, Ni usw.) benötigen. Ein einzelnes Enzymmolekül kann bis zu 200.000 Moleküle pro Sekunde (!) umsetzen, wobei *ein* Metallatom innerhalb eines Enzyms für mehrere Monate aktiv sein kann, während ein Vitamin z.B. nur einmal agiert und dann ersetzt werden muss. Hieran lässt sich die **zentrale und unterschätzte Bedeutung der Mineralstoffe** erkennen. Die *Wechselwirkung der Mineralstoffe untereinander* ist dabei überaus komplex.

Pflanzen bilden das Fundament der menschlichen Ernährung und werden im Mutterboden (die fruchtbare Ackerkrume) kultiviert. Um ca. 1850 entwickelte Justus von Liebig – im Zuge einer Hungersnot – den NPK-Dünger (Stickstoff-Phosphor-Kalium-Dünger) mit der Zielsetzung maximaler **quantitativer Erträge** der Feldfrüchte. Im gegenwärtigen industriellen Landbau werden immer noch NPK-Dünger eingesetzt. Gegen Ende des 19. Jahrhunderts entdeckte Dr. med. Julius Hensel das Gesteinsmehl als Mineraldünger und erzielte damit **qualitativ hochwertige Erträge**. Die Ernten, die auf einem mit Gesteinsmehl gedüngten Boden eingefahren werden, sind den Erträgen mit NPK-Kunstdünger quantitativ und qualitativ bei weitem überlegen. In Gesteinsmehl können weit über 50 Mineralstoffe und Spurenelemente in für Pflanzen verfügbarer Form nachgewiesen werden. Die Arbeiten von Dr. med. Julius Hensel sind heute fast in Vergessenheit geraten.

In der Natur kommen insgesamt 92 natürliche Elemente vor. Insgesamt 75 Elemente können als Mineralstoffe klassifiziert werden, wobei Wissenschaftler gegenwärtig in der Grundlagenforschung nur 30 Mineralstoffe als lebenswichtige Elemente klassifizieren. Die Bedeutung der verbleibenden 45 Mineralstoffe für lebende Organismen ist noch nicht erforscht.

Im industriellen Landbau werden heutzutage von den lebenswichtigen 30 Mineralstoffen und Spurenelemente nur 14 Mineralstoffe in Düngemitteln eingesetzt, weil aus der Sicht der Ernährungswissenschaftler nur diese (!) als essentiell für den Menschen eingestuft werden. Mineralstoffanalysen bestätigen eine über 80 % ige Abnahme wichtiger Mineralstoffe in Kulturpflanzen in einem Zeitraum von etwa 80 Jahren. Das hat Auswirkungen auf die Funktion der Enzyme und den Stoffwechsel und führt zu zahlreichen ernährungsbedingten Zivilisationskrankheiten.

Bevor die Zellularpathologie 1858 Einzug fand, war die sogenannte **Humoralpathologie (Säftelehre)** weit über 2000 Jahre (!) lang *die* anerkannte Lehre der Medizin des Westens und Persiens. Die Säftelehre entwickelte sich aus der Vier-Elemente-Lehre der Antike und wurde durch die Professoren Pischinger und Heine Ende des 20. Jahrhunderts umfangreich aktualisiert. Hier lautet die Kernaussage: Die funktionelle Grundeinheit des Lebens besteht nicht allein aus der Zelle, sondern diese ist eingebettet in das **biologische Terrain**, eine *Dreiheit bestehend aus Extrazellulärer Matrix (Bindegewebe), den Enden des vegetativen Nervensystems und den Blut- bzw. Lymphkapillaren*. Alle Bereiche sind miteinander verbunden und bilden einen „Inneren Kreislauf". Dieses „**System der Grundregulation**" ist für alle lebenswichtigen Funktionen zuständig.

Das biologische Terrain, auch Milieu oder Nährboden genannt, ist verantwortlich für die Entstehung einer Krankheit. In diesem Zusammenhang sind die Mineralstoffe und Spurenelemente von besonderer Bedeutung, weil sie das (geschwächte) biologische Terrain wieder normalisieren können.

Während einerseits im Laufe des letzten Jahrhunderts eine schleichende Verminderung wichtiger Mineralstoffe in Kulturpflanzen nachweisbar ist, kommt es andererseits durch industrielle Abfallstoffe in Luft, Wasser und Boden zu einer Anhäufung bestimmter Metalle (Mineralstoffe) in den Pflanzen und damit, über die Nahrung, im Körper des Menschen. Dieses Phänomen ist als „Schwermetallvergiftung" bekannt.

Paracelsus prägte den Satz: *„Allein die Dosis macht das Gift"* und beschreibt, dass im Gift bei „richtiger" Dosierung das Heilmittel bereits vorhanden sei. Hinter dieser Aussage verbirgt sich der Schlüssel für das Verständnis von und den Umgang mit Vergiftungs- und Ablagerungserscheinungen.

Im Stoffwechsel spielt die übergeordnete Regulation der biologischen Abläufe durch feinstoffliche lebensaufbauende Felder eine große Rolle, die in den klassischen Wissenschaften der Biochemie und Physiologie unbekannt ist. Gemäß den Forschungen jüngerer Zeit (Dr. Klaus Volkamer) versteht man unter **Feinstofflichkeit** „nichtelektromagnetische Felder", die eine reale Masse haben und auf einer feinen Analysenwaage objektiv und reproduzierbar gemessen werden können. Die feinstoffliche Materie hat die Eigenschaft biologische Informationen zu speichern. Alle **Lebens- und Nahrungsmittel** tragen biologisch aktive feinstoffliche Informationsinhalte über ihre Herkunft und Verarbeitungsweise. Wenn die lebensaufbauenden Felder in Lebensmitteln verloren gehen, muss der Körper diese aus eigener Kraft wieder aufzubauen.

Gemäß dem Verständnis von Rudolf Steiner bleibt nichts, was dem Körper zugeführt wird, wie es war. Der Körper muss die Stoffe umarbeiten, um sie sich zu eigen zu machen. Die Aufarbeitung der physischen Inhaltsstoffe der Nahrung ist dabei nur einer von mehreren Aspekten im Verdauungsprozess. Das Wesentliche am Verdauungsprozess ist die Anstrengung des Körpers, fremde ätherische Kräfte zu überwinden. Hierin, d.h. in der Beschaffenheit seiner ätherischen Eigenschaften, liegt die innere Qualität eines Lebensmittels verborgen.

Bis heute gibt es in den Wissenschaften keine klaren Definitionen der Begriffe „**Krankheit**" und „**Gesundheit**". In der Medizin gibt es eine sehr umfangreiche Forschung, die sich mit der Entstehung von Krankheiten beschäftigt. Es wäre jedoch viel interessanter, den Gegenpol zu untersuchen und zu erforschen, *auf welche Weise Gesundheit entsteht*. Ein solcher Ansatz könnte in Zukunft bedeutsame Erkenntnisse liefern.

Kapitel 5: Das AUREOLUS®-Pulver

5.1 Einleitung: Der Leitgedanke nach Paracelsus

„Lasst Eure Lebensmittel Heilmittel und eure Heilmittel Lebensmittel sein."   Paracelsus

Dies ist der Leitgedanke und gleichzeitig der rote Faden des AUREOLUS®. Das Bewusstsein von der Einheit der Lebensmittel und Heilmittel geht ursprünglich auf den griechischen Arzt Hippokrates zurück, der im Jahre 460 vor Christus auf der Insel Kos geboren wurde. Er gilt als der größte Arzt des Altertums.

Auch der berühmte Arzt, Alchemist und Gelehrte Paracelsus (* 1493 – † 24.09.1541) hat nach diesem Leitgedanken gelebt und gelehrt. Ihm zufolge ist ein pflanzliches Lebensmittel zugleich auch immer ein Heilmittel. Dies ist die Jahrtausende alte und auf praktische Erfahrung beruhende Erkenntnis unserer Vorfahren. In Kapitel 2 haben wir uns ausführlich mit dem Unterscheid zwischen Lebensmitteln und Nahrungsmitteln befasst und es ist sehr wichtig, sich die einfachen Wahrheiten immer wieder vor Augen zu halten: Heutzutage werden <u>Lebens</u>mittel durch die Lebensmittelindustrie zu Nahrungsmitteln verändert, die den Körper zwar satt machen, ihn aber nicht mehr beleben und aufgrund der geringen Zufuhr von <u>Lebens</u>energie und der mangelnden Zufuhr von Vitalstoffen dann Krankheiten entstehen lassen, die mit Arzneimitteln „bekämpft" werden.

Beim AUREOLUS® werden die beiden großen Bereiche der Wildgemüse / Wild- und Gewürzkräuter und der Lebensmittel auf der Basis von Grundnahrungsmitteln (Amaranth, Quinoa, Buchweizen, Kamut etc.) im Sinne des Paracelsus zu einer Einheit verschmolzen.

Das Endergebnis ist ein pflanzliches Mineralpulver, das in kleinen Mengen, ähnlich wie ein Gewürz, verzehrt wird. Es ist als ein konzentriertes Lebensmittel zu verstehen, das universell, einfach und ohne Zeitaufwand verzehrt werden kann.

Bei der Zubereitung des AUREOLUS® liegt der Schwerpunkt neben der materiellen Verschmelzung von Lebensmitteln mit Wild- und Gewürzkräutern zusätzlich auf der *geistigen Verwandlung der materiellen Welt der Stoffe,* ganz im Sinne der Alchemie, wie sie im Kapitel 3 beschrieben wird.

In seiner Kernessenz heißt das:

Während der Verschmelzung von Wildgemüsen / Wild- und Gewürzkräutern mit Lebensmitteln auf der Basis von Grundnahrungsmitteln (Amaranth, Quinoa, Buchweizen, Kamut etc.) geschieht eine „alchemistische Erhöhung" durch die AUREOLUS®-Methode. Dadurch bekommt das Lebensmittel neue Eigenschaften.

Wie immer werden wir uns dem Thema schrittweise annähern, um ein tieferes Verständnis davon zu erlangen, was unter einer „alchemistische Erhöhung" und unter der AUREOLUS®-Methode zu verstehen ist und welche besonderen Produkteigenschaften dadurch entstehen.

Beginnen wir zunächst mit dem Namen AUREOLUS®.

5.2 Der Name AUREOLUS®

Der Name AUREOLUS® ist dem lateinischen Wort *„aurum"* (Gold) entlehnt und bedeutet so viel wie: aus Gold, Goldstückchen, golden, goldfarbig. Während das AUREOLUS®-Pulver meistens einen braunen Farbton hat, leuchtet die aus dem Pulver hergestellte flüssige Essenz tatsächlich in einer prächtigen goldenen Farbe (s. Kap. 6).

Weiterhin ist der Name Aureolus im vollständigen Namen von Paracelsus enthalten: Philippus Theophrastus **Aureolus** Bombastus von Hohenheim.

In seiner höheren Bedeutung deutet der Name „Aureolus" auf Prozesse hin, die darauf ausgerichtet sind mit Hilfe einer alchemistischen Verwandlung GEISTIGES GOLD zu gewinnen. Wir werden darauf noch zurückkommen (s. Kap. 5.5.2, Abschnitt Remineralisierung).

5.3 Die Rohstoffe und Zutaten des AUREOLUS®

In Bezug auf die Rohstoffe besteht das pflanzliche Mineralpulver aus den Pseudogetreiden Amaranth, Quinoa und Buchweizen (s. Kap. 5.3.3), sowie aus den Getreiden Dinkel, Gerste, Hafer, Kamut und Hirse (s. Kap. 5.3.4) und natürlich aus einer speziellen Komposition von Wildgemüsen / Wild- und Gewürzpflanzen (s. Kap. 5.3.2). In neuerer Zeit wird je nach Produkt auf Dinkel und Gerste verzichtet.

Beim Herstellungsprozess selber werden weiterhin noch Wasser und Hefe verwendet.

5.3.1 Wasser

Beginnen wir also bei unseren Rohstoffen mit dem Wasser, aus dem bekanntlich alles Leben entstanden ist. Trinkwasser ist unser wichtigstes Lebensmittel und sollte in einer möglichst hohen Qualität vorhanden sein. Das Wasser aus unseren Wasserhähnen kommt aus den Wasseraufbereitungsanlagen der lokalen Stadtwerke und wurde chemisch gereinigt und von Bakterien befreit. Trotzdem sind häufig immer noch zahlreiche Schadstoffe messbar. Weiterhin weist selbst chemisch reines Wasser immer noch physikalische Informationen derjenigen Schadstoffe auf, die sich vorher im Wasser befunden haben. Es handelt sich dabei um elektromagnetische Schwingungen, die im Wasser messbar sind und den Schadstoffen zugeordnet werden können. So kann unser Trinkwasser – trotz Einhaltung von Grenzwerten – allein aufgrund der gespeicherten Informationen gesundheitsschädlich sein. Der Biophysiker **Dr. Wolfgang Ludwig** (* 24. August 1927; † 28. März 2004) leistete zu diesem Thema – das Gedächtnis des Wassers – umfangreiche Forschungsarbeiten. In seinem Buch „Wasser und Homöopathie"[115] werden die Zusammenhänge ausführlich dargestellt.

Für die Zubereitung des AUREOLUS® wird das normale Trinkwasser durch eine Umkehrosmose gründlich von Keimen und Schadstoffen gereinigt, um ein „sauberes Wasser" zu erhalten. Die Umkehrosmose erfolgt über ein sehr effektives Filtersystem und bietet die beste derzeit bekannte Methode zur Reinigung von Wasser. Es ist jedoch sehr wichtig zu verstehen, dass durch den Prozess der Umkehrosmose die geometrische Struktur des Wassers zerstört wird und dieses dadurch seine Vitalität und Lebendigkeit verliert.

Dies bedarf einer Erklärung: Die kleinste Einheit des Wassers, ein Wassermolekül, kann mit einem kleinen Magneten – ausgestattet mit einem Nordpol und einem Südpol – verglichen werden. Durch die entsprechenden Anziehungs- und Abstoßungskräfte bilden sich aus einzelnen Wassermolekülen sogenannte „Gruppen", die man im Englischen als „Cluster" bezeichnet. Die Cluster-Strukturen des Wassers haben eine spezifische räumliche Anordnung (Geometrie), die über lange Zeit stabil bleibt. Daher können sie als **Erinnerungsspeicher** dienen und wie ein Magnetband beschrieben werden. Wenn nun Wasser über die Umkehrosmose gefiltert wird, dann werden die Cluster-Strukturen aufgebrochen. Durch den Verlust der geometrischen Strukturen verliert das Wasser seine „Lebendigkeit", welche die Voraussetzung für die Aufnahme und Speicherung von Energie und Information bildet.

Dr. Wolfgang Ludwig hat einen Weg gefunden, das durch Umkehrosmose gereinigte Wasser zu revitalisieren. Dazu wird in das Umkehrosmose-System ein Magnetfeldgenerator eingebaut, der neben der sogenannten „Schuhmann-Frequenz" (7,8 Hz)[116] auch das „Geomag-

---

[115] Wolfgang Ludwig, Hans-Jürgen Albrecht: Wasser und Homöopathie. Die Bedeutung der Wasserstruktur als Träger von Informationen. Eine Forschungsbasis der Homöopathie. CKH Verlag 1. Aufl. 2002
[116] Die **Schuhmann-Frequenz** von 7,8 Herz (Hz) ist in den 50er Jahren des letzten Jahrhunderts als Resonanzfrequenz zwischen Erdoberfläche und der Ionosphäre entdeckt worden. Diese 7,8 Hz können bei allen Menschen und Säugetieren in einem besonderen Bereich des Gehirns, dem Hippocampus, gemessen werden.

net-Frequenzspektrum" aussendet und diese Frequenzen auf das Wasser „aufspielt". Das „Geomagnet-Frequenzspektrum" besteht aus dem Schwingungsspektrum von 64 lebenswichtigen **Mineralstoffe** (Spurenelemente). Da den Mineralstoffen im AUREOLUS® eine besondere Bedeutung zukommt, wird ein auf diese Weise vorbereitetes Wasser als „Rohstoff" verwendet und ist in diesem Zusammenhang effektiver als beispielsweise Wasser aus einer Naturheilquelle.

Reines und vitalisiertes Wasser, in dem sowohl die Schuhmann-Frequenz als auch die Schwingungsfrequenzen von 64 lebenswichtigen Mineralstoffen abgespeichert sind, bildet also den Ausgangspunkt des alchemistischen Prozesses nach der AUREOLUS®-Methode (s. Kap. 5.4).

5.3.2 Die Zusammensetzung der Kräuter

„Die Gewürze und ähnliche Kräuter haben die große Tugend, große Dinge bei vielen Krankheiten zu vollbringen." (Paracelsus: II/370)[117]

Im AUREOLUS® sind zwei wertvolle Schlüssel verborgen:
1. Die AUREOLUS® Methode (s. Kap. 5.4)
2. Die Zusammensetzung der Kräuter (s. Kap. 2.2.2)

Bereits in Kapitel 2.2.2 haben wir uns dem Thema der Kräutermischungen ausführlich zugewendet. Durch die Erkenntnisse der Leisenkur wissen wir, dass die Zusammensetzung der Mineralstoffe und somit die Auswahl der einzelnen Kräuter sowie die Mengenverhältnisse zueinander von großer Bedeutung sind.

Bei der Zubereitung des AUREOLUS® werden Jahrhunderte alte Kräutermischungen aus dem deutschen und europäischen Raum ver-

---

[117] Aschner, Bernhard: Paracelsus, Sämtliche Werke Band 2, Verlag von G. Fischer, Jena, 1926

wendet, deren Zusammensetzung auf ein traditionelles Erfahrungswissen zurückgeht.

Etwa von Beginn des letzten Jahrhunderts an bis in die 80er Jahre wurden diese Kräutermischungen einer breiten Bevölkerungsschicht in Form von Nährsalz-Teemischungen zur Verfügung gestellt. Die Mischungen bestehen, je nach Zielsetzung, meist aus etwa 10 – 20 Wild- und Gewürzkräutern. Sie sind außergewöhnlich detailliert in ihrer Zusammensetzung. So gibt es z.B. einzelne Pflanzen, die mit nur 1 oder 2 Gewichtsprozent zugegeben werden. Würden diese Kräuter „weggelassen", weil der Intellekt eines Menschen denkt, dass diese geringen Mengen wohl keine Bedeutung in der Gesamtmischung hätten, dann wäre die Effektivität der Pflanzenmischungen in ihrer Integrität gestört. Die Mischungen wären nicht mehr „rund".

Die wertvollen Kräutermischungen liegen nun – in einer völlig anderen Form – als pflanzliches Mineralpulver und als Essenz vor.

In diesem Zusammenhang ist hervorzuheben, dass es keine klare Definition des Begriffes „Kräuter" gibt. Der Begriff „Kräuter" ist kein Begriff aus der Pflanzenkunde (Botanik), sondern er definiert sich über die Verwendung bzw. Anwendung. Dabei unterscheidet man **Küchenkräuter, Gewürzkräuter, Wildkräuter, Wildgemüse und Gemüse**. Weiterhin gibt es **Heilkräuter**, wobei die Übergänge zwischen den einzelnen Anwendungen fließend sind.[118] In ihrer Anwendung dienen Küchen- und Gewürzkräuter einer Verbesserung des Geschmacks und sind Lebensmittel. Darüber hinaus werden schwer verdauliche Speisen durch die Küchen- und Gewürzkräuter bekömmlicher und leichter verdaulich. Die sogenannten Wildgemüse und Wildkräuter sind wildwachsende Pflanzen, die essbar sind und ebenfalls zu den Lebensmitteln gehören.[119] Als Beispiel eines klassischen Wildkrautes sei der Löwenzahn

---

[118] http://www.lebensmittellexikon.de/k0000230.php Eintrag: Kräuter, Würzkräuter, Küchenkräuter, Heilkräuter, Gewürzkräuter (Stand 08. April 2016)
[119] http://de.wikipedia.org/wiki/Wildgem%C3%BCse (Stand 08. April 2016)

erwähnt. Die Liste der essbaren Wildgemüse sowie der Küchenkräuter und Gewürzpflanzen ist überaus lang.[120]

Die Kräuterrezepturen des AUREOLUS® entstammen aus diesem Bereich der Anwendung (Lebensmittel). Im Vordergrund der Jahrhunderte alten Rezepturen stand vor etwa 100 Jahren jedoch die Mineralstoffzusammensetzung und nicht so sehr der Geschmack. Vor etwa 100 Jahren war die Bedeutung der Mineralstoffe (s. Kap. 4.3) noch bekannt und diese wurden als solche in ihrer Anwendung auch benannt.

Daher wurden die Kräutermischungen oft als Nährsalzmischungen oder Nährsalz-Kräutertees bezeichnet. Diese Bezeichnung und das Wissen um die ganzheitlichen Zusammenhänge der Mineralstoffe sind im Laufe der letzten hundert Jahre verloren gegangen. Da beim Verzehr der AUREOLUS®-Pulver der Schwerpunkt wieder auf den Mineralstoffen liegt, wurde die Bezeichnung „Pflanzliches Mineralpulver" gewählt.

Der Übergang von Gewürz- und Wildkräutern zu Heilkräutern ist fließend. Heilkräuter bilden die Grundlage für Arzneimittel. Die Anwendung ist dann die eines Heilmittels im Sinne von Arzneidrogen.

Für die Zubereitung des AUREOLUS® kommen nur giftfreie Gewürzkräuter und Wildkräuter zur Anwendung. Die einzelnen Kräuter werden als Wildkräuter oder – soweit es möglich ist – in der Qualität „kontrollierter biologischer Anbau" verarbeitet.

Der hohe Mineralstoffgehalt der Kräuter im Vergleich zu Gemüsen und Salaten ist bekannt.[121] Gleichzeitig wissen wir um die schleichende Entmineralisierung des Bodens und der darauf angebauten Lebensmittel (s. Abb. 7 in Kap. 4.3.6). Trotzdem ist der Mineralstoffgehalt von Wild- und Gewürzkräutern signifikant hoch. Der Chemiker und Homöopath Jan Scholten hat insgesamt 193 handelsübliche Kräuter auf ihren

---

[120] http://de.wikipedia.org/wiki/Liste_der_K%C3%BCchenkr%C3%A4uter_und_Gew%C3%BCrzpflanzen#cite_note-1 (Stand 08. April 2016)
[121] FRANKE, W., Institut für Landwirtschaftliche Botanik der Universität Bonn, Ernährungswiss. Umschau 28.6.1981

Mineralstoffgehalt hin untersucht und die Ergebnisse in seinen Arbeiten „Minerals in Plants"[122] Band 1 und 2 veröffentlicht. Während in Band 1 nur 22 Elemente analysiert wurden, sind es in Band 2 insgesamt 59 Elemente. Der interessierte Leser kann hier nachschlagen in welchen Mengen auch die unbekannten Elemente, wie z.B. Gallium, Indium, Lanthan, Neodym usw., in einzelnen Kräutern vorkommen.

5.3.3 Die Pseudogetreide Amaranth, Quinoa und Buchweizen

Pseudogetreide sind Körnerfrüchte von Pflanzenarten, die nicht zur Familie der Süßgräser (dazu gehören die echten Getreidearten, s. Kap. 5.3.4) gehören. Die Früchte sind meist sehr reich an Stärke, Eiweiß, Mineralstoffen und Fett.[123] Zu den häufigsten und bekannteren Pseudogetreiden gehören Amaranth, Quinoa und Buchweizen. Ihnen ist gemeinsam, dass sie glutenfrei sind. Gluten ist das sogenannte Klebereiweiß.

Alle Pseudogetreide werden für den AUREOLUS® in der Qualität „kontrolliert biologischer Anbau" ausgewählt. Gehen wir nun auf die einzelnen Rohstoffe näher ein.

Amaranth

Das Wort „Amaranth" entstammt dem Griechischen und bedeutet so viel wie „die Eine, die nicht vergeht/ewig blüht"[124]. Amaranth zählt zu den ältesten Nutzpflanzen der Menschheit. Es wurden Samen von Amanranth in fast 9000 Jahre alten Gräbern gefunden. Bei den Azteken, Inka und Maya waren die getreideähnlichen Amaranth-Körner neben Quinoa und Mais ein Hauptnahrungsmittel. Nach der Wiederentdeckung in der Mitte des letzten Jahrhunderts wurde der Anbau dieses

---

[122] Jan Scholten: Minerals in Plants ISBN: 90-74817-06-8, 1. März 2001 und Minerals in Plants 2 ISBN: 90-74817-13-0, 1. August 2002. Jan Scholten studierte Chemie, Philosophie, Medizin, Akupunktur und Homöopathie. Des Weiteren studierte er zusätzliche Gebiete der alternativen Medizin wie Orthomolekularmedizin, Kräuterlehre und Bachblüten-Arzneimittel
[123] http://de.wikipedia.org/wiki/Pseudogetreide (Stand 08. April 2016)
[124] http://de.wikipedia.org/wiki/Amarant_(Pflanzengattung) (Stand 08. April 2016)

wertvollen Pseudogetreides unter Leitung von Professor L. S. Kalinowski in Peru intensiv vorangetrieben.

Bezüglich des Nährstoffgehaltes ist Amaranth sehr wertvoll. Der Mineralstoffgehalt in Amaranth ist höher als in den herkömmlichen Getreidesorten, wobei vor allem Magnesium, Calcium, Eisen und Zink hervorzuheben sind. Der hohe Eisengehalt in Amaranth ist besonders für Frauen in der Schwangerschaft und in der Stillzeit sowie für Menschen mit Eisenmangel sehr vorteilhaft. Weiterhin enthält Amaranth sämtliche essentielle Aminosäuren und der Proteingehalt ist mit etwa 15 bis 18 Prozent sehr viel höher als in den herkömmlichen Getreiden. Der Gehalt an Lysin, einer essentiellen Aminosäure, ist in Amaranth fast doppelt so hoch wie in den anderen Getreidearten. Lysin ist wertvoll für eine gesunde Haut und starke Knochen.

Professor Kalinowski sagt über Amaranth: „Das Korn verzögert das Altern, stärkt das Gedächtnis und die Nervenkraft, heilt Magengeschwüre und Tuberkulose."[125]

Aufgrund seines Nährstoffreichtums wird Amaranth seit Jahrtausenden von gesunden, langlebigen und leistungsfähigen Völkern Südamerikas als Grundnahrungsmittel verwendet.

Quinoa

Ähnlich wie Amaranth stammt auch Quinoa aus Südamerika und wird dort hauptsächlich in Ecuador, Peru und Bolivien angebaut. Schon seit 6000 Jahren dient die Pflanze den Andenvölkern als lebenswichtiges Grundnahrungsmittel. Quinoa wird auch Inkareis oder das „Gold der Inka" genannt.[126]

Es ist ebenfalls ein hervorragendes Grundnahrungsmittel und enthält alle neun essentiellen Aminosäuren und viele lebenswichtige Vi-

---

[125] Jasmin Staab: Neurodermitis – Der Weg aus der Verzweiflung 2007, S. 115, ISBN 978-3-00-020980-2
[126] http://www.zentrum-der-gesundheit.de/quinoa.html (Stand 08. April 2016)

tamine und Mineralstoffe. Vor allem Calcium, Magnesium, Eisen, Mangan und Kupfer sind sehr reichhaltig vorhanden.

Im Jahre 1993 machte ein Bericht der NASA Quinoa als „neues" Getreide international bekannt. Quinoa eignet sich, laut Aussage der NASA, durch seine hohen Eiweißwerte und einzigartige Aminosäurestruktur besonders für die Nutzung in „kontrollierten ökologischen Lebenserhaltungssystemen" (z.B. Raumstationen oder Kolonien im Weltraum).[127]

Buchweizen

Buchweizen wird in China seit 4600 Jahren und in Japan seit 3500 Jahren kultiviert.[128] In China und Rußland ist er auch heute noch ein wichtiges Grundnahrungsmittel. Auch die Japaner verzehren große Mengen in Form von Buchweizennudeln.

Buchweizen ist reich an Kalium, Eisen, Kalzium, Magnesium und Kieselsäure sowie an Vitamin B1, B2 und Vitamin E. In seiner biologischen Wertigkeit übertrifft das Buchweizen-Eiweiß alle Getreidesorten. Die Körner enthalten die zwei- bis dreifache Menge der lebenswichtigen Eiweißbausteinen Lysin und Tryptophan und liefern viel Lezithin. Lysin und Lezithin gelten als wichtige Gehirn- und Nervennahrung und sollen die Lernfähigkeit verbessern. Tryptophan sorgt für guten Schlaf.[129]

Buchweizen hat auch für die Schönheit etwas zu bieten. Es sorgt für die Straffung des Bindegewebes und wirkt sich positiv auf Haare und Fingernägel aus.

---

[127] Greg Schlick and David L. Bubenheim: Quinoa: An Emerging "New" Crop with Potential for CELSS (PDF; 502 kB) bei ntrs.nasa.gov (Stand 08. April 2016)
[128] http://de.wikipedia.org/wiki/Buchweizen (Stand 08. April 2016)
[129] http://www.naturkost-web.de/warenkunde/buchweizen.htm (Stand 08. April 2016)

5.3.4 Die Getreide (Dinkel, Gerste, Hafer, Hirse und Kamut)

Das Wort Getreide leitet sich aus dem mittelhochdeutschen Wort „getregede" ab und heißt so viel wie „das [von der Erde] Getragene".[130] Weizen, Roggen, Gerste, Hafer, Reis, Mais und Hirse zählen zu den 7 Hauptgetreidesorten. Bei der Zubereitung des AUREOLUS® werden Kamut, Hafer und Hirse sowie in einigen Pulvern auch Dinkel und Gerste verwendet. Dinkel ist dem Weizen verwandt und Kamut bzw. Khorasan-Weizen ist die Bezeichnung für eine alte Weizensorte, die erheblich wertvollere Eigenschaften hat als der moderne Industrieweizen.

Alle Getreide für den AUREOLUS® werden als ganzes Korn in der Qualität „kontrolliert biologischer Anbau" ausgewählt.

Kamut

Kamut® ist genau genommen ein Markenname für den Khorasan-Weizen. Khorasan-Weizen ist eine Kulturform des Hartweizens, der vor etwa 6.000 Jahren aus dem wilden Emmer (ein „Urgetreide") hervorgegangen und eine der ältesten Getreidearten ist. Im Jahre 1990 ließ die Familie Quinn aus den USA das Wort „KAMUT" als Warenzeichen registrieren, um die außergewöhnlichen Qualitäten des altertümlichen Khorasan-Weizens zu schützen und zu bewahren.[131] Kamut darf nicht gekreuzt und genmanipuliert werden. Weiterhin darf Kamut ausschließlich nur als zertifiziertes Bio-Getreide angebaut werden und es muss eine Mindestmenge des Elementes Selen (Se) aufweisen.

Kamut Khorasan-Weizen hat im Vergleich zu modernem Weizen einen höheren Gehalt an Protein und Mineralstoffen, vor allem an Selen, Zink und Magnesium. Selen ist bekannt für seine hohen antioxidativen Eigenschaften.

---

[130] http://www.duden.de/rechtschreibung/Getreide (Stand 08. April 2016)
[131] http://www.kamut.com/de/trademark.html (Stand 08. April 2016)

Besonders interessant im Zusammenhang mit Kamut und im Vergleich zu modernem Weizen sind die jüngeren Forschungen um die sogenannte Glutenunverträglichkeit. Es gibt viele veröffentlichte Berichte, die zeigen, dass Kamut von Menschen mit Getreideunverträglichkeiten wesentlich besser vertragen wird als moderner Weizen. Dies ist jedoch nicht allein durch die unterschiedlichen Glutenwerte zu erklären.[132]

Da die Glutenunverträglichkeit immer mehr zunimmt, wird dieses Thema in Kapitel 5.3.5 „Der AUREOLUS® und Getreideunverträglichkeiten" eingehender behandelt.

Hirse

Hirse ist das mineralstoffreichste Getreide und enthält insbesondere Silicium, Eisen und Magnesium. Hirse wirkt sich daher besonders positiv auf Knochen, Gelenke, Haut, Haar und Nägel aus. Aus diesem Grunde wird Hirse auch als Lebensmittel für die Schönheit bezeichnet. Durch den hohen Anteil an Silicium leistet die Hirse einen wichtigen Beitrag für die Elastizität und Spannkraft des Bindegewebes und beeinflusst den Haut-Stoffwechsel positiv.

Hirse ist ein glutenfreies Getreide. Somit wird es gerne zur Herstellung glutenfreier Backwaren verwendet. Weiterhin kann es auch zur Herstellung von glutenfreiem Bier verwendet werden.

Hafer

Mit dem Anbau von Hafer begann der Mensch erst vor etwa 3.000 Jahren. Hervorzuheben ist seine Widerstandsfähigkeit, weshalb er auch auf kargen Böden gedeiht.

Der außergewöhnlich hohe Gehalt an Vitaminen sowie Nähr- und Mineralstoffen (Eisen, Magnisium, Calcium, Silicium, Selen, Kupfer, Mangan, Zink, Phosphor) macht Hafer zum wichtigen Bestandteil einer

---

[132] http://www.kamut.com/de/research.html#focus (Stand 08. April 2016)

gesunden Ernährung. Zudem ist er glutenarm. Regelmäßiger Verzehr von Hafer wirkt sich positiv auf Haut, Haare und Nerven und somit auch auf die Psyche aus.

Besonders wertvoll ist der hohe Ballaststoffanteil von etwa 10 % des Gesamtgewichts, wobei ein ausgewogenes Verhältnis von löslichen und unlöslichen Ballaststoffen vorliegt. Unter Ballaststoffen versteht man weitgehend unverdauliche Nahrungsbestandteile, die vorwiegend in pflanzlichen Lebensmitteln (Getreide, Obst, Gemüse, Hülsenfrüchte) vorkommen. Entgegen der früheren Auffassung sind Ballaststoffe ein wichtiger Bestandteil der Ernährung. Während die **unlöslichen Ballaststoffe** („Füllstoffe") kein Wasser aufnehmen und das Stuhlvolumen erhöhen und somit die Darmbewegung und die Ausscheidung aktivieren, wirken die **löslichen Ballaststoffe** („Quellstoffe") auf eine Vielzahl von Verdauungs- und Stoffwechselprozessen ein.[133]

Hafer beinhaltet Beta-Glucane, eine besondere Form von löslichen Ballaststoffen. Beta-Glucane sind in der Lage Wasser zu binden und bilden im Darm eine zähflüssige Lösung. Diese schützt die Darmschleimhaut und sorgt für einen längeren Nährstoffabbau im Dünndarm, der eine verzögerte Magenentleerung und damit einen langsameren Anstieg des Blutzuckerspiegels zur Folge hat. Über ihre große Oberfläche absorbieren die Beta-Glucane überflüssige Stoffe im Darm, z.B. die Gallensäuren, und fördern somit deren Ausscheidung. Der Körper muss neue Gallensäuren mit Hilfe von Cholesterin bilden, wodurch der Cholesterinspiegel auf einem gesunden Level gehalten wird.

Dinkel

Dinkel gehört zusammen mit den Urgetreidesorten „Einkorn" und „Emmer" zu den „Spelzgetreiden". Bei diesen Getreidearten ist das eigentliche Korn von einer Schutzhülle – der Spelzhülle – umgeben. Die Spelzhülle hat die Funktion, das Korn vor Schädlingen, Pilzen und vielen

---

[133] http://www.alleskoerner.de/inhaltsstoffe.html#c95 (Stand 08. April 2016)

Umwelteinflüssen zu schützen. Daher ist Dinkel ein sehr widerstandsfähiges Getreide. Da Dinkel schwieriger zu verarbeiten ist als Weizen und auch geringere Ernteerträge einbringt, wurde er verdrängt.

In neuerer Zeit erlebt der Dinkel wieder eine Renaissance, insbesondere im Gesundheitsbereich, da er von vielen Allergikern geschätzt wird. Dinkel bildet eine der Hauptsäulen in der Ernährungslehre der Hildegard-Medizin. Hildegard von Bingen (* 1098; † 1179) sah im Dinkel ein besonders wichtiges Lebensmittel, das für den Menschen in jeder Lebenslage geeignet und förderlich ist.

Gerste

Gerste, Einkorn und Emmer waren die ersten vom Menschen gezielt angebauten Getreidearten. Die ältesten Funde von Gerstenkörnern sollen bis 15.000 v. Chr. zurückgehen.

Neben seiner Bedeutung als Viehfutter kommt Gerste vor allem in Grütze, Graupen und Gerstenkaffee (Malzkaffee) zum Einsatz. Weiterhin wird die Sommergerste als Braugerste für die Bierherstellung verwendet. Der Gerste werden auch Heilwirkungen zugesprochen. Gerstenwasser, auch als „Tisane" bezeichnet, war im 19. Jahrhundert ein beliebtes Stärkungsgetränk für kranke Menschen. Schösslinge wirken entwässernd und fiebersenkend. In Japan und Korea wird Gerstentee getrunken.[134]

5.3.5 Das AUREOLUS®-Pulver bei Glutenunverträglichkeiten

Der Begriff Gluten (lat. „Leim") ist eine Sammelbezeichnung für ein Stoffgemisch aus bestimmten Speicherproteinen in Weizen (einschließlich Dinkel, Grünkern, Kamut und Einkorn), Roggen, Gerste und eventuell Hafer. Gluten ist ein Klebereiweiß, das seine besonderen Eigenschaften beim Backen von Teigwaren entfaltet. Es macht den Teig elas-

---

[134] http://de.wikipedia.org/wiki/Gerste (Stand 08. April 2016)

tisch, bindet Flüssigkeit und sorgt für den Zusammenhalt in Brot und Gebäck.

Die Proteinbestandteile Gliadin und Glutenin (Weizen), Secalin (Roggen) und Hordein (Gerste) im Gluten können bei etwa 1 % der Bevölkerung eine schwere Schädigung der Dünndarmschleimhaut auslösen, die Zöliakie genannt wird. Die Darmzotten bilden sich zurück und die Dünndarmschleimhaut entzündet sich. Durch die Schädigung der Dünndarmschleimhaut werden Nährstoffe nur unzureichend aufgenommen und verbleiben zum Teil unverdaut im Darm. Dadurch entstehen Symptome wie Gewichtsverlust, Durchfall, Erbrechen, Appetitlosigkeit, Müdigkeit und Depressionen.[135]

Der Begriff „Glutensensitivität" (auch „Weizensensitivität" genannt) bezeichnet eine weitere Glutenunverträglichkeit, bei der allerdings keine Schädigung der Dünndarmschleimhaut eintritt. Sowohl bei der Zöliakie als auch bei „Glutensensitivität" wird eine glutenfreie Diät empfohlen um die oben genannten Beschwerden zu vermeiden. Ernährt man sich glutenfrei, baut sich die Darmschleimhaut wieder auf und die Beschwerden verschwinden wieder.

Die Herausforderung für die Betroffenen besteht darin, sich tatsächlich glutenfrei zu ernähren. Die übliche Mischkost gesunder Menschen enthält ca. 13 g Gluten pro Tag. Eine Scheibe Brot wiegt etwa 40 g und enthält ca. 2,5 g Gluten. Bereits der Verzehr von 50 – 100 mg (!) Gluten pro Tag kann bei von Zöliakie betroffenen Menschen zu Schleimhautschädigungen führen.[136] Gegenwärtig wird davon ausgegangen, dass eine Gesamtmenge von 50 mg Gluten am Tag von den meisten Patienten symptomfrei toleriert wird. Einen gesicherten Grenzwert gibt es derzeit nicht. Der derzeitige Stand der Wissenschaft ist, dass eine Glu-

---

[135] http://de.wikipedia.org/wiki/Z%C3%B6liakie (Stand 08. April 2016)
[136] Caspary WF (2008) Gluten – Vorkommen und Toxizität bei Zöliakie. Zeitschrift für Gastroenterologie 46: 675–680

tenaufnahme von maximal 10 mg am Tag nicht überschritten werden sollte.[137]

Wenden wir uns nun einer Abschätzung für das AUREOLUS®-Pulver zu. Von allen Zutaten des AUREOLUS® sind Kamut und Hafer diejenigen, die Gluten enthalten. In einer Stellungnahme der Deutschen Zöliakie-Gesellschaft e. V. vom August 2014 heißt es, dass Hafer von der überwiegenden Mehrheit der erwachsenen Betroffenen in Mengen von bis zu 50 g pro Tag beschwerdefrei vertragen wird.[138] In Bezug auf Kamut (s. Kap. 5.3.4) ist bekannt, dass er wesentlich besser vertragen wird als moderner Weizen. Neben der Zöliakie gibt es die bereits erwähnte „Glutensensititvität". Etwa 5 – 10 % der Bevölkerung sollen von Glutensensititvität betroffen sein! Die Forschungen um Professor Dr. Detlef Schuppan (Arbeitsgruppe in Boston und Universitätsklinik Mainz) zeigen, dass nicht allein das Gluten, sondern auch andere Getreide-Moleküle, wie Amylase-Trypsin-Inhibitoren, kurz ATIs, bei der Glutensensitivität eine Rolle spielen.[139] Die ATIs sind stark an den Glutengehalt gekoppelt und kommen vor allem in Weizen, Gerste und Roggen vor. Der Anteil an ATIs ist in den ganz alten Weizensorten um etwa ein Fünffaches geringer als im modernen Weizen. Das mag eine Erklärung dafür sein, warum Kamut von Betroffenen besser vertragen wird als der moderne „Hochleistungs-Weizen".

Erst in jüngerer Zeit wurden Analysen zum Glutengehalt in Getreiden durchgeführt und veröffentlicht.[140] Da Kamut bisher nicht analysiert wurde, wird für eine Abschätzung des AUREOLUS®-Pulvers der Analysenwert für Weizen zu Grunde gelegt. Bezogen auf ein Kilogramm

---

[137] Holtmeier W. (2006) Therapie und Management der Zöliakie. Zeitschrift für Gastroenterologie 44: 1167–1175

[138] https://www.dzg-online.de/hafer.52.0.html (Stand 08. April 2016)

[139] Wheat amylase trypsin inhibitors drive intestinal inflammation via activation of toll-like receptor, Junker Y, Zeissig S, Kim SJ, Barisani D, Wieser H, Leffler DA, Zevallos V, Libermann TA, Dillon S, Freitag TL, Kelly CP, Schuppan D. J Exp Med. 2012 Dec 17; 209 (13): 2395-408. doi: 10.1084/jem.20102660. Epub 2012 Dec

[140] H. Köhler, G. Andersen in Zusammenarbeit mit M. Rubach, W. Schaecke (KErn - Kompetenzzentrum für Ernährung an der Bayerischen Landesanstalt für Landwirtschaft) Freising): Analyse von Glutengehalten in Getreide und getreidehaltigen Produkten (http://www.hdbi.de/Dzoeliakie.html)

AUREOLUS®-Pulver haben Kamut und Hafer jeweils einen Anteil von 125 g. Die durchschnittlichen Analysenwerte für Gluten betragen im Weizen 7.700 mg/100 g und im Hafer 4.557 mg/100 g, d.h. hier umgerechnet 9.625 mg/125 g und 5.696 mg/125 g. In der Summe der beiden Getreide Weizen und Hafer (250 g) liegt der Glutengehalt somit bei 15.321 mg. In einem kg AUREOLUS®-Pulver sind also im Durchschnitt 15.321 mg Gluten zu erwarten, d.h. 15,3 mg Gluten in 1g AUREOLUS®-Pulver. Das bedeutet, dass etwa 0,6 g AUREOLUS®-Pulver von einem an Zöliakie erkrankten Menschen ohne Beschwerden über einen längeren Zeitraum eingenommen werden können, da der Grenzwert von 10 mg pro Tag nicht überschritten wird. Bereits 0,1 g des AUREOLUS®-Pulvers können zu dem Effekt der Remineralisierung (s. Kap. 5.5.2, Abschnitt „Remineralisierung") beitragen und gerade bei empfindlichen Menschen beträgt die Verzehrempfehlung 0,1 – 0,2 g pro Tag.

Es gibt Menschen, die laut eigener Aussage an einer Glutenunverträglichkeit leiden und den AUREOLUS® gut vertragen. Natürlich gibt es auch Ausnahmen. Daher sollte immer im Einzelfall entschieden werden, ob eine an Zöliakie erkrankte Person das AUREOLUS®-Pulver verzehren kann oder nicht.

5.3.6 Die Ballaststoffe – Haferfaser und Apfelfaser

Einige AUREOLUS®-Pulver werden durch die Zugabe von Ballaststoffen (Haferfaser und Apfelfaser) abgerundet. Haferfaser ist ein heller, feinfaseriger und unlöslicher Ballaststoff. Apfelfaser ist reich an löslichem Apfelpektin und unlöslichen Faserstoffen.

Ballaststoffe kommen in Getreide, Obst, Gemüse und Hülsenfrüchten vor. Die DGE (Deutsche Gesellschaft für Ernährung) empfiehlt eine tägliche Ballaststoffzufuhr von 30 g pro Tag.[141] Hiervon sollten 20 g auf unlösliche und 10 g auf lösliche Ballaststoffe entfallen. Zudem berichtete die DGE schon im Jahre 1984, dass die durchschnittliche Aufnahme

---

[141] http://www.dge.de/wissenschaft/referenzwerte/kohlenhydrate-ballaststoffe/ (Stand 08. April 2016)

von Ballaststoffen in der Bevölkerung unter 20 g pro Tag liegt, wodurch ein Defizit von gut 10 g pro Tag zu verzeichnen ist. Diese Unterversorgung soll für die Entstehung von Zivilisationskrankheiten (Bluthochdruck, Fettleibigkeit, koronare Herzkrankheiten, Diabetes) mitverantwortlich sein.

Im Zuge des reduktionistischen Denkens und der industriellen Verarbeitung von Lebensmitteln wurden Ballaststoffe als „Ballast" angesehen und aus vielen Lebensmitteln entfernt. Man wollte die Hauptnährstoffe und den Energiegehalt der Lebensmittel erhöhen. Eine Umkehr dieser Tendenz begann erst in den sechziger Jahren als Ergebnis epidemiologischer Untersuchungen. Aufgrund der großen Bedeutung von Ballaststoffen für die Ernährung ist der Begriff „Ballaststoffe" eher irreführend und könnte besser durch den Begriff „Faserstoffe" ersetzt werden.

5.4 Die AUREOLUS®-Methode

„Eine Entdeckung kommt zu früh, wenn sich ihre Folgerungen nicht über einfache, logische Schritte mit dem kanonischen oder allgemein akzeptierten Wissen der Zeit verbinden lassen." G. Stent 1972

Dieser Satz stammt von dem US-amerikanischen Molekularbiologen, Neurowissenschaftler und Wissenschaftsphilosophen Gunther Stent (* 28. März 1924; † 12. Juni 2008). Wenn wir sagen, dass der AUREOLUS® ein pflanzliches Mineralpulver ist, das mit Hilfe einer alchemistischen Methode zubereitet wird, so ist das zunächst schwer nachvollziehbar, weil wir auf keinerlei Erfahrungen oder Wissen darüber zurückgreifen können, *wie* ein Lebensmittel alchemistisch zubereitet werden kann und *welche Eigenschaften* dabei herauskommen. In diesem Kapitel geht es also darum, sich dem Thema der Zubereitung des AUREOLUS® schrittweise anzunähern, um es mit dem „allgemein akzeptierten Wissen der Zeit" zu verknüpfen.

Wenn wir von Gewürzen oder Wildkräutern sprechen, dann stellt sich auch immer die Frage nach der Zubereitung. In den uns bekannten Wissenschaften ist der Zweig, der sich mit technischen Prozessen beschäftigt, *„in denen aus einem Roh- oder Ausgangsmaterial ein Produkt durch die Nutzung chemisch-physikalischer oder biologischer Vorgänge geschaffen wird"*[142], als **Verfahrenstechnik** bekannt. Der Begriff Verfahrenstechnik ist also ein Sammelbegriff für alle Prozesse, die ausgehend von einem Rohstoff bis zur Fertigstellung eines Produktes ablaufen. Dabei geht es um die technische Umwandlung der Stoffe und das materielle Endprodukt steht im Vordergrund.

Bei der Zubereitung des AUREOLUS® als pflanzliches Mineralpulver ist der technische Prozess eher zweitrangig, da es um einen lebendigen Prozess geht. Daher wählen wir hier den Begriff der **Methode**.

> Die Zubereitung eines AUREOLUS®-Pulvers, einer AUREOLUS®-Essenz und aller davon abgeleiteten Endprodukte wird als die **AUREOLUS®-Methode** definiert.

Bei einer Methode geht es um *die Art und Weise eines Vorgehens*. Dazu ein Beispiel: Wenn Oma einen Kuchen backt, dann hat sie durchaus ein Rezept, das sie anwendet. Wesentlich ist hier aber die Art und Weise, *wie* – das heißt mit welcher inneren Geisteshaltung – sie bei der Zubereitung vorgeht. Daraus eine Verfahrenstechnik mit Richtlinien unter Berücksichtigung von DIN-Normen entwickeln zu wollen, wäre insofern Unsinn, als dann dem „mit Liebe" gebackenen Kuchen die *Qualität* entzogen würde. Der Kuchen wäre zu einem technischen Endprodukt geworden.

Der Begriff der Qualität spielt bei der AUREOLUS®-Methode eine große Rolle.

---

[142] http://de.wikipedia.org/wiki/Verfahrenstechnik (Stand 08. April 2016)

In den materiell orientierten Wissenschaften und deren Anwendungen in der Praxis gibt es ebenfalls den Begriff der Qualität. Dieser bezieht sich auf die objektiv messbaren Merkmale eines Produktes, wie z.B. Gewicht, Materialeigenschaften und ähnliches. Die Qualität bzw. materielle Hochwertigkeit wird beim AUREOLUS® vorausgesetzt und ist hier nicht gemeint.

Im Zusammenhang mit dem AUREOLUS® bezieht sich der Begriff „Qualität" – über die materielle Qualität, wie z.B. die „Reinheit" der Rohstoffe hinaus – auf das Wesenhafte einer Substanz, das verborgen und mit klassischen Methoden meistens nicht messbar und analysierbar ist.

Am Beispiel des Trinkwassers, das für die Zubereitung des AUREOLUS®-Pulvers verwendet wird, soll dies erläutert werden. Das Wasser, das in Deutschland unsere Häuser erreicht, trägt die Bezeichnung Trinkwasser. Die Qualität wird durch eine sogenannte Trinkwasserverordnung geregelt, die dafür sorgt, dass das Wasser auf einer bestimmten Qualität bleibt. Der Begriff Qualität bezieht sich hierbei auf die Schadstoffe, die bestimmte Grenzwerte nicht überschreiten dürfen. Für die Zubereitung des AUREOLUS® ist diese Qualität nicht ausreichend. So wird das Trinkwasser durch eine Umkehrosmoseanlage geleitet, wodurch die restlichen Keime sowie etwa 90 % der im Trinkwasser gelösten Stoffe herausgefiltert werden. Das auf diese Weise **quantitativ** gereinigte Wasser wird dann **qualitativ** vitalisiert, indem sowohl die Schuhmann-Frequenz als auch 64 lebenswichtige Mineralstoffe aufgeprägt werden. Das so aufbereitete Wasser wird dann in der eigentlichen AUREOLUS®-Methode verwendet (s. Kap. 5.4.2).

5.4.1 Der Aufschluss wertvoller Stoffe

In Kapitel 2.2.3 wurde ein allgemeiner Überblick über die verschiedenen Zubereitungsformen von Pflanzen gegeben. Die Grundprinzipien werden hier noch einmal wiederholt.

Ziel der Zubereitung von Pflanzen ist es, die wertvollen Inhaltsstoffe sowohl der bekannten als auch der unbekannten Stoffe in ihrem Wirkstoffverhältnis zu erhalten, aufzuschließen und für den menschlichen Organismus verfügbar zu machen. Das Verfahren, bei dem die Wirkstoffe aus den Pflanzen extrahiert (von lat. *extrahere* „herausziehen") werden, nennt man einen Auszug. Je nach Art des Auszuges – z.B. wasserlöslicher Auszug, alkohollöslicher Auszug oder fettlöslicher Auszug – werden spezielle Aspekte der Kräuter hervorgehoben. So werden z.B. bei einem Teeaufguss hauptsächlich die wasserlöslichen Wirkstoffe aus den Pflanzen herausgelöst. Der Nachteil ist, dass alkoholische, fettlösliche und unlösliche Stoffe im Teeauszug fehlen und der Kräuterrückstand sogar verworfen wird („Abfall"). Das gilt grundsätzlich für jeden Auszug. In allen Extraktionsverfahren fehlen immer bestimmte Stoffe. In der klassischen Pharmazie ist das kein Problem. Dort geht es immer um einen Auszug oder einen Extrakt bestimmter Wirkstoffanteile – unter der stillschweigenden Voraussetzung, dass die nicht extrahierten Anteile „unbedeutend" sind.

Wenn man jedoch ganzheitlich denkt, dann erscheint es sinnvoll, **alle Stoffgruppen** der Pflanzen zu verarbeiten. Die Frage lautet nun: Wie könnte eine Methode aussehen, bei der die **wasser**löslichen, **alkohol**löslichen und **fett**löslichen Stoffe gelöst und an Lebensmittel gebunden werden? Bei einer ganzheitlichen Betrachtung sind darüber hinaus auch die **un**löslichen Stoffe von Bedeutung, da **im Stoffwechsel des Menschen oder des Tieres selbst** noch ein Aufschluss stattfinden kann.

Die AUREOLUS-Methode ist eine **universelle und ganzheitliche Methode**. Es können **alle ganzen Pflanzen, Pflanzenteile, Pflanzenmischungen und traditionellen Kräuterrezepte** verarbeitet werden. Pflanzenteile sind definiert als:

Samen	Wurzel	Stängel
Blatt	Kraut	Blüte
Rinde (Holz)	Frucht	Sprosse

5.4.2 Die Arbeitsschritte

Grundsätzlich werden fast alle Arbeitsschritte von Hand getätigt. Nachfolgend sollen die einzelnen Arbeitsschritte kurz skizziert werden. Natürlich verbirgt sich hinter jedem Schritt sehr viel „gewusst wie". Im Wesentlichen sind die Prozesse der Natur entlehnt. Die Natur arbeitet einfach und effektiv, während unser Verstand kompliziert arbeitet.

Zerkleinerung (Mahlen)

Der erste Schritt bei der Zubereitung des AUREOLUS® sind besondere Mahlprozesse aller verwendeten Pflanzen. Die Pflanzen oder Pflanzenteile (z.B. Blätter, Blüten, Wurzeln etc.) werden direkt vor der Zubereitung zerkleinert bzw. vermahlen. Mit zunehmender Zerkleinerung vergrößert sich die Oberfläche. Durch die Vergrößerung der Oberfläche können die feinen Pflanzenpulver viel leichter umspült und durchspült werden, was wiederum das Herauslösen der Inhaltsstoffe mit Hilfe eines Lösemittels erleichtert. Beim AUREOLUS® wird als Lösemittel Wasser verwendet.

Wässriger Aufschluss

Die vermahlenen Pflanzen werden dem gereinigten und zuvor vitalisierten Wasser zugegeben und die Pflanzen geben ihre wasserlöslichen Inhaltsstoffe an das Wasser ab. Dies ist eine sehr schonende Methode. Es ist sogar möglich, die Oberflächenspannung des Wassers zu senken ohne irgendwelche „Hilfsstoffe" zu verwenden, da in den Pflanzen selbst Stoffe enthalten sind, die die Oberflächenspannung reduzieren. Der AUREOLUS® besteht ausschließlich aus Pflanzen und beinhaltet keine zusätzlichen Stoffe!

Was verstehen wir unter Oberflächenspannung? Die Oberflächenspannung verursacht zum Beispiel, dass sich Wassertropfen bilden, dass einige Insekten auf der Wasseroberfläche laufen können und dass eine Rasierklinge auf dem Wasser „schwimmt", obwohl sie viel schwerer ist als Wasser. Wir kennen das Phänomen der Oberflächenspannung aus der Küche. Warum wird bei einer Teezubereitung das Wasser gekocht? Durch das Kochen wird die Oberflächenspannung des Wassers gesenkt und dadurch werden die Inhaltsstoffe viel leichter an das Wasser abgegeben.

Für die AUREOLUS®-Methode wurde ein einfacher Weg gefunden, die Oberflächenspannung zu senken. Damit können die wasserlöslichen Stoffe aus den Pflanzen auf sehr schonende Weise herausgelöst werden.

Die Idee, Pflanzen zu vermahlen und mit Wasser zu vermischen, ist in den letzten Jahren bekannt geworden unter der Bezeichnung „Smoothie". Der Begriff „Smoothie" kommt aus dem Englischen und heißt so viel wie „fein" oder „cremig". Gemeint ist damit die Konsistenz eines Mixgetränkes aus ganzen Pflanzen (Obst, Salate, Wildkräuter) und Wasser.

Aus der Sicht der AUREOLUS®-Methode ist ein Smoothie ein wässriger Pflanzenaufschluss.

Enzymatische Prozesse (Hefe)

Während der wässrige Aufschluss abläuft, kommen bei der AUREOLUS®-Methode gleichzeitig enzymatische Hefeprozesse zur Anwendung.

Hefe wird vom Menschen schon seit Jahrtausenden verwendet. Der Wissenschaftliche Name der Backhefe lautet *Saccharomyces cerevisiae* (griech. saccharomyces „Zuckerpilz" und lat. cerevisiae „des Bieres"). Tatsächlich handelt es sich bei der Backhefe um einen Pilz, der Zucker in Alkohol verwandelt. Hefe wird zur Herstellung von Bier verwendet.

Eines der ältesten Braugetränke aus vergangenen Zeiten, als der Mensch noch Honig von Wildbienen sammelte, dürfte der sogenannte „Met" gewesen sein, gewonnen aus Honig und Wasser und vergoren durch Hefe. Später wurde Hefe bei der Zubereitung von Sauerteigbrot und zur Herstellung von Vorläufern unseres Bieres verwendet. Bereits 2000 Jahre v. Chr. gab es in Babylonien und Ägypten eine hoch entwickelte Braukunst. Das Bier war nicht nur berauschend, sondern es gab den Menschen – vor allem durch den Gehalt an Hefe – Kraft und Ausdauer für schwere körperliche Arbeiten. Da das Bier früher nicht filtriert wurde, hatte es einen hohen Gehalt an Hefe.

Heute weiß man, dass Hefe sehr reichhaltig ist an B-Vitaminen, Mineralstoffen, essentiellen Aminosäuren, Eiweiß und Enzymen. Somit können wir nachträglich verstehen, warum Hippokrates sowie weitere bedeutende Persönlichkeiten, die uns schon in früheren Kapiteln begegnet sind, die Hefe als Medizin verwendeten und auch das Bier anpriesen.

So verordnete Dioskurides im 1. Jh. n. Chr. Hefe gegen Unterleibsbeschwerden. Tausend Jahre später nahm der bekannte persisch-arabische Arzt Avicenna die Hefe in sein Lehrbuch für angehende Ärzte auf und Hildegard von Bingen hat das stärkende Bier in ihre Klostermedizin eingebracht. Paracelsus pries das Bier als „göttliche Medizin" für kranke Menschen, insbesondere bei Verdauungsbeschwerden und Steinleiden. Ebenso empfahl Pfarrer Kneipp die Hefe und den Gerstensaft zur Gesunderhaltung.

Bei der AUREOLUS®-Methode wird Hefe im Besonderen dazu verwendet, die Pflanzen aufzuschließen, wobei der Schwerpunkt auf den Mineralstoffen liegt. Während des Vergärungsprozesses mit Hefe wird Alkohol gebildet und es kommt dadurch zu einem alkoholischen Aufschluss der pflanzlichen Inhaltsstoffe. Die Teilschritte der AUREOLUS®-Methode, welche in diesem Kapitel bisher beschrieben wurden, fußen noch auf allgemein bekannten Grundprinzipien. Der Kernschlüssel bei der AUREOLUS®-Methode ist jedoch ein alchemistischer Prozess.

Der alchemistische Prozess – solve et coagula

Im Verlauf des alchemistischen Prozesses werden die weiteren Aufschlüsse nicht nacheinander in Teilfragmenten durchgeführt, sondern es erfolgt ein gleichzeitiger, ganzheitlicher Aufschluss der übrigen Pflanzeninhaltsstoffe.

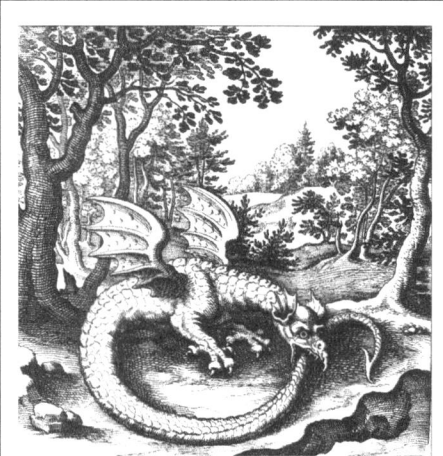

Abb. 8: Der Drache Ouroboros in dem alchemistischen Werk „De Lapide Philosophico", herausgegeben 1625 von Lucas Jennis in Frankfurt.

Das Grundprinzip dieses Prozesses ist das Lösen und Binden („solve et coagula"), wie in Kapitel 3.1.3.1 beschrieben. Das Lösen und Binden ist ein zyklischer Prozess. Symbolisch wird der zyklische Prozess in alchemistischen Werken durch einen Drachen (Ouroboros) dargestellt, der sich in seinen eigenen Schwanz beißt. Kopf und Rumpf des Drachens symbolisieren die Phase der *Ausdehnung*, in der die Verknüpfung von Geist und Materie gelockert wird und der hintere Teil des Drachens symbolisiert die *Verdichtung*. In dieser Phase der Verdichtung wird die verfeinerte und „erhöhte" Schwingung (Geist) wieder an die Materie gebunden und gefestigt. Die drei Grundprinzipien Sal, Mercurius und Sulphur, wie in Kapitel 3.1.3.2 beschrieben, sind hier in Aktion.

Bei der AUREOLUS®-Methode ist zum einen die genaue Temperaturführung der Wärmezufuhr und zum anderen der Zeitablauf entscheidend. Der Prozess des Lösens und Bindens wird vielfach wiederholt, wodurch die Qualität des entstehenden AUREOLUS®-Produktes immer mehr zunimmt.

Noch wichtiger ist die innere Geistes-Haltung desjenigen Menschen, der den Prozess begleitet, während der physische Aufschluss abläuft. Im Idealfall ist die Geistes-Haltung geprägt von **Selbstlosigkeit** und **Hingabe**.

Es sei besonders hervorzuheben, dass der Autor ein Schüler der Alchemie ist und kein Meister. Das nachfolgende Zitat dient dabei als Richtschnur für ein hohes Ziel, das es anzustreben gilt.

„Im Laboratorium ist es gleichgültig, ob man ein moralisch hochstehender oder tiefstehender Mensch ist. Nicht aber ist das der Fall, wenn man es mit Ätherkräften zu tun hat. Die moralische Veranlagung geht dann in das Produkt über. Daher wäre es für den heutigen Menschen noch nicht möglich, diese Fähigkeit [den Umgang mit den Ätherkräften, Anm. d. Autors] *zu entwickeln, wenn er so bleibt wie er ist. Der Laboratoriumstisch muß erst zum Altar werden. Das wird schon bald kommen."*[143]

Trocknungsprozesse

Zum Abschluss des Herstellungsprozesses wird die entstandene Masse getrocknet. Bei der AUREOLUS®-Methode wird die sehr schonende und langsame Trocknung des Dörrens angewendet.

Dörren ist vermutlich abgeleitet von dem Wort „Darre", einer gitterartigen Einrichtung zum Trocknen von Lebensmitteln an der Luft. Wahrscheinlich ist das Dörren die älteste Methode zum Trocknen und Konservieren von Lebensmitteln.

Die noch feuchte AUREOLUS®-Masse wird in Stücke zerkleinert und bei 35°C in einem Dörrapparat getrocknet. Bei dieser Trocknung wird ein warmer Luftstrom im Gerät erzeugt, der an der Oberfläche des Produktes vorbeiströmt. Die Feuchtigkeitsschicht an der Oberfläche verdunstet und aus dem Inneren des Produktes fließt Wasser nach, das an der Oberfläche erneut verdunstet. Ab einem bestimmten Zeitpunkt ist der Wassergehalt des Produktes für ein weiteres Nachfließen zu gering.

Der getrocknete AUREOLUS® wird dann zerkleinert und zu Pulver vermahlen.

---

[143] Rudolf Steiner Nachlass-Verwaltung Buch 118: Das Ereignis der Christus-Erscheinung in der ätherischen Welt, Köln 27. Februar 1910, S. 90

Vermahlung

Selbst bei der Vermahlung ist die innere Geisteshaltung der Hingabe und Selbstlosigkeit entscheidend, da die feinstofflichen Qualitäten im Endprodukt stark herabgesetzt würden, wenn die Vermahlung beispielsweise in einem schlechten Gemütszustand durchgeführt würde.

5.5 Die Eigenschaften des AUREOLUS®-Pulvers

Der AUREOLUS® spricht für sich und möchte nichts beweisen. Wie bei einem Singvogel, den man nicht in seine Knochen, Federn und sonstige Bestandteile zerteilen kann um herauszufinden, „warum" er so schön singt, so ist es auch nicht möglich, den AUREOLUS® in reduktive materielle „Restanteile" zu zerlegen (Eiweiß, Kohlenhydrate, Mineralstoffe usw.) um herauszufinden, warum er besondere Eigenschaften besitzt. Auch der Singvogel ist mit seinem morgendlich in der Seele anrührenden Gesang streng „unwissenschaftlich", ja geradezu parawissenschaftlich anmutend.

Der AUREOLUS® kann analytisch und mit dem Verstand allein nicht erfasst werden, da während des alchemistischen Prozesses innerhalb der AUREOLUS®-Methode das „geistige Band" des Lebendigen erhalten bleibt und sogar noch verstärkt wird.

Selbst die physischen Eigenschaften sind – im Vergleich zu anderen Lebensmitteln – recht außergewöhnlich.

5.5.1 Die physischen Eigenschaften

Das AUREOLUS®-Pulver besteht ausschließlich aus Pflanzen und ist vollkommen ohne Zusätze oder Konservierungsstoffe. Im Folgenden werden einige seiner Eigenschaften beschrieben:

- Das AUREOLUS®-Pulver hat eine sehr lange Haltbarkeit von weit über 12 Jahren.
- Ein 12 Jahre altes Pulver riecht noch genauso frisch und aromatisch wie kurz nach seiner Zubereitung, vorausgesetzt

das Pulver wird trocken und kühl in einer dunklen Glasflasche gelagert.
- Die Temperaturstabilität ist sehr hoch. Das AUREOLUS®-Pulver kann in Brot eingebacken werden ohne seine besonderen Eigenschaften zu verlieren. Ein „einfaches" Kräuterbrot dagegen wird durch die Zugabe von Kräutern geschmacklich zwar aufgewertet, doch gehen viele der ursprünglichen Eigenschaften der Kräuter verloren.
- Im Vergleich zu einem Teeaufguss (s. Kap. 2.2.1) ist die Wirkung der Ernährungsstoffe etwa um den Faktor 10 und mehr erhöht.
- Die Ernährungsstoffe haben eine tiefe Stoffwechselwirkung bis in die tiefsten Schichten des Körpers hinein (Stabilisierung und Harmonisierung des Gesamtsystems).

Es soll an dieser Stelle ausdrücklich hervorgehoben werden, dass die gerade genannten Eigenschaften auf *Erfahrungen und Beobachtungen in der praktischen Anwendung* fußen und nicht durch klassisch wissenschaftliche Studien ermittelt wurden. Die obigen Aussagen sind also nach den Regeln der reduktionistischen Wissenschaften nicht belegt.

Die Mineralstoffzusammensetzung

Das AUREOLUS®-Pulver ist rein stofflich gesehen ein pflanzliches Mineralpulver. Natürlich sind in den verwendeten Wildgemüsen / Wild- und Gewürzkräutern auch Bitterstoffe, Schleimstoffe, Glykoside und viele weitere Stoffklassen mit ihren entsprechenden Eigenschaften enthalten. Doch der Schwerpunkt aller Betrachtungen liegt immer auf der Mineralstoffzusammensetzung, die wiederum aus der Zusammensetzung und Auswahl der Pflanzen hervorgeht. In Kapitel 2.2.1 (Die Leisenkur) wurden die Zusammenhänge detailliert beschrieben.

In Kapitel 4.3 haben wir uns mit der zentralen und unterschätzten Bedeutung der Mineralstoffe befasst. Mineralstoffe verhalten sich im Stoffwechsel wie Katalysatoren. Als katalytisch aktive Metalle üben sie eine überaus fundamentale und wichtige Funktion in den enzymatischen Prozessen aus (s. Kap. 4.3.1). Die Enzyme sind wiederum *die* eigentlichen Katalysatoren in den Stoffwechselvorgängen. Die tiefergehenden Zusammenhänge im Stoffwechselgeschehen wurden in Kapitel 4 ausführlich behandelt.

Die Funktion des pflanzlichen Mineralpulvers besteht also darin, den Stoffwechsel zu unterstützen, d.h. ihn zu *regenerieren,* zu *normalisieren* und zu *stabilisieren*.

> In seinem Grundprinzip ist das AUREOLUS®-Pulver ein REMINERALISIERUNGSMITTEL.[144]

Es ist sehr wichtig zu verstehen, dass die Mineralstoffe im AUREOLUS® in ihrer natürlichen Umgebung belassen sind. Es werden keine Extrakte verarbeitet, sondern *ganze* Pflanzen. Der Versuch, den AUREOLUS® durch eine vorher analysierte Mineralstoffzusammensetzung „künstlich" nachzubauen, würde bereits daran scheitern, dass die Mineralstoffe nicht mehr in ihre natürliche Umgebung eingebettet sind. Weiterhin hätte auch kein alchemistischer Prozess stattgefunden und das geistige Band wäre verloren gegangen.

Bei einem Nahrungsergänzungsmittel sollen „fehlende" Mineralstoffe ergänzt und dem Körper zugeführt werden. Bei der Remineralisierung durch den AUREOLUS® wird vielmehr im Sinne einer **Selbstregulation** ein „Fehlverhalten" der Mineralstoffe normalisiert. Wir werden in Kapitel 5.5.2 (Das AUREOLUS®-Pulver aus geistiger Sicht) genauer darauf eingehen. Die Remineralisisierung durch den AUREOLUS® ist also ganz anders zu werten als die Wiederauffüllung der Mineralstoffe durch ein klassisches Nahrungsergänzungsmittel.

Bezüglich der Einordnung des AUREOLUS® in bestehende und bekannte Kategorien sei auf Kapitel 5.6 (AUREOLUS® – Versuch einer Standortbestimmung) verwiesen.

---

[144] Aus nicht veröffentlichten Seminarunterlagen Ute Lösch-Hack

5.5.2 Das AUREOLUS®-Pulver aus geistiger Sicht

Das AUREOLUS®-Pulver ist ein Alchemistisches Lebensmittel. Durch den Prozess von „solve et coagula" (Lösen und Binden) kommt es bei der AUREOLUS®-Methode zu einer *geistigen* Verwandlung der Rohstoffe.

Daher ist es wichtig, eine geistige Sicht mit einzubeziehen. Bereits in Kapitel 1 haben wir erfahren, dass die sichtbare grobstoffliche Materie selbst aus der Sicht der modernen reduktionistischen Physik nur etwa 4% des gesamten Universums ausmacht. Wo sollte also der Schwerpunkt unserer Betrachtungen liegen?

Innewohnende Intelligenz

Bei einem komplexen Lebensmittel wie dem AUREOLUS®-Pulver sind nicht einzelne Nähr- und Wirkstoffe von Bedeutung, sondern deren synergistisches Zusammenwirken. Die materiellen Stoffe und feinstofflichen Kräfte fördern und ergänzen sich gegenseitig. Dabei sind die Mineralstoffe von besonderer Bedeutung. Vom Grundkonzept her ist das AUREOLUS®-Pulver ein Selbstregulationsmittel, d.h. es regt den Körper dazu an, sich selbst zu regulieren.

So wie wir uns je nach den individuellen Bedürfnissen an dem reichhaltigen Speisenangebot eines Buffets bedienen, so „bedient" sich der Körper an dem durch das Pulver bereitgestellten Mineralstoffangebot. Diesem Vorgang wohnt eine eigene Intelligenz inne, die durch die Anbindung des Lebensmittels an das Geistige Prinzip (s. Kap. 3.1.3.2, Abschnitt „Was ist Geist?") gegeben ist. Das AUREOLUS®-Pulver ist also ein Lebensmittel zur Selbstregulation. In Kapitel 4.2.2 wurde das Thema der Grundregulation in Bezug auf den Stoffwechsel detailliert beschrieben. Das Angebot zur Selbstregulation ist eine Alternative zu den Konzepten „ich kämpfe gegen etwas an" oder „ich fülle eine Lücke auf".

Wenn dem Körper von außen Enzyme zugefügt werden, so ist dies *eine* Möglichkeit, den Körper bei Stoffwechselvorgängen zu unterstützen. Es besteht aber auch die Möglichkeit, die körpereigenen Enzyme über die in einer ursprünglichen Matrix (Pflanzen) eingebetteten Mineralien anzuregen. Dann lernt der Körper – gemäß seiner **UR**form – wieder seine normale Tätigkeit auszuführen. Damit kommen wir zu dem zentralen Thema der **Remineralisierung**.

Remineralisierung[145]

Normalerweise wird der Begriff Remineralisierung im Zusammenhang mit der Haut und dem Bindegewebe verwendet. Im Kontext des AUREOLUS® hat die Remineralisierung eine wesentlich weiter gefasste Bedeutung.

Die Mineralstoffe in ihrer natürlichen Form, z.B. in Pflanzen, können als Lebenselemente bezeichnet werden, weil sie die zellularen Vorgänge des Stoffwechsels maßgeblich steuern. Nach dem allgemein üblichen Verständnis geht man davon aus, dass die Pflanzen und Mineralstoffe, die wir über die Nahrung aufnehmen, sich *im Körper* genauso verhalten wie *außerhalb des Körpers*. Aus geistiger Sicht ist das jedoch nicht so. Das ist wichtig zu verstehen, denn die chemischen Vorgänge, so wie sie unter Laborbedingungen ablaufen, sind nicht einfach auf den Menschen übertragbar, da sie sich außerhalb des Körpers abspielen. Sobald der Mensch Lebensmittel zu sich nimmt, fängt der Körper an diese zu verdauen, und ab dann spielen die *ätherischen Prozesse* eine wesentliche Rolle.

Gemäß den Erkenntnissen Rudolf Steiners kann man sich das in etwa so vorstellen: Der Ätherkörper des Menschen (s. Kap. 3.2) unterscheidet sich von dem Ätherkörper der Pflanzen. Wenn wir Lebensmittel aufnehmen und diese in den Magen gelangen, so muss sich der Körper zunächst von fremden ätherischen Energieeinflüssen befreien.

---

[145] Unveröffentlichte Seminarunterlagen Ute Lösch-Hack

Anschließend werden dann die dem Menschen eigenen ätherischen Energien eingespeist. Nach Steiners Erkenntnissen ist die Milz das Organ, welches diese Funktion ausübt. Es gibt hier eine Parallele zur traditionellen chinesischen Medizin, in der man davon ausgeht, dass die Milz die reinen Bestandteile der Nahrung von den unreinen trennt und die reinen Bestandteile in Blut und qi (Lebensenergie) verwandelt.[146]

Doch kehren wir zurück zu den Mineralstoffen und Pflanzen. Nach Steiners Auffassung müssen Salze oder mineralische Substanzen also zuerst im menschlichen Organismus in die eigenen ätherischen Kräfte überführt werden, bevor sie z.B. für den Aufbau der eigenen Organe verwendet werden können. In dem nachfolgenden Zitat beschreibt Rudolf Steiner diesen Vorgang sehr ausführlich:

„Was mineralisch vom Menschen aufgenommen wird, das wird im Menschen hinaufgetragen bis zur feurigen Natur. Die feurige Natur ist geneigt, die Einflüsse der höheren Hierarchien in sich aufzunehmen, und dieses Feuer erst strömt dann wiederum in alle menschlichen Innenregionen aus und bildet, indem es sich neuerdings verhärtet, dasjenige, was im Menschen die substantielle Grundlage der einzelnen Organe ist. Nichts, was der Mensch in sich aufnimmt, bleibt so, wie es ist; nichts bleibt irdisch. Alles verwandelt sich, namentlich aus dem mineralischen Reiche, so weit, daß es das Geistig-Kosmische in sich aufnehmen kann und mit Hilfe des Geistig-Kosmischen es erst wiederum zurück verhärtet zum Irdischen."[147]

Wenn dieser Prozess nicht vollständig ausgeführt wird, dann lagert sich die mineralische Substanz als fremd gebliebener, nicht „zu eigen gemachter" Stoff im menschlichen Gewebe ab. Diese Ablagerungen werden in der Leisenkur als „Schlacken" bezeichnet (s. Kap. 2.2.1). Die Mineralstoffe, die sich im Körper ablagern, werden nach Leisen und Feist als „verdichtete chemische Elemente" bezeichnet. Je nach Zu-

---

[146] Samuel Sagan: Heilende Planetenkräfte 1. Aufl. – Freiburg in Breisgau: Ebertin , 1998 S. 173
[147] Rudolf Steiner Nachlass-Verwaltung Buch 230: Die Geheimnisse der menschlichen Organisation ELFTER VORTRAG, 10. November 1923, S. 181

sammensetzung der Mineralstoffe, die sich ablagern, wird eine „Krankheit" zugeordnet. Beispielsweise werden unter dem Thema Rheuma folgende Elemente aufgelistet, die sich im Körper verstärkt ablagern: Li, Cs, **Mg, Cr, Sn, Hg, Ce** und Cu. In Kapitel 4.2.3, welches das System der Grundregulation im Bindegewebe (Extrazelluläre Matrix) beschreibt, wurde diese Thematik bereits eingehend behandelt.

Wenn also ein Mensch Lebensmittel, Nahrungsmittel oder auch künstlich hergestellte Stoffe zu sich nimmt, dann ist die **Geistigkeit** dieser Stoffe ein zentraler Schlüssel, denn nichts, was dem Körper zugeführt wird, bleibt, wie es war. Es wird vom Körper umgearbeitet. Bei einem künstlich hergestellten Stoff muss der menschliche Organismus überproportional viel Kraft aufwenden, um ihn zu verwandeln. Das ist auch der Grund, warum beispielsweise ein künstlich hergestelltes Vitamin C in seiner *Wertigkeit* vollkommen anders einzustufen ist als das Vitamin C einer Zitrone, die in ihrer Gesamtheit verzehrt wird. Frische Lebensmittel, die im Garten geerntet werden, haben eine andere Qualität als „tote" Nahrungsmittel (s. Tab. 1 Kap. 2.1). Noch drastischer wird dieser Effekt, wenn synthetische Stoffe aufgenommen werden, die in der Natur nicht natürlich vorkommen. Durch das Einbeziehen der geistigen Aspekte wird auch die Kollath-Tabelle (s. Tab. 1 Kap. 2.1) wesentlich besser verständlich.

Was verstehen wir unter Remineralisierung?[148] Wenn der Körper remineralisiert wird, dann wird er „zurück-mineralisiert". Dies ist insofern von großer Bedeutung, als den Mineralstoffen eine zentrale Bedeutung im Stoffwechselgeschehen zukommt und der Stoffwechsel durch die Remineralisierung dabei unterstützt wird, sich wieder zu normalisieren. Durch die verstärkte geistige Rück-Anbindung im AUREOLUS® durch die AUREOLUS®-Methode – selbst im Vergleich zu hochwertigen Lebensmitteln – wird auch die UR-Information in den Zellen verstärkt. Die Zellen kommen wieder in Kontakt mit ihrer Urform oder

---

[148] Unveröffentlichte Seminarunterlagen Ute Lösch-Hack

ihrem Archetyp (s. Kap. 3.1.3.2, Abschnitt „Was ist Geist?"), so dass der Stoffwechsel die Möglichkeit bekommt, sich wieder zu normalisieren. Das ist möglich, weil die Geistigkeit des Lebensmittels AUREOLUS® durch die alchemistische Verarbeitung verstärkt wird. Eine mögliche „Nebenwirkung" des AUREOLUS® kann die Erhöhung der Gesamtfrequenz sein, so dass auch alte liegengebliebene und unverdaute Emotionen besser „verdaut" werden können. Das AUREOLUS®-Pulver ist dabei kein „Wunderpulver" und hat seine Grenzen durch die Gesetze der Genetik und des Karmas des Menschen, der den AUREOLUS® verzehrt, wobei auch diese Natur-Gesetze dynamisch, also veränderbar sind.

Mit Hilfe des AUREOLUS® kann die URFORM und damit die WERTIGKEIT der ORGANE wiederhergestellt werden, wenn bei der Zubereitung die AUREOLUS®-Methode zur Anwendung kommt. Gleichzeitig ist der AUREOLUS® ein Grundregulationsmittel, dessen natürliche Informationen zu einer Normalisierung beitragen können.

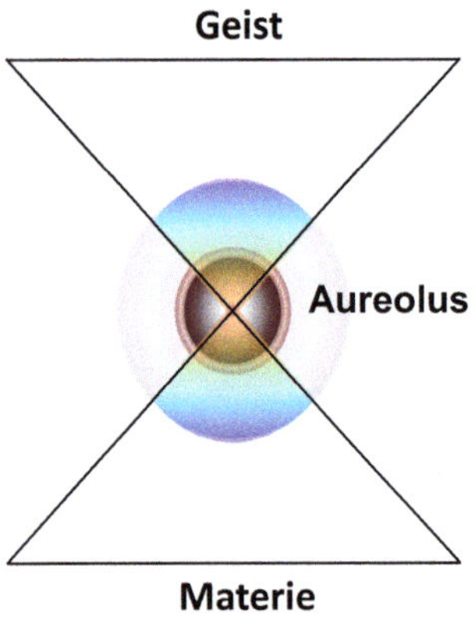

Abb. 9: Der AUREOLUS an der Schwelle zwischen Geist und Materie

In der indischen Tradition gehört es zum Allgemeinwissen, dass prāṇa (Lebensenergie) aus der Nahrung benötigt wird, um den eigenen Ätherkörper mit Lebensenergie zu versorgen. Mit dem AUREOLUS® befinden wir uns an der Schwelle zwischen Geist und Materie, zwischen geistigem SEIN und materiellem Sein!

Abb. 9 soll dies auf einfache Weise bildlich veranschaulichen. Das obere Dreieck symbolisiert den Geist. Dieser wirkt beständig auf die Materie ein – so auch bei der Zubereitung von Lebensmitteln und speziell bei der Zubereitung des AUREOLUS®. Das untere Dreieck symbolisiert die Materie. Bei der AUREOLUS®-Methode werden die geistigen Informationen gebündelt und mit der Materie, d.h. den pflanzlichen Rohstoffen, verbunden. Durch die AUREOLUS®-Methode werden alchemistische Prozesse in Gang gesetzt, wodurch der Zugang zur Geistigkeit, d.h. zum SEIN, gestärkt wird. Somit können die Zellen mit Hilfe dieses Lebensmittels sowohl mit der materiellen als auch mit der geistigen Information versorgt werden. Das ist insofern von Bedeutung, als der Mensch, wenn er geboren wird, das GOLD (alchemistischer Begriff für das SELBST) mitbringt. Doch schon kurz nach der Geburt wird er durch Fehlinformationen und verschiedene Lebensumstände dahingehend beeinflusst, die geistige Anbindung zu verlieren. Die Umstände sind zu zahlreich, um sie an dieser Stelle zu benennen.

Durch den Prozess der RE-Mineralisierung kann sich der Zugang zur Geistigkeit wieder eröffnen.

5.6 AUREOLUS® – Versuch einer Standortbestimmung

„Nicht aus der Theorie folgt die Praxis, sondern aus der Praxis folgt die Theorie."[149] (Paracelsus)

Es ist wichtig zu verstehen, dass der AUREOLUS® nicht theoretisch „konstruiert" wurde, sondern sich schrittweise aus der Praxis entwickelte. In den klassischen Wissenschaften (z.B. Physik, Chemie, Biologie) ist es üblich, die praktischen Anwendungen für das Ingenieurwesen (z.B. Maschinenbau, Elektrotechnik, chemische Verfahrenstechnik, Biotechnologie) und für die Medizin aus den vorher aufgestellten Wissenschaftstheorien abzuleiten. Kurz gesagt: Aus der Theorie folgt die Praxis. All diese Fachrichtungen sind auf der Grundlage eines materiellen Weltbildes entwickelt worden (s. Kap. 1, Galileischer Verzicht).

---

[149] Zitiert aus: Rosina Sonnenschmidt: Miasmen-Test Homöopathie & Symbol Verlag 2008, S. 5

Bei einer ganzheitlichen Arbeitsweise ist es gerade umgekehrt, denn „aus der Praxis folgt die Theorie", um es mit den Worten von Paracelsus auszudrücken. Die theoretische Aufarbeitung der Praxis wurde für den AUREOLUS® bislang nicht geleistet und liegt nun zum ersten Mal in Form dieses Buches vor.

Die nachfolgenden Ausführungen dienen einer Standortbestimmung des AUREOLUS® in Relation zu Nahrungsergänzungsmitteln, Oligotherapie, Schüßler-Salzen, Spagyrik und funktionellen Lebensmitteln. An dieser Stelle soll hervorgehoben werden, dass alle diese Kategorien gleichwertig nebeneinander stehen und dass jede einzelne Kategorie wertvoll ist und ihre Daseinsberechtigung hat.

5.6.1 AUREOLUS® in Abgrenzung zu Nahrungsergänzungsmitteln

Nahrungsergänzungsmittel sind in der Regel orthomolekulare Mikronährstoffe. Das Wort „orthomolekular" leitet sich aus dem Griechischen ab (*orthós* „richtig") und bezieht sich auf die Auswahl der „richtigen" Stoffe. Zu den orthomolekularen Mikronährstoffen zählen hauptsächlich Mineralstoffe, Spurenelemente, Vitamine, essentielle Fettsäuren und Aminosäuren. Die auf den zweifachen Nobelpreisträger Linus Pauling (* 28. Februar 1901; † 19. August 1994) zurückgehende orthomolekulare Medizin gründet sich auf *„die hochdosierte Verwendung von Vitaminen und Mineralstoffen zur Vermeidung und Behandlung von Krankheiten."*[150] Bei einem Nahrungsergänzungsmittel sollen „fehlende" Stoffe ergänzt und dem Körper zugeführt werden, häufig in hoher Dosierung. Voraussetzung für die Auswahl der richtigen Stoffe ist die Kenntnis davon, welche *einzelnen* Stoffe im Körper fehlen.

Wie bereits beschrieben ist der AUREOLUS® als pflanzliches Mineralpulver (Lebensmittel) *kein* Nahrungsergänzungsmittel. Es werden *keine einzelnen* Mineralstoffe wie Calcium (Ca), Magnesium (Mg), Eisen (Fe) usw. isoliert in hohen Dosen zugeführt. Die Mineralstoffe sind

---

[150] http://de.wikipedia.org/wiki/Orthomolekulare_Medizin (Stand 08. April 2016)

vielmehr in ihrer vollkommen natürlichen Umgebung innerhalb der *ganzen Pflanze (Blätter, Stängel, Wurzeln etc.) eingebettet*. Es werden auch keine Extrakte von Pflanzen verwendet. Weiterhin werden nur sehr kleine Mengen des AUREOLUS®-Pulvers verzehrt, so dass die quantitative Menge der aufgenommenen Mineralstoffe gering ist. Es geht nicht darum, einen Mangel an Mineralstoffen aufzufüllen, sondern es geht um eine REMINERALISIERUNG. **Bei der Remineralisierung durch den AUREOLUS® wird im Sinne einer Selbstregulation ein „Fehlverhalten" der Mineralstoffe verändert.** Die Veränderung geschieht durch die Rück-Anbindung an das geistige Band (s. Kap. 4.4.5). Der Körper „weiß" aufgrund seiner Eigenintelligenz im Normalfall ganz genau, welche Stoffe zu- oder abgeführt werden sollen. Das Ziel ist die Normalisierung.

5.6.2 AUREOLUS® in Abgrenzung zur Oligotherapie

Die Oligotherapie (von griech. oligos "wenig, klein") ist die Therapie der „kleinen Mengen". In der Oligotherapie werden medizinische Diagnosen erstellt und es werden kleine Mengen von Mineral- und Spurenelementen verabreicht, um die Stoffwechselfunktionen wieder zu normalisieren. Hierbei geht es nicht darum, einen Mangel an Spurenelementen zu beheben oder bestimmte Elemente „aufzufüllen". Das Ziel der Oligotherapie besteht vielmehr darin, den Körper durch die Zufuhr bestimmter Spurenelemente zu befähigen, die mangelnden Elemente in Zukunft besser aufnehmen zu können. In der auf Dr. Ménétrier zurückgehenden Oligotherapie „bekämpfen" die Spurenelemente nicht die Symptome, sondern sie verändern das (geschwächte) biologische Milieu bzw. das biologische Terrain. Dr. Ménétrier hatte den Eindruck, dass seine Patienten sich selbst heilten und dadurch die Krankheit überstanden.

Die Herausforderung der Oligotherapie besteht darin, dass der Therapeut über fundierte Kenntnisse bezüglich der Stoffwechselvorgänge im Körper verfügen muss, denn nur durch eine genaue Diagnose, die richtige Auswahl der entsprechenden Elemente (Mineralstoffe) und eine exakte Dosierung kann es zu einer positiven Reaktion kommen.

Wenn Menschen den AUREOLUS® – ein Lebensmittel – verzehren, dann wird oft berichtet, dass eine Erleichterung verspürt wird. Niemals entsteht der Eindruck, dass im Körper etwas „bekämpft" wird. Da Messungen des biologischen Terrains im Zusammenhang mit dem AUREOLUS® bislang nicht durchgeführt wurden, kann auch nicht behauptet werden, dass hier eine Veränderung im biologischen Milieu stattfindet. Die Vermutung liegt jedoch nahe.

Sowohl beim AUREOLUS® als auch bei der Oligotherapie geht es um die Aufnahme von Mineralstoffen in die Zelle. In der Oligotherapie werden bestimmte *physikalische Verfahren* angewendet, um auch komplexe Mineralsalzmischungen in Wasser zu lösen: Kurzer Hitzeschock, Ultraschall und Zentrifugieren. Da die Mineralstoffe dann in eine wässrige Lösung überführt werden, werden sie von den menschlichen Zellen gut aufgenommen. Beim AUREOLUS® werden ganze Pflanzen verarbeitet und die Mineralstoffe können auf natürliche Weise als Lebensmittel über die Nahrung von den menschlichen Zellen aufgenommen werden. Darüber hinaus kommen bei der Zubereitung des AUREOLUS® *alchemistischen Prozesse* zur Anwendung (AUREOLUS®-Methode). Nach dem Verzehr des AUREOLUS®-Pulvers (Lebensmittel) werden die Mineralstoffe im Stoffwechselgeschehen auf natürliche Weise im Sinne einer Remineralisierung verarbeitet.

5.6.3 AUREOLUS® in Abgrenzung zu Schüßler-Salzen

Während orthomolekulare Nährstoffe (Nahrungsergänzungsmittel) in Form von Mineralstoffen als „Baustoffe" für den physischen Stoffwechsel dienen, sind die Schüßler-Salze homöopathisch potenzierte Mineralstoffe und somit für die *übergeordnete feinstoffliche Regulation* des Stoffwechsels zuständig (s. Kap. 4.4.3). Sie werden auch als „Funktionsmittel" bezeichnet. Die Schüßler Salze entfalten ihre „Wirkung" im Bereich der Grundregulation, die in Kapitel 4.2 ausführlich beschrieben wurde. In der ursprünglichen Form wählte Dr. Schüßler 12 Hauptmittel aus, die in zahlreichen Büchern in ihrer Funktion sehr genau beschrieben werden.

Die Schüßler-Salze werden in den Niedrigpotenzstufen D6 und D12 angewendet. Der Unterschied zur Homöopathie besteht darin, dass in der Homöopathie (von griech. *hómoios* „gleich, gleichartig, ähnlich" sowie *páthos* „Leid, Schmerz, Affekt, Gefühl"; also „ähnliches Leiden") die Mittel nach dem Ähnlichkeitsprinzip ausgesucht werden. Das Ähnlichkeitsprinzip besagt, dass ein homöopathisches Mittel, welches beim gesunden Menschen anwendet bestimmte Krankheitssymptome hervorruft, dieselben Symptome bei einem kranken Menschen heilen kann.

Die Schüßler-Salze werden nach einem anderen Prinzip ausgewählt: Der Schwerpunkt liegt auf dem Bezug der Salze zu bestimmten Geweben und Organen. Beispielsweise kann das Mittel Nr. 1 Calcium fluoratum (D12) ein Aufbaumittel für die Knochen- und Zahnbildung sein. Weiterhin gibt es spezielle Einsatzmöglichkeiten bei bestimmten Erkrankungen. Die Wirkung basiert, wie bereits erwähnt, auf der übergeordneten feinstofflichen Regulation des Stoffwechsels.

Da das AUREOLUS®-Pulver als Lebensmittel in kleinen Mengen (ab ca. 0,1 g) verzehrt wird, liegt die Vermutung nahe, es sei homöopathisch oder den Schüßler-Salzen ähnlich. Dem ist nicht so, da keine Einzelmineralstoffe, in welcher Aufbereitungsform auch immer, verzehrt werden (s.o.). Darüber hinaus bestehen bezüglich der Herstellung keine Ähnlichkeiten mit der Homöopathie.

5.6.4 AUREOLUS® in Abgrenzung zur Spagyrik

Der Begriff Spagyrik setzt sich aus den beiden griechischen Begriffen *spao* „trennen" und *ageiro* „vereinigen, zusammenführen" zusammen. In Kapitel 3.1.3 wurde das Thema Spagyrik ausführlich behandelt. Grundsätzlich gibt es verschiedene praktische Vorgehensweisen zur

Herstellung von spagyrischen Essenzen. Es gibt somit nicht *die* einheitliche Spagyrik. Vereinfacht kann jedoch gesagt werden, dass Metalle, Mineralien und Heilpflanzen als Ausgangsstoffe in Wasser eingeweicht werden (Mazeration, s. Kap. 2.2.3). Je nach Ansatz wird entweder Ethanol (Trinkalkohol) oder Hefe dazugegeben, um eine Fermentierung (Vergärung) durchzuführen, wodurch dann wieder Ethanol für den Aufschluss freigesetzt wird. Anschließend wird das Gemisch destilliert (*spao* „trennen"). In vielen Herstellungsverfahren wird der Rückstand der Destillation verascht. Die in der Asche enthaltenen Mineralien werden dann in Wasser und/oder Ethanol gelöst und dem Destillat wieder zugefügt (*ageiro* „vereinigen, zusammenführen").

Bei der AUREOLUS®-Methode (s. Kap. 5.4) werden – im Gegensatz zur Spagyrik – ausschließlich Pflanzen und keine Metalle oder Mineralstoffe verwendet. Die einzelnen Arbeitsschritte der AUREOLUS®-Methode wurden bereits in Kapitel 5.4.2 beschrieben. Obwohl es Parallelen gibt zwischen der Spagyrik und der AUREOLUS®-Methode (Mazeration und Fermentation), so gibt es doch einen entscheidenden Unterschied in der Herstellungsweise. Bei der AUREOLUS®-Methode erfolgt keine Veraschung, sondern eine Einarbeitung der (Gewürz-) Pflanzen in Lebensmittel – unter Anwendung alchemistischer Prinzipien. Das ist neuartig.

Bei der Zubereitung werden zwei Lebensmittelkomponenten, d.h. Wildgemüse / Wild- und Gewürzkräuter sowie Getreide / Pseudogetreide (Amaranth, Quinoa, Buchweizen, Kamut etc.) miteinander verschmolzen und durch die AUREOLUS®-Methode „alchemistisch erhöht". Damit werden sie zu einem Lebensmittel mit einer höheren Wertigkeit. (s. Kap. 5.8)

Der AUREOLUS® ist ein Lebensmittel und spagyrische Essenzen sind Arzneimittel. Die spagyrischen Essenzen vermögen auf der stofflichen sowie auf der feinstofflichen Ebene zu wirken. Sie regen die Selbstheilungskräfte an, unterstützen und stärken sie. Das AUREOLUS®-Pulver dient der Remineralisierung (s. Kap. 5.5.2).

5.6.5 AUREOLUS® in Abgrenzung zu funktionellen Lebensmitteln

Seit Ende des letzten Jahrhunderts werden zunehmend Produkte entwickelt, die als „funktionelle Lebensmittel" bezeichnet werden. Im Englischen spricht man von „Functional Food". Häufig wird auch der Begriff „Nutraceutical" verwendet. Dieser Begriff setzt sich zusammen aus dem englischen Wort *nutrition* „Ernährung" und *pharmaceutical* „Pharmazeutikum, Arzneimittel". Dabei handelt es sich um *„Nahrungsmittel, die mit zusätzlichen Inhaltsstoffen angereichert sind und mit positivem Effekt auf die Gesundheit beworben werden. [...] Zugesetzt werden vor allem Vitamine, Mineralstoffe, Bakterienkulturen und ungesättigte Fettsäuren."*[151]

Der grundlegende Ansatz der funktionellen Lebensmittel leitet sich aus einem linearen Denken ab und ist **reduktionistisch** geprägt. Bei dieser Sichtweise werden die komplexen Lebensmittel als die Summe der Eigenschaften ihrer Bestandteile betrachtet. Einzelne Bestandteile (z.B. ungesättigte Fettsäuren) sollen hervorgehoben bzw. verstärkt werden. Es werden Studien zu einzelnen Ernährungsstoffen durchgeführt, um herauszufinden, welche Effekte diese im Körper erzielen können.

Dazu ein Beispiel: In der Pressemitteilung der Deutschen Gesellschaft für Ernährung (DGE) vom 27. April 2010 wurde das Ergebnis einer Studie mit 13.600 Teilnehmern veröffentlicht. Darin heißt es, dass die Einnahme eines hohen Anteiles mehrfach ungesättigter Fettsäuren zusammen mit einem niedrigen Anteil gesättigter Fettsäuren das Risiko für koronare Herzkrankheiten (z. B. Herzinfarkt) senkt.[152] Es gibt unzählige Studien dieser Art. Aufgrund der durchgeführten Studien können Lebensmittel bzw. industriell verarbeitete Nahrungsmittel (s. Kap. 2.1), die beispielsweise mit ungesättigten Fettsäuren angereichert werden,

---

[151] http://de.wikipedia.org/wiki/Functional_Food (Stand 08. April 2016)
[152] Presseinformation der Deutschen Gesellschaft für Ernährung e.V.: Mehrfach ungesättigte Fettsäuren senken das Risiko für koronare Herzkrankheiten 7/2010, 27. April

mit einem positiven Effekt auf die Gesundheit beworben werden. Es wird also versucht, eine Verbindung herzustellen zwischen Lebensmitteln und einer pharmazeutischen Wirkung (Nutraceutical). Die Studien stellen dabei einen Zusammenhang her zwischen einem Ernährungsstoff (z.B. ungesättigte Fettsäuren) und einer Krankheit (z.B. koronare Herzkrankheiten). Dadurch wird der Charakter der Wissenschaftlichkeit erzielt. Diese Art der Wissenschaftlichkeit setzt aber den Reduktionismus voraus und basiert auf der Annahme, dass sich ein „Ganzes" aus der Summe seiner Teilfragmente zusammensetzt.

Der grundlegende Ansatz des AUREOLUS®-Pulvers ist **holistisch** geprägt und komplementär zum gerade beschriebenen reduktionistischen Ansatz. Mit holistisch ist gemeint: *„Das Ganze ist mehr als die Summe seiner Teile."* Diese Aussage geht auf Aristoteles (* 384 v. Chr.; † 322 v. Chr.) zurück.[153] Sie beschreibt die Synergie (von griech. *synergismós* „Zusammenarbeit"), d.h. das Zusammenwirken der Kräfte (Teilfragmente) im Sinne einer gemeinsamen Förderung und Verstärkung.

Die AUREOLUS®-Pulver können als **ganzheitlich erweiterte funktionelle Lebensmittel** betrachtet werden. Den Rohstoffen, in diesem Fall Getreide und Pseudogetreide, wird nicht ein einzelner Mineralstoff (wie z.B. Magnesium) zugeführt, sondern es werden ganze Pflanzen in Form komplexer Kräuter- und Gewürzmischungen dazugegeben (s. Kap. 5.3.2).

Aufgrund ihrer besonderen physikalischen Eigenschaften (s. Kap. 5.5.1) können die AUREOLUS®-Pulver in die unterschiedlichsten Lebensmittel eingearbeitet werden. Beispielsweise können sie aufgrund ihrer Temperaturstabilität in Brot eingebacken werden, ohne die Effekte der Remineralisierung zu verlieren. Grundsätzlich gibt es keine Einschränkungen bei der Verarbeitung, es ist lediglich die Wertigkeit der Lebensmittel (s. Kap. 5.8) zu berücksichtigen.

---

[153] http://de.wikipedia.org/wiki/Holismus (Stand 08. April 2016)

Wenn Lebensmittel mit einer hohen Wertigkeit hergestellt werden, dann kann die Zugabe des AUREOLUS®-Pulvers eine Bereicherung sein.

5.6.6 Die Synergien im AUREOLUS®-Pulver – Abgrenzung zum reduktionistischen Ansatz

Bei jedem Lebensmittel arbeiten die einzelnen Bestandteile synergistisch (von griech. *synergismós* „Zusammenarbeit") zusammen, so auch beim AUREOLUS®. Je nach Kräuter- und Gewürzmischung werden zahlreiche verschiedene Pflanzen eingesetzt. Jede einzelne Pflanze hat, für sich genommen, ein komplexes Mineralstoffspektrum, bei dem die einzelnen Mineralstoffe synergistisch zusammenarbeiten. Diese Wechselwirkung der Mineralstoffe wird vereinfacht in Kap. 4.3.2, Abb. 6 dargestellt. Durch das Zusammenspiel unterschiedlicher Pflanzen in einer spezifischen Rezeptur werden die Komplexität und der Synergieeffekt weiter verstärkt. Darüber hinaus ist die Betrachtung der Mineralstoffe auch nur ein Teil-Fragment, denn jede einzelne Pflanze hat *unzählige* weitere organische Stoffe, die in diesem Buch gar nicht berücksichtigt werden. Die AUREOLUS®-Methode, bei der alchemistische Prozesse zur Anwendung kommen, ist ebenfalls synergistisch geprägt.

Nachfolgend werden die **Ebenen der Synergien** (bzw. des Zusammenwirkens) im AUREOLUS® noch einmal übersichtlich dargestellt:

- Ebene 1: ganze Pflanzen und keine Teilauszüge (Extrakte) oder isolierte Ernährungsstoffe (z.B. Fettsäuren, Mineralstoffe, Vitamine)
- Ebene 2: mehrere synergistisch zusammenwirkende Pflanzen auf der Grundlage Jahrhunderte alter Erfahrungen („Rezepte")
- Ebene 3: ganzheitlicher und homogener Aufschluss der wasserlöslichen, alkohollöslichen und fettlöslichen Stoffe

- Ebene 4: Anwendung alchemistischer Prozesse nach dem Prinzip von „solve et coagula" (Lösen und Binden) (s. Kap. 5.4.2)

Der Schwerpunkt der Betrachtung liegt beim AUREOLUS® immer auf den Synergien bzw. dem Zusammenspiel der Mineralstoffe. Insgesamt ist es wichtig zu verstehen, dass ein holistischer Ansatz – im Vergleich zu einem reduktionistischen Ansatz – *„weitaus schwieriger zu fassen ist und oftmals keine allgemeingültigen Schlussfolgerungen zulässt"*.[154] Gehen wir zum besseren Verständnis noch einen Schritt weiter. Die Pflanze Rosmarin (Rosmarinus officinalis) ist z.B. Bestandteil einzelner AUREOLUS®-Pulver. Rosmarin ist als Gewürzpflanze durch seine geschmacksverbessernden Eigenschaften wohl bekannt. Es werden ihr aber in der traditionellen Kräuterheilkunde Eigenschaften zugesprochen wie „kreislaufunterstützend, krampflösend, galletreibend und nervenstärkend".[155] Diese Aussagen nach reduktionistischen und monokausalen Kriterien als „wissenschaftlich" in einer Studie zu belegen ist weitaus schwieriger als die Untersuchung einer Einzelsubstanz, wie z.B. einer ungesättigten Fettsäure, denn zu jeder der obigen Einzelaussagen (z.B. kreislaufunterstützend, nervenstärkend) müsste eine individuelle Studie angefertigt werden. Noch komplexer wird es, wenn Pflanzenmischungen (Rezepte) auf „Wirkaussagen" untersucht werden sollen.

Der Grundansatz des Holismus geht über den des Reduktionismus hinaus. Einen holistischen Ansatz in eine „reduktionistische Wissenschaftlichkeit" „hineinzupressen" ist ungefähr so schwierig, wie den Wasserinhalt des Bodensees in einer Badewanne unterzubringen. Aus diesem Grunde ist immer wieder zu lesen, dass ganzheitliche Ansätze „wissenschaftlich nicht belegbar" sind.

---

[154] http://de.wikipedia.org/wiki/Reduktionismus (Stand 08. April 2016)
[155] Siegrid Hirsch & Felix Grünberger: Die Kräuter in meinem Garten. Freya Verlag KG, Neuüberarbeitung 2012, S. 579

Aufgrund der enormen Synergiewirkung im AUREOLUS® auf 4 verschiedenen Ebenen (s.o.) ist es nicht verwunderlich, dass bereits eine geringe Verzehrsmenge von ca. 0,1 g Effekte der Remineralisierung erzielt. Diese Aussage ist gemäß den bisherigen Ausführungen „nicht wissenschaftlich".

5.6.7 Das AUREOLUS®-Pulver – ein Alchemistisches Lebensmittel

Aus dem bisher Gesagten kann gefolgert werden, dass das AUREOLUS®-Pulver und die AUREOLUS®-Methode einen neuartigen Charakter aufweisen.

Zu Beginn des Kapitels 5.4 wurde beschrieben, dass wir auf kein überliefertes Wissen darüber zurückgreifen können, *wie* ein Lebensmittel alchemistisch zubereitet werden kann und *welche Eigenschaften* dabei herauskommen. In den Kapiteln 5.4 (Die AUREOLUS®-Methode), 5.5 (Die Eigenschaften des AUREOLUS®-Pulvers) und 5.6 (AUREOLUS® – Versuch einer Standortbestimmung) wurde der Versuch unternommen, hierauf Antworten zu geben und das Neuartige zu dem bestehenden und allgemein akzeptierten Wissen unserer Zeit in Beziehung zu setzen.

Darüber hinaus erforderte der neuartige Charakter des AUREOLUS® die Einführung neuer Begriffe, um die vorliegenden Phänomene adäquat beschreiben und abgrenzen zu können. Die folgenden Begriffe wurden neu geprägt:

- AUREOLUS®-Methode
- Alchemistisches Lebensmittel
- AUREOLUS®- Pulver
- AUREOLUS®- Remineralisierung

Die AUREOLUS®-Methode

Die AUREOLUS®-Methode ist eine **universelle und ganzheitliche Methode, mit Hilfe derer alle ganzen Pflanzen, Pflanzenteile, Pflanzenmischungen und traditionellen Kräuterrezepte (s. Kap. 2.2.2) verarbeitet werden können.** Pflanzenteile sind definiert als: Samen, Wurzel, Stängel, Blatt, Kraut, Blüte, Rinde (Holz), Frucht und Sprosse.

Bei der Verarbeitung findet ein ganzheitlicher und homogener Aufschluss der wasserlöslichen, alkohollöslichen und fettlöslichen Stoffe statt. Durch die Anwendung alchemistischer Prozesse nach dem Prinzip von „solve et coagula" (Lösen und Binden) wird der noch unvollkommene Sulphur (das geistige Prinzip) freigelegt und mit seinem Archetyp in Resonanz gebracht wird. Dies hat einen unmittelbaren Einfluss insbesondere auf die Mineralstoffe, welche dadurch verfeinert und alchemistisch „erhöht" werden (s. Kap. 3.1.3.1 und Kap. 5.4.2).

Die Zubereitung eines AUREOLUS®-Pulvers, einer AUREOLUS®-Essenz und aller davon abgeleiteten Endprodukte wird als die AUREOLUS®-Methode definiert. Das Endprodukt ist ein Alchemistisches Lebensmittel.

Im Idealfall ist die innere Geistes-Haltung während der Zubereitung geprägt von Selbstlosigkeit und Hingabe.

AUREOLUS® - ein Alchemistisches Lebensmittel

Ein Alchemistisches Lebensmittel ist ein Lebensmittel, das nach der AUREOLUS®-Methode zubereitet wird. Durch den alchemistischen Prozess von „solve et coagula" (Lösen und Binden) werden die pflanzlichen Rohstoffe veredelt, mit dem „Geistigen Feuer" durchdrungen und in ihrer Schwingungsfrequenz angehoben (geistig „erhöht").

Als Rohstoffe werden Wildgemüse / Wild- und Gewürzkräuter mit Lebensmitteln (Grundnahrungsmittel wie z.B. Amaranth, Quinoa,

Buchweizen, Kamut etc.) verschmolzen und mit Hilfe der AUREOLUS®-Methode zu einem alchemistischen Lebensmittel, dem AUREOLUS®-Pulver, verarbeitet.

Die AUREOLUS®-Pulver

Die AUREOLUS®-Pulver sind Alchemistische Lebensmittel zur Remineralisierung des Körpers mittels Selbstregulation. Man könnte sie auch als **ganzheitlich erweiterte funktionelle Lebensmittel** bezeichnen. Durch die Auswahl der Wildgemüse / Wild- und Gewürzkräuter entstehen spezielle Mineralstoffkombinationen mit einem **themenspezifischen Schwerpunkt**, wie z.B. „AUREOLUS® Beweglichkeit".

Die AUREOLUS®-Remineralisierung

Wenn der Körper remineralisiert wird, dann wird er „zurückmineralisiert" (s. Kap. 5.5.2). Dies ist insofern von Bedeutung, als den Mineralstoffen eine zentrale Aufgabe im Stoffwechselgeschehen zukommt und der Stoffwechsel durch die Remineralisierung unterstützt wird, sich zu normalisieren. Während der alchemistischen Zubereitung des AUREOLUS®-Pulvers mittels der AUREOLUS®-Methode wird die geistige Information in den Rohstoffen verstärkt. Durch die Rückanbindung an das Geistige kommt es beim Verzehr eines AUREOLUS®-Lebensmittels zu einer Verstärkung der Ur-Information in den Körperzellen, so dass diese durch die Remineralisierung wieder in Kontakt mit ihrer Urform bzw. ihrem Archetyp kommen (s. Kap. 3.1.3.2, Abschnitt „Was ist Geist?").

Wir können uns jetzt die Frage stellen: An welcher Stelle könnte ein Alchemistisches Lebensmittel innerhalb der Kollath-Tabelle eingeordnet werden?

In dem Grundlagenwerk „Die Ordnung unserer Nahrung" von Prof. Kollath (s. Kap. 2.1) wird klar unterschieden zwischen Nahrungsmitteln und Lebensmitteln. Während **„Nahrungsmittel"** in erster Linie der Sättigung, also der Beseitigung des Hungers dienen, sind **„Lebensmittel"** sogenannte „Mittel zur Erhaltung des Lebens". Die von Prof. Kollath entwickelte Tabelle teilt die Lebens- und Nahrungsmittel in 6 Wertgruppen ein (s. Tab. 1 Kap. 2.1). Zur allgemeinen Übersicht sei das Grundgerüst noch einmal skizziert:

Tabelle 5: Grundgerüst der Kollath-Tabelle (vereinfacht)[156]

Die Ordnung unsere Nahrung					
Lebensmittel „lebend"			Nahrungsmittel „tot"		
Wertgruppe a: natürlich	Wertgruppe b: mechanisch verändert	Wertgruppe c: fermentativ aufgeschlossen	Wertgruppe d: Erhitzt	Wertgruppe e: konserviert	Wertgruppe f: präpariert

Betrachten wir zunächst die Ausgangsstoffe zur Verarbeitung des AUREOLUS® als Alchemistisches Lebensmittel. Die Rohstoffe sind: Getreide und Pseudogetreide (ganze Körner), Wildkräuter, Gewürzkräuter und Wasser. Ein Blick auf die Kollath-Tabelle zeigt, dass alle Rohstoffe als „natürliche Lebensmittel" in der Wertgruppe a einzuordnen sind. Bei der Verarbeitung werden die Pflanzen gemahlen, d.h. sie werden „mechanisch verändert" und sind in die Wertgruppe b einzuordnen. Durch die Zugabe von Hefe werden die Rohstoffe „fermentativ aufgeschlossen" und gelangen in die Wertgruppe c.

Die Frage lautet jetzt: In welche Wertgruppe könnte ein Alchemistisches Lebensmittel nach der Fertigstellung eingeordnet werden? Gehört es zur Wertgruppe c, weil es mechanisch und fermentativ verändert wurde? In diesem Fall würde der alchemistische Prozess von „solve et coagula" nicht berücksichtigt werden. Es ist aber gerade der al-

---

[156] Werner Kollath: Die Ordnung unserer Nahrung, Haug Verlag, 12. Aufl. 1986 S. 32ff

chemistische Prozess, der die Wertigkeit des alchemistischen Lebensmittels verändert.

Nähern wir uns dem Thema schrittweise. Die „Kollath-Tabelle" ist ein Wegweiser um Lebens- und Nahrungsmittel in Beziehung zueinander zu setzen. Grundsätzlich ist ein Nahrungsbestandteil, isoliert betrachtet, nicht schädlich, krankmachend oder gesund, da Menschen unterschiedlich reagieren. Was für den einen Menschen unverträglich ist, wird von einem anderen Menschen gut vertragen. So kann man auch nicht generell sagen: „Essen Sie pflanzliche Frischkost, dann werden sie gesund *durch* diese Kost". Prof. Kollath selbst gibt hierzu interessante Einsichten:

*„Der Patient wird nicht **durch** die Frischkost gesund, sondern **bei** der genannten Kost. Denn nicht die Frischkost macht ihn gesund, wie ein Pharmakon, sondern sie erlaubt es dem Organismus, aus einer zum krankhaften Symptom führenden gestörten Stoffwechsellage **von selbst auf Grund der noch vorhandenen Regulationsfähigkeiten zu seiner Gleichgewichtslage zurückzukehren**, von der er infolge fehlerhafter Ernährung abgewichen war."*[157]

Wenn das AUREOLUS®-Pulver als Alchemistisches Lebensmittel den Prozess einer Remineralisierung (s. Kap. 5.5.2, Abschnitt „Remineralisierung") einleitet, dann erfolgt die Regulation aufgrund der von Prof. Kollath beschriebenen *„noch vorhandenen Regulationsfähigkeiten"* des Organismus. Durch die Anwendung alchemistischer Prozesse kommt es zu einer Stärkung der Regulationsfähigkeit.

Bei der Nahrungsaufnahme ist die *stoffliche Wertigkeit* nur *einer* von mehreren Aspekten. Die *Geistigkeit* der vom Menschen aufgenommenen Lebens- und Nahrungsmittel ist ein weiterer zentraler Schlüssel. Nichts, was dem Körper zugeführt wird, bleibt, wie es war. Alles wird vom Körper umgearbeitet, sowohl stofflich als auch ätherisch.

---

[157] Werner Kollath: Die Ordnung unserer Nahrung, Haug Verlag, 12. Aufl. 1986 S. 23

Rein stofflich gesehen wird die dem Körper zugeführte Nahrung durch Enzyme aufgeschlossen. Für diesen Aufschluss muss der Körper Energie bereitstellen. Anschließend wird der aufgeschlossene Nahrungsbrei biochemisch „verbrannt", wodurch wiederum Energie gewonnen wird. Durch den Verdauungsprozess wird normalerweise mehr Energie gewonnen als für den Aufschluss benötigt wurde. Das Wesentliche am Umarbeitungs- und Verdauungsprozess ist jedoch nicht die rein stoffliche Verdauung, sondern, und vor allem, die Verwandlung fremder ätherischer Kräfte. Ätherische Pflanzenenergie ist etwas anderes als menschliche Ätherenergie und muss in körpereigene Ätherenergie umgewandelt werden. Darüber hinaus gibt es Nahrungsmittel, die aufgrund der Verarbeitung oder durch Zugabe synthetischer Stoffe eine sehr schwache ätherische Kraft und somit eine geringe „wertigkeit" (s. Kap. 5.8) aufweisen. Für den Aufschluss von Nahrungsmitteln mit geringer „wertigkeit" muss der Körper sehr viel Energie aufwenden, so dass der Ätherkörper des Menschen sogar Energie verlieren kann anstatt Energie zu gewinnen.

Die Mengen an benötigter Energie für die Umwandlung der fremden in die eigenen ätherischen Kräfte sind hier von größerer Bedeutung als die stofflichen Substanzen in der Nahrung.[158] Das Wesentliche am Verdauungsprozess ist die Anstrengung des Körpers, fremde ätherische Kräfte zu überwinden.

Es gibt immer wieder Menschen, die sich im „Selbstversuch" unter ärztlicher Aufsicht für einen Zeitraum von wenigen Wochen ausschließlich von Junkfood ernähren. Selbst Mediziner staunen über die Geschwindigkeit, mit der dabei ein „Verfall der Gesundheit" eintreten kann. Für die Verdauung von Junkfood muss der Organismus enorme Ätherkräfte aufwenden, so dass es leicht zu einer Schwächung der Ätherkräfte im Organismus kommen kann. Da die Ätherkräfte wiederum übergeordnet den Stoffwechsel regulieren (s. Kap. 4.4.4), ist es

---

[158] Victor Bott: Anthroposophische Medizin, Haug Verlag 2. Auflage 1983, S. 31

nicht verwunderlich, wenn ein rascher „Verfall der Gesundheit" eintritt.

In der indischen Tradition gehört es zum Allgemeinwissen, dass prāṇa (Lebensenergie) aus der Nahrung benötigt wird, um den eigenen Ätherkörper mit Lebensenergie zu versorgen. Aufgrund des alchemistischen Prozesses ist die Ätherenergie im AUREOLUS® hoch konzentriert und stellt dadurch Energie für die Umarbeitung fremder ätherischer Kräfte in die eigenen Ätherkräfte zur Verfügung. Darüber hinaus kann der Ätherkörper des Organismus in hohem Maße gestärkt werden.

Das Besondere an einem alchemistischen Lebensmittel nach der AUREOLUS®-Methode sind die mit dem „Geistigen Feuer" durchdrungenen und angehobenen Schwingungsfrequenzen. Die besondere WERTIGKEIT eines AUREOLUS®-Pulvers liegt darin, dass es dem Menschen durch seine konzentrierte Kraft zusätzliche ätherische Energie liefert.

Aus all dem Gesagten geht hervor, dass ein Alchemistisches Lebensmittel nicht in eine der bestehenden Wertgruppen der „Kollath-Tabelle" eingeordnet werden kann, da die Ätherkräfte in der „Kollath-Tabelle" nicht berücksichtigt werden.

5.7 Das Ernährungsspektrum der AUREOLUS®-Pulver

Das Ernährungsspektrum der verschiedenen AUREOLUS®-Pulver ist sehr vielfältig. Der **„AUREOLUS® Regenbogen"** nimmt dabei eine Sonderstellung ein. Hierzu eine Erläuterung in Analogie! Ein Regenbogen mit seinen sieben Farben (rot, orange, gelb, grün, blau, indigo und violett) entsteht aus der Aufschlüsselung des weißen Lichts, wenn es regnet und gleichzeitig die Sonne scheint. Zahlreiche Mythen und Sagen ranken sich um den Regenbogen. Nach einer irischen Sage heißt es: „Am Ende des Regenbogens steht ein Goldtopf." Ein Regenbogen besteht aus allen 7 Farben des Lichts und so deutet der Name „AUREOLUS® Regenbogen" auf das breitgefächerte und umfassende Ernährungsspektrum dieses speziellen AUREOLUS®-Pulvers hin. Man könnte es auch als das *Basis-Pulver* bezeichnen.

Derzeit stehen folgende themenspezifische pflanzliche Mineralpulver zum Verzehr zur Verfügung. Die Namensgebung erfolgte gemäß der neuen Begrifflichkeiten im Sinne des Gesundheits-Denkens (s. Kap. 4.5):

- AUREOLUS® REGENBOGEN
- AUREOLUS® VERWERTBARKEIT
- AUREOLUS® ERLAUBNIS
- AUREOLUS® BESTÄNDIGKEIT / VERBINDUNG
- AUREOLUS® KAPAZITÄT
- AUREOLUS® LOSLASSEN / VENUS-ENERGIE
- AUREOLUS® MITTE / RHYTHMUS
- AUREOLUS® MITTE
- AUREOLUS® FREIHEIT / FREIE BWEWEGLICHKEIT
- AUREOLUS® ORDNUNG und RUHE
- AUREOLUS® ANPASSUNG der WERTIGKEIT
- AUREOLUS® DANKBARKEIT
- AUREOLUS® GLÜCK
- AUREOLUS® LEICHTIGKEIT
- AUREOLUS® FREUDE

Alle themenspezifischen Pulver sind sowohl für Menschen als auch für Tiere zum Verzehr geeignet.

5.7.1 Verzehrsempfehlung für Menschen

Ein Sprichwort sagt: „Probieren geht über Studieren." Nach aller Theorie sind die AUREOLUS®-Pulver erst im praktischen Gebrauch, d.h. wenn sie verzehrt werden, erfahrbar und erlebbar. Auch der Begriff der Remineralisierung klingt abstrakt und theoretisch bis zu dem Zeitpunkt, an dem dieser Prozess am eigenen Körper erlebt wird.

Ein AUREOLUS®-Pulver kann, genau wie ein Grundnahrungsmittel, für wenige Tage, einige Wochen oder Monate, mehrere Jahre oder länger regelmäßig verzehrt werden. Das hängt davon ab, ob nur ein Kurzzeitimpuls gesetzt werden soll oder eine fortschreitende Remineralisierung des Körpers angestrebt wird. Der langfristige Verzehr hat viele Vorteile, vor allem wenn themenspezifische Pulver kombiniert oder zeitlich versetzt vom Körper aufgenommen werden. Das „Fehlverhalten" der Mineralstoffe im Körper ist durch die Aufnahme von Nahrungsmitteln mit geringer „wertigkeit" (s. Kap. 5.8) über Jahrzehnte hin entstanden und so ist es nicht verwunderlich, dass eine Remineralisierung im Körper Zeit benötigt. Für den Körper kann es wichtig sein, dass immer wieder Impulse im Sinne einer anhaltenden WERTIGKEIT gesetzt werden. Die AUREOLUS®-Lebensmittelpulver können daher täglich verzehrt werden.

Wir unterscheiden zwischen dem „AUREOLUS® Regenbogen" als Basispulver und den oben genannten 15 themenspezifischen Pulvern.

Bereits eine Messerspitze eines AUREOLUS®-Pulvers (ca. 0,1 g) kann die Effekte einer Remineralisierung zeigen und sei hier als Richtschnur genannt. Es können aber auch individuell größere Mengen verzehrt werden.

Die beste Verzehrform besteht darin, das Pulver unter der Zunge zergehen zu lassen. Dabei geht das Pulver mit der *Ur*-eigenen Körperflüssigkeit eine Verbindung ein und sowohl die Substanzen als auch die dem Pulver innewohnenden Informationen werden unmittelbar „verstoffwechselt". Der Begriff „Verstoffwechselung" bezieht sich hier auf ein tieferes Verständnis vom Stoffwechselgeschehen, wie es in Kap. 4 ausführlich beschrieben wird. Da die Pulver auf die Mineralstoffzusammensetzung hin optimiert wurden, ist der Geschmack der Pulver unverfälscht. Das mag für die „modernen Geschmacksknospen" ungewohnt sein.

Wer die Pulver nicht pur verzehren möchte, kann sie in alle erdenklichen Lebensmittel einrühren, wie Smoothies, Suppen, Joghurt oder Getränke. Aufgrund der robusten physischen Eigenschaften der Pulver (s. Kap. 5.5.1) sind der eigenen Phantasie kaum Grenzen gesetzt. Sie können z.B. auch auf ein Brot oder auf ein Frühstücksei gestreut werden. Manchen Menschen schmecken die Pulver gut, andere ziehen es vor, den Geschmack z.B. durch Einrühren in ein anderes Lebensmittel „aufzubessern".

5.7.2 Verzehrsempfehlung für Tiere

Obwohl die Kräutermischungen ursprünglich zu Beginn des letzten Jahrhunderts als Nährsalztees für Menschen hergestellt wurden, zeigen die Erfahrungen der letzten Jahre, dass die AUREOLUS®-Pulver auch für Tiere von großem Nutzen sind. Es liegen zahlreiche Erfahrungen mit Hunden, Katzen, Kühen und Pferden vor.

Tiere reagieren meistens unmittelbar und sehr direkt auf die Effekte der Remineralisierung.

Auch bei Tieren kann bereits eine Messerspitze eines AUREOLUS®-Pulvers (ca. 0,1 g) die Effekte einer Remineralisierung zeigen. Eine übliche Verzehrempfehlung für Hunde und Katzen liegt z.B. bei etwa 0,1 – 0,5 g pro Tag. Aufgrund des wesentlich höheren Körpergewichtes benötigen Pferde oder Kühe ab 1 g Pulver oder mehr. Das AUREOLUS®-Pulver wird dem täglichen Futter der Tiere beigemischt.

5.8 Über die Bedeutung der Wertigkeit

Die Bedeutung der Wertigkeit ist in Kapitel 4.3.3 (Die Mineralstoffe in der Düngung) bereits angesprochen worden und soll an dieser Stelle eingehender betrachtet werden.[159] Der Begriff „Wertigkeit" oder „Valenz" leitet sich von dem lateinischen Wort *valentia* („Stärke", „Fähig-

---

[159] Aus nicht veröffentlichten Seminarunterlagen Ute Lösch-Hack

keit" und „Kraft")[160] sowie von dem lateinischen Verb *valere* ab, was so viel bedeutet wie „stark/gesund sein", „Wert/Geltung haben" und „wert sein".

Bezogen auf Lebensmittel definierte Prof. Kollath in seinem Buch „Die Ordnung unserer Nahrung"[161] insgesamt 6 Wertgruppen (s. Tab. 1 Kap. 2.1). Die Lebensmittel mit der höchsten Wertigkeit befinden sich in der Wertgruppe 1. Hierbei handelt es sich um naturbelassene Lebensmittel, die gemäß der Bedeutung des Begriffes „Wertigkeit" als stark und gesund bezeichnet werden können.

Im heutigen Sprachgebrauch wird der Begriff „Wertigkeit" oft mit einer Ware oder einer Währung (Geld) in Verbindung gebracht. Die Betrachtung ist dabei meistens rein materiell ausgerichtet (z.B. der Wert eines Hauses oder eines Produktes).

Um den Begriff der Wertigkeit weiter differenzieren zu können, unterscheidet der Autor drei verschiedene Formen von Wertigkeit, die über die Groß- und Kleinschreibung gekennzeichnet und im Folgenden definiert werden.

Der Begriff Wertigkeit in seiner gängigen Schreibweise bezieht sich auf einen natürlichen Prozess. Wird nur der materielle und nicht der geistige Anteil eines Prozesses berücksichtigt, so wird der Begriff „wertigkeit" klein geschrieben. Ist der natürliche Prozess in Resonanz mit seinem Archetyp (s. Kap. 3.1.3.2, Abschnitt „Was ist Geist?"), so wird dies durch den Begriff „WERTIGKEIT" in Großbuchstaben zum Ausdruck gebracht.

Der *wahre* WERT des LEBENS kann nicht zahlenmäßig gemessen und erfasst werden. So kann der Wert eines menschlichen Organs, wie z.B. der Leber, nicht mit einer Währung beglichen werden. Ebenso wenig

---

[160] https://de.wikipedia.org/wiki/Wertigkeit (Stand 08. April 2016)
[161] Werner Kollath: Die Ordnung unserer Nahrung, 12. Auflage 1986, Haug Verlag

ist es möglich, einen „Archetyp" in eine Flasche abzufüllen und zu etikettieren.

Doch kann es dem Menschen gelingen, die Materie durch die Anwendung der Äußeren Alchemie (s. Kap. 3.1.2) mit geistigen Kräften zu durchdringen und zu verwandeln. Dadurch wird etwas **Wertvolles** erschaffen, weil die Materie neue qualitative Eigenschaften erhält, die vor der Anwendung der Äußeren Alchemie nicht vorhanden waren. **Ob es dem Menschen bewusst ist oder nicht: Nach der Verarbeitung kann ein Lebensmittel eine WERTIGKEIT, eine Wertigkeit oder eine wertigkeit haben.** Natürliche Lebensmittel der Wertgruppen 1 bis 3 (s. Tab. 1 Kap. 2.1) haben in der Regel eine „Wertigkeit" und konventionell verarbeitete Nahrungsmittel der Wertgruppen 4 bis 6 eine „wertigkeit". Werden Lebensmittel durch den Menschen über eine geistige Anbindung alchemistisch erhöht, dann können sie eine „WERTIGKEIT" erlangen.

Da die vorliegende Schrift den Schwerpunkt auf die Mineralstoffe legt, soll die Wertigkeit (natürlicher Prozess) bzw. der Verlust der Wertigkeit am Beispiel der Mineralstoffe aufgezeigt werden: Über die Gesteine gelangen die Mineralstoffe in den Erdboden. Die Mineralstoffe werden von den Wurzeln der Pflanzen aufgeschlossen und in den Wasserstrom innerhalb der Pflanze aufgenommen. Dort werden sie gemäß ihrer Funktion in den einzelnen Pflanzenteilen (z.B. Wurzel, Stängel, Blätter etc.) verteilt. Die Pflanzen werden wiederum von Menschen und Tieren verzehrt und so gelangen die Basiselemente (Mineralstoffe) in den Körper. Dies ist ein Naturprozess in seiner normalen *Wertigkeit*.

Häufig ist der Mensch mit dem natürlichen und von der Natur aufgezeigten Prozess nicht zufrieden und möchte „mehr Wert abschöpfen" als es durch den natürlichen Lauf der Natur möglich ist. Um einen höheren materiellen Gewinn abzuschöpfen, entkoppelt er die Materie vom Geist, indem er in naturgegebene Prozesse eingreift und damit das geistige Band, mit dem alle Materie ursprünglich verbunden ist, zerstört. Dadurch bleibt nur die Materie als Wert übrig (wertigkeit) und es entsteht ein Raubbau. In der Agrarindustrie werden z.B. verschiedenste Formen von Zusatzstoffen, Substanzen und Wirkstoffen dem Boden zugefügt, um große Ernten einzufahren und somit die persönlichen Besitztümer zu vermehren. Sowohl Tiere als auch Menschen nehmen jetzt über die Pflanzen, also über die Nahrung, nicht mehr die ursprüngliche Zusammensetzung und Menge der Mineralstoffe auf. Darüber hinaus werden die verschiedensten Neben- und Wirkstoffe aufgenommen. Die Effekte, die daraus resultieren, sind so unüberschaubar vielfältig, dass sie an dieser Stelle unmöglich aufgezählt werden können. Dieser Wertabschöpfungs-Prozess geschieht schon seit Generationen und die Auswirkungen werden immer offensichtlicher.

Am Beispiel der Organsysteme in unserem Körper können wir uns die Auswirkungen so vorstellen: Unsere Organsysteme sind in der Regel durch Nahrungsmittel der Wertgruppen 5 (konserviert) und 6 (präpariert) sowie unzählige weitere Faktoren wie Pestizide, Umweltgifte etc. von einer „Wertigkeit" auf eine „wertigkeit" abgesunken.

Eine Remineralisierung (s. Kap. 5.5.1) und Rückanbindung der Organe an die URsprüngliche Wertigkeit würde den oben beschriebenen Prozess wieder umkehren. Das AUREOLUS®-Pulver, welches durch die alchemistische Erhöhung in Resonanz mit seinem Archetyp steht und somit eine WERTIGKEIT besitzt, ist in der Lage, die Organsysteme wieder an ihre ursprüngliche Wertigkeit zu „erinnern". Mögen die AUREOLUS®-Pulver einen Beitrag dazu leisten, die „wertigkeit" der Organsysteme wieder auf eine „Wertigkeit" anzuheben.

Zusammenfassung von Kapitel 5

Der Leitgedanke des AUREOLUS® drückt sich in dem von Paracelsus geprägten Satz aus: *"Lasst Eure Lebensmittel Heilmittel und eure Heilmittel Lebensmittel sein"*. Beim AUREOLUS® werden die beiden großen Bereiche der Wildgemüse / Wild- und Gewürzkräuter und der Lebensmittel (Grundnahrungsmittel wie Amaranth, Quinoa, Buchweizen, Kamut etc.) im Sinne des Paracelsus zu einer Einheit verschmolzen.

Das Endergebnis ist ein pflanzliches Mineralpulver, genannt AUREOLUS®, das ähnlich wie ein Gewürz verzehrt wird.

Der Name Aureolus ist dem lateinischen Wort *aurum* (Gold) entlehnt und heißt so viel wie: aus Gold, Goldstückchen, golden, goldfarbig.

Die AUREOLUS®-Methode: Bei allen derzeit bekannten Zubereitungsarten von Pflanzen werden Auszüge (Extrakte) hergestellt, wobei die nicht extrahierten Anteile als „unbedeutend" erachtet werden (Reduktionismus). Bei der *ganzheitlichen AUREOLUS®-Methode* werden **alle Stoffgruppen** (**wasser**lösliche, **alkohol**lösliche, **fett**lösliche und unlösliche Stoffe) der Pflanzen oder Pflanzenteile berücksichtigt. Mit Hilfe der AUREOLUS®-Methode können alle Pflanzenteile (z.B. Samen, Wurzel, Stängel, Blatt etc.), Pflanzenmischungen und traditionellen Kräuterrezepte verarbeitet werden.

Die Arbeitsschritte bei der Zubereitung des AUREOLUS®-Pulvers sind: Mahlvorgang der Rohstoffe, wässriger Aufschluss, enzymatische Prozesse, alchemistischer Prozess, Trocknungsprozess und Vermahlung des Endproduktes. Der alchemistische Prozess nach dem Prinzip von „solve et coagula" (Lösen und Binden) ist der wichtigste von allen. Dabei wird der noch unvollkommene Sulphur (das geistige Prinzip) freigelegt und mit seinem Archetyp in Resonanz gebracht. Dies hat einen unmittelbaren Einfluss insbesondere auf die Mineralstoffe, welche dadurch verfeinert und alchemistisch „erhöht" werden. Mit Hilfe der

AUREOLUS®-Methode entsteht ein Alchemistisches Lebensmittel. Durch den alchemistischen Prozess werden die Lebensmittel veredelt[162], mit dem „Geistigen Feuer" durchdrungen und in ihrer Schwingungsfrequenz angehoben (geistig „erhöht"). Im Idealfall ist die Geistes-Haltung des Alchemisten von **Selbstlosigkeit** und **Hingabe** geprägt.

Durch eine klar definierte Auswahl an Wildgemüsen / Wild- und Gewürzkräutern entstehen spezielle Mineralstoffkombinationen mit einem *themenspezifischen Schwerpunkt*.

Das AUREOLUS®-Pulver ist ein Lebensmittel zur Selbstregulation. Diese erfolgt über die **Remineralisierung**.

Hierbei geht es nicht darum, einen Mangel an Mineralstoffen aufzufüllen. **Bei der Remineralisierung durch den AUREOLUS® im Sinne einer Selbstregulation wird ein „Fehlverhalten" der Mineralstoffe normalisiert.** Die Normalisierung geschieht durch die Rück-Anbindung an das geistige Band. Dabei kommt es zu einer Verstärkung der Ur-Information in den Körperzellen.

Durch die alchemistische Verarbeitung des AUREOLUS® ist seine Ätherenergie hoch konzentriert und stärkt dadurch den Ätherkörper des Menschen.

---

[162] „Veredeln" s. Begriffserklärungen

Kapitel 6: Die AUREOLUS®-Essenz

6.1 Die Zubereitung einer AUREOLUS®-Essenz

„Der oberflächliche Betrachter bemerkt weder am gewandelten Menschen noch am alchemistischen Gold etwas Besonderes." [163]

Die AUREOLUS®-Essenzen werden aus den AUREOLUS®-Pulvern gewonnen.

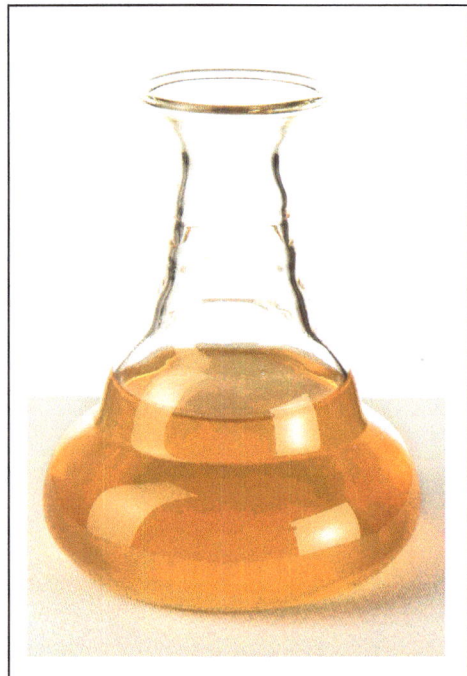

Abb. 10: Die golden-farbige AUREOLUS-Essenz

Der Begriff Essenz (von lat. *essentia* „Wesen") bezieht sich – sogar im alltäglichen Sprachgebrauch – auf das innere Wesen, d.h. den eigentlichen Kern, einer Sache. Das AUREOLUS®-Pulver wird beim Überführen in die flüssige Form durch die AUREOLUS®-Methode in das WESENHAFTE überführt.

Bleiben wir zunächst bei der praktischen Vorgehensweise. Das AUREOLUS®-Pulver wird mit heißem Wasser übergossen und wird so zu einer wässrigen Essenz, die ernährungsphysiologisch gesehen ähnlich einem Fond (franz. „Grundlage") ist. Ein Fond, auch Kraftbrühe oder

---

[163] Mellie Uyldert: Verborgene Kräfte der Metalle Heinrich Hugendubel Verlag 1984, S. 171

Grundbrühe genannt, ist eine Flüssigkeit, die beim Kochen von Gemüse, Kräutern oder Gewürzen entsteht. Die Geschmacksstoffe der Lebensmittel werden dabei durch Osmose unter dem Einfluss von Wärme im salzlosen Wasser gelöst.[164]

Um die wässrige AUREOLUS®-Lösung zu stabilisieren und haltbar zu machen, wird reiner Trink-Alkohol (96 %) hinzugefügt, so dass eine 20 %-ige alkoholische **Essenz** entsteht, die dann sowohl innerlich als auch äußerlich dem Körper zugeführt werden kann.

Wenden wir uns jetzt der ganzheitlichen Betrachtungsweise zu. **Alle Ausführungen über die AUREOLUS®-Pulver gelten gleichermaßen für die AUREOLUS®-Essenzen!** Aus alchemistischer Sicht stellt der Übergang vom festen Pulver zur flüssigen Essenz einen weiteren Schritt der Verfeinerung und Veredelung[165] dar.

Den Ausgangspunkt zur Herstellung der Essenz bildet ein sehr reines, vitalisiertes Wasser, in dem sowohl die Schuhmann-Frequenz als auch die 64 lebenswichtigen Mineralstoffe abgespeichert sind (s. Kap. 5.3.1). Im Anschluss an die bereits beschriebenen Zubereitungsschritte wird die Essenz über eine eigens entwickelte Methode der Dynamisierung zunehmend verfeinert und veredelt.

Der Begriff *Dynamisierung* (von griech. *dýnamis* „Kraft") ist nicht mit dem gleichnamigen Begriff aus der Homöopathie zu verwechseln, sondern bezieht sich hier auf einen alchemistischen Vorgang. Bei der Dynamisierung geht es um die Freisetzung der aktiven Prinzipien (höheren Kräfte) der Pflanzen und vor allem der in ihnen enthaltenen Mineralstoffe. Die Essenz gewinnt buchstäblich an (feinstofflicher) Kraft.

Aus alchemistischer Sicht wird beim Prozess der Dynamisierung das Prinzip von „*Sulphur*" gestärkt (s. Kap. 3.1.3.2, Die Grundprinzipen Sal, Sulphur und Mercurius). Dieser Prozess wird *bewusst* durchgeführt und

---

[164] http://de.wikipedia.org/wiki/Fond_(Lebensmittel) (Stand 08. April 2016)
[165] https://de.wikipedia.org/wiki/Veredeln_(Zubereitungsart)

führt zu einer deutlichen Qualitätsanhebung der Essenzen. Sehr wichtig ist die innere Geistes-Haltung des Menschen, der den Prozess durchführt. Im Idealfall ist die Geistes-Haltung geprägt von **Selbstlosigkeit** und **Hingabe**.

Die AUREOLUS®-Pulver entstehen aus der innigen Verschmelzung von Wildgemüsen / Wild- bzw. Gewürzkräutern und Getreide durch die AUREOLUS®-Methode. Die Kräutermischungen zur Herstellung des AUREOLUS®-Pulver bestehen aus ganzen Pflanzen bzw. verschiedenen Pflanzenteilen. **Aus der Sicht der Alchemie wird mit *ganzen Pflanzen / verschiedenen Pflanzenteilen* gearbeitet, weil damit die Gesamtheit der Energien eingefangen wird!** Da die AUREOLUS®-Essenz aus dem AUREOLUS®-Pulver gewonnen wird, werden in der Essenz sowohl erdhafte als auch geistige Prinzipien freigesetzt. Es entstehen somit völlig andere Essenzen als z.B. Blütenessenzen, welche nur aus den *Blüten einer einzigen Pflanze* gewonnen werden.

Zur genaueren Unterscheidung sei hier die Herstellungsweise von Blütenessenzen kurz skizziert. Die bekanntesten Blütenessenzen sind die von dem englischen Arzt Dr. Edward Bach (* 24. September 1886; † 27. November 1936) entwickelten „Bachblüten-Essenzen". Gewonnen werden diese Essenzen mit Hilfe der Sonnenmethode oder der Kochmethode.

Bei der *Sonnenmethode* werden die **Blüten einer Pflanze** in eine mit Wasser gefüllte Schale gelegt und für etwa drei bis vier Stunden in die Sonne gestellt. Bei der *Kochmethode* werden die Blüten für eine halbe Stunde in Wasser gekocht. Die letztere Methode wird bei Pflanzen angewendet, die in einer sonnenarmen Jahreszeit blühen. Bei diesen Vorgehensweisen wird nur ein Teilaspekt und nicht die Ganzheitlichkeit einer Pflanze eingefangen, weil nur die Blüten verwendet werden. Die Blüten einer Pflanze sind aus alchemistischer Sicht mit der Astralebene verbunden, daher werden in der Essenz verstärkt Astralkräfte eingefangen. Solchermaßen zubereitete Essenzen werden aus alchemistischer Sicht einem sehr starken Sulphur („Feuer") zugeschrieben und haben vor allem Einfluss auf den Astralkörper (s. Kap. 3.2), also auf die Ebene des Verstandesbewusstseins und der Emotionen (Psyche), und nicht vorrangig auf den physischen Körper und dessen Stabilisierung.

Auch bei der AUREOLUS®-Essenz wird der Sulphur-Anteil, im Vergleich zum AUREOLUS®-Pulver, verstärkt. Was geschieht nun bezogen auf die „Innere Alchemie" (s. Kap. 3.2), wenn diese Essenz dem Körper innerlich oder äußerlich zugeführt wird? Durch die Hervorhebung des Sulphur-Anteils wird der psychisch-seelische Anteil verstärkt angesprochen. Da das pflanzliche Mineralpulver AUREOLUS®, aus dem die Essenz gewonnen wird, aber aus einer Komposition von zahlreichen **ganzen Pflanzen / verschiedenen Pflanzenteilen** besteht, hat die AUREOLUS®-Essenz auch bei fortschreitender Dynamisierung immer noch die Anbindung **an alle Ebenen**. Somit hat sie Einfluss auf Körper, Seele und Geist. Dies ist der entscheidende Unterschied zu einer Blütenessenz, sowie zu allen Essenzen, die aus einzelnen Pflanzenteilen einer einzigen Pflanze gewonnen werden.

6.2 Die Verwendung der AUREOLUS®-Regenbogen Essenz

Die aus dem AUREOLUS® Regenbogen – dem Basis-Pulver – gewonnene Essenz ist die „**AUREOLUS®-Regenbogen Essenz**" (s. Abb. 9). Beim Verzehr ist das AUREOLUS®-Regenbogenpulver mehr Stoffwechselorientiert, während die Essenz mehr geistig orientiert ist. Da sowohl Pulver als auch Essenz ein breit gefächertes Spektrum an Mineralstoffen enthalten, bieten sie dem Körper ein breites Spektrum an Möglichkeiten zur Selbstregulation und Normalisierung. Das Besondere an der Essenz ist die Verwendung nicht nur von innen, sondern auch von außen. Man könnte also sagen: Eine „Ernährung von innen" und eine „Ernährung von außen". Was ist mit einer „Ernährung von außen" gemeint? Es ist z.B. möglich, einige Tropfen AUREOLUS®-Regenbogen Essenz in die Tagesportion einer beliebigen Hautcreme hineinzuträufeln und auf die Haut aufzutragen. Auch hier steht der Aspekt der Remineralisierung – diesmal von außen – im Vordergrund.

Mit der flüssigen Essenz ergeben sich vielfältige Verwendungsmöglichkeiten und die Essenz kann kreativ eingesetzt werden. Die folgenden Beispiele dienen lediglich als Anregungen.

- Einmassieren in die Kopfhaut
- tropfenweise Zugabe in eine Tagesportion Hautcreme
- Auftragen einiger Tropfen (pur) auf die Haut
- Zugabe einiger Tropfen in ein Fußbad
- Direkter Verzehr
- u.s.w.

Aus allen AUREOLUS®-Pulvern (s. Kap. 5.7) können Essenzen zubereitet werden.

Zusammenfassung von Kapitel 6

Die AUREOLUS®-Essenz wird aus dem AUREOLUS®-Pulver gewonnen, indem aus dem Pulver unter Zugabe von kochendem Wasser ein wässriger Auszug (Fond) zubereitet wird, der mit reinem Trinkalkohol stabilisiert und im Anschluss dynamisiert wird. Der Übergang vom festen Pulver zur flüssigen Essenz bedeutet aus alchemistischer Sicht einen weiteren Schritt der Verfeinerung und Veredelung. Durch die Dynamisierung werden die aktiven Prinzipien der Pflanzen und der in den Pflanzen enthaltenen Mineralstoffe freigesetzt und die Essenz gewinnt buchstäblich an Kraft (von griech. *dýnamis* „Kraft").

In der alchemistischen Tradition wird mit *ganzen Pflanzen / verschiedenen Pflanzenteilen* (keine Auszüge!) gearbeitet, weil damit die **Gesamtheit der Energien** eingefangen wird! Da die AUREOLUS®-Essenz aus dem AUREOLUS®-Pulver gewonnen wird, werden in der Essenz sowohl erdhafte als auch geistige Prinzipien freigesetzt.

Während das AUREOLUS®-Pulver an der Schwelle zwischen Geist und Materie steht, wird in der AUREOLUS®-Essenz der geistige Anteil (Sulphur) durch die Dynamisierung gestärkt. Beim Gebrauch der Essenz wird durch den verstärkten Sulphur mehr der psychisch-seelische Anteil angesprochen. Bezogen auf die feinstofflichen Körper im Menschen ist das der Astralkörper, also die Ebene des Verstandesbewusstseins und der Emotionen. Da von einem Pulver mit **ganzen Pflanzen / verschiedenen Pflanzenteilen (keine Auszüge!)** ausgegangen wird, hat die AUREOLUS®-Essenz auch bei fortschreitender Dynamisierung immer noch die Anbindung an alle Ebenen, d.h. Körper, Seele und Geist.

Kapitel 7: Ausblick

Das Thema AUREOLUS® ist keineswegs erschöpft und abgeschlossen, da es ein offenes und lebendiges System ist und sich weiter entwickelt. Das vorliegende Buch gibt einen Überblick über den momentanen Entwicklungstand.

7.1 Rezepturen

Die AUREOLUS®-Methode ist eine universelle und ganzheitliche Methode. Es können alle ganzen Pflanzen, Pflanzenteile und Pflanzenmischungen (traditionelle Kräuterrezepte) verarbeitet werden. Gegenwärtig (Stand 2016) sind 15 verschiedene AUREOLUS®-Lebensmittelpulver zum Verzehr verfügbar. Weitere Mineralstoffkombinationen mit einem **themenspezifischen Schwerpunkt** sind möglich und können jederzeit umgesetzt werden.

Da die AUREOLUS®-Methode universell einsetzbar ist, können alle verfügbaren und fertig rezeptierten Kräutermischungen, auch solche aus anderen Kulturkreisen, alchemistisch zubereitet werden.

Die Verwendung der AUREOLUS®-Methode hat in diesem Zusammenhang jedoch 2 Vorgaben:

1. Es werden ausschließlich giftfreie Pflanzen eingesetzt, also nur Pflanzen, die der Ernährung dienen, wie z.B. Wildgemüse und Wild- und Gewürzkräuter.
2. Es werden ausschließlich Pflanzen verarbeitet.

7.2 Der natürliche Kreislauf in der Landwirtschaft

Der zentrale Dreh- und Angelpunkt des AUREOLUS® ist die Remineralisierung. Diese könnte im natürlichen Kreislauf der Landwirtschaft (Landbau) an jeder Stelle eingeführt werden. Der natürliche, biologische Kreislauf schließt Boden, Pflanzen, Bienen, Tiere und Menschen ein. Jeder einzelne Bereich bedarf einer speziellen Pflege und Regeneration für die Gesunderhaltung.

Boden und Pflanzen

Der fruchtbare Boden ist der Ausgangspunkt des natürlichen Kreislaufs in der Landwirtschaft. Die Gesundheit, Lebendigkeit und Fruchtbarkeit des Bodens bildet die Voraussetzung für ein gesundes Pflanzenwachstum. Im ökologischen Landbau hat der Humus einen hohen Stellenwert. Humus besteht aus organischer Bodensubstanz. In der anthroposophisch geprägten Landwirtschaft kommt bei der Düngung des Bodens eigener Humus zur Anwendung. Dieser wird mit Kuhmist, Wildkräutern (z.B. Löwenzahn und Baldrian), Bergkristall und Tiergüllen angereichert. An dieser Stelle könnte z.B. zusätzlich das AUREOLUS®-Pulver bzw. die Essenz zur Remineralisierung des Bodens eingesetzt werden und damit in Folge auch zur Remineralisierung der Pflanzen. Eine rein stoffliche und quantitative Remineralisierung kann auch durch Gesteinsmehl erfolgen.

Bienen

Das gegenwärtige Bienensterben stellt den Menschen vor große Herausforderungen und eine gesundheitliche Stärkung der Bienenvölker ist ein erstrebenswertes Ziel. Bienen benötigen in unseren Breitengraden einen Futtervorrat, um im Winter überleben zu können. Wer also den Bienen Vorräte an Honig entnimmt, muss diese ersetzen. Dies geschieht durch das Zufüttern von Zuckerwasser meistens ab Ende Juli eines jeden Jahres. Wenn der Zucker nicht in Wasser aufgelöst wird, sondern stattdessen in einer hoch dynamisierten AUREOLUS®-Essenz, dann wird diese von den Bienen bereitwillig aufgenommen und kann zu einer Stärkung der Bienenvölker beitragen.

Auch wenn erste Vorversuche mit Bienen erfolgt sind, könnte zu diesem Thema noch Vieles geleistet werden. Die Bienen würden sich freuen.

7.3 Ein persönliches Anliegen

In Kapitel 1 wurde deutlich, dass der im 16./17. Jahrhundert erfolgte Galileische Verzicht eine reduktionistisch ausgerichtete Naturwissenschaft hervorbrachte. Seit dieser Zeit ist das Detailwissen außerordentlich angewachsen und die übergeordneten Zusammenhänge gingen weitgehend verloren.

Es ist so, als sähe der Mensch den Wald vor lauter Bäumen nicht mehr. Erst von einer höheren Warte aus wird – bildlich gesprochen – erkennbar, dass die vielen Bäume einen Wald bilden und dieser wiederum eingebettet ist in eine Landschaft mit Wiesen, Flüssen, Seen und Städten.

Es ist mir ein Anliegen, die vom differenzierenden Verstand definierten Teilfragmente wieder zu einem größeren und übergeordneten Bild zusammenzufügen. Wenn wir das alte WISSEN, das noch mit dem Geist verbunden ist, mit dem modernen reduktionistischen Wissen (Fragment- und Detailwissen) zusammenführen und vereinen, dann entsteht etwas viel Größeres als vorher vorhanden war. Das ist bedeutsam und dem Menschen dienlich! Durch die Wahrnehmung des Wechselspiels von Geist und Materie bekommen die Dinge wieder einen übergeordneten Sinn.

Als ich mein Chemiestudium begann, vermisste ich in der reduktionistischen Wissenschaft die tiefgehenden und übergeordneten Erkenntnisse. Es wurde eine Vielzahl von Fakten präsentiert und gelehrt, aber nicht, was „hinter den Dingen" verborgen ist. Ich erlebe immer eine große Inspiration, wenn mir ein kleiner Blick hinter den „Schleier" gewährt wird in das, was die Welt im „Innersten zusammenhält". Bereits in jungen Jahren war mir klar, dass genau dieses „Innerste" in Büchern nicht zu finden ist.

Im Verlaufe meines Studiums hatte ich das Glück, in der Gegenwart eines großen spirituellen Lehrers eine tiefe innige Verschmelzung und Einheit mit dem SEIN zu erleben. Seitdem hat sich mein Leben neu ausgerichtet.

Wer diese Einheit einmal erlebt hat, der möchte in seinem Leben nie wieder etwas anderes. Wenn ich einen Wunsch frei hätte für die Menschen, dann wäre es das Erleben dieser innigen Verschmelzung mit dem SELBST, mit dem, was war, ist und sein wird, jenseits von Zeit und Raum. Im SELBST liegt die wahre Natur des Menschen.

Das Ziel für uns Menschen wird sein, sich im SELBST immer tiefer und schließlich permanent zu verankern, um von dort aus unser Leben zu gestalten. Möge dieses Buch dazu beitragen, dass wir das „Große Werk" nicht aus den Augen verlieren.

Schlusswort

„Probleme kann man niemals mit derselben Denkweise lösen, durch die sie entstanden sind."
Albert Einstein (* 14. März 1879; † 18. April 1955)

Unter „normalen Umständen" wäre es nicht notwendig, über Themen wie Ernährung, Gesundheit, Wohlbefinden etc. zu sprechen. Es wäre selbstverständlich und normal, dass Menschen und Tiere gesunde Lebensmittel zu sich nähmen und bis ins hohe Lebensalter von „Natur aus" gesund blieben. Unsere Erfahrungen im Alltag sind leider völlig anders.

Wir Menschen werden gegenwärtig nicht artgerecht gehalten. So ist es nicht verwunderlich, dass auch Tiere nicht artgerecht gehalten werden. Die Umstände, in denen wir leben, sind schon lange nicht mehr „normal". Es hat sich eine Vielzahl von „Problemen" aufgehäuft, die eine veränderte Art der Herangehensweise benötigen.

Dazu ist ein anderer Blickwinkel notwendig, der über das „übliche Denken" hinausgeht. Albert Einstein hat es einmal sehr treffend so beschrieben: *„Probleme kann man niemals mit derselben Denkweise lösen, durch die sie entstanden sind."*

Vor vielen Jahren hatte ich ein Gespräch mit einem weisen Mann. Während unseres Gespräches – das Thema ist nicht von Bedeutung – sagte ich ihm, dass ich an bestimmte Dinge nicht gedacht hätte. Da schaute er mich mit seinen liebevollen und durchdringenden Augen an und sagte: „Wie willst **DU** denn denken? Du kannst doch gar nicht denken." Verwundert fragte ich zurück: „Wie meinst du das?" Seine Antwort war verblüffend kurz und einfach: „Erst wenn Du mit Dir SELBST verbunden bist, dann kannst Du denken." Die Tiefe der Weisheit hat mich damals sehr berührt und in mir einen Prozess der Demut und der Hingabe ausgelöst. Von ihm, einem Heilpraktiker und Heiler mit enormen Fähigkeiten, stammen auch die folgenden Worte:

„*Im Angesichte Gottes sind wir alle nur kleine Kinder.*" Dieter Binder

Während unserer Entdeckungsreise auf den Spuren der alchemistischen Lebensmittel haben wir die unterschiedlichsten Themen berührt. Was ist ein Lebensmittel? Was ist ein Nahrungsmittel? Was verstehen wir unter Stoffwechsel? Was ist Alchemie? Welche Bedeutung haben die Mineralstoffe für den Stoffwechsel? Was ist Toxikologie? Viele weitere Themen wurden in diesem Buch berührt. Wir können uns in Myriaden von Einzelinformationen verlieren, die scheinbar völlig ohne Zusammenhang sind. Aus einem veränderten Blickwinkel jedoch fügen sich die Puzzlestücke der Einzelinformationen wie in einem großen Hologramm zu einem wunderschönen und harmonischen Bild zusammen. Dieses Bild mag auf den ersten Blick fremd erscheinen und doch ist es sehr reizvoll, über den Tellerrand hinauszuschauen in neue Welten. Es gibt noch Vieles zu entdecken und es ist geradezu phänomenal, wie wenig wirkliche Erkenntnisse wir Menschen haben. So möge dieses Buch schließen mit den Worten des Alchemisten Sir Isaac Newton:

„*In der Wissenschaft gleichen wir alle nur den Kindern, die am Rande des Wissens hie und da einen Kiesel aufheben, während sich der weite Ozean des Unbekannten vor unseren Augen erstreckt.*"

Sir Isaac Newton (1643 - 1727)

Begriffserklärungen

Alchemie ist die geistige Verwandlung der materiellen Stoffe und wird auch als die königliche Kunst bezeichnet. Alchemie wird als die Wissenschaft von den Naturprozessen bezeichnet. Die Natur bewegt sich zwischen den Polen von Materie und →Geist. Aus dem schöpferischen Prozess heraus verdichtet sich der Geist zu materiellen Stoffen und umgekehrt verflüchtigt sich die Materie zurück in geistige Bereiche. Das ist die große Wandlung, das Werden und Vergehen in der Natur.
Die Alchemisten durchlaufen bei ihren Arbeiten selbst eine innere geistige Wandlung. Daher unterscheidet man die →„Innere Alchemie" von der →„Äußeren Alchemie".

Äußere Alchemie ist die im Laboratorium durchgeführte Tätigkeit des Alchemisten. Das Ziel des Alchemisten ist das „Große Werk", die Zubereitung des sagenumwobenen „Stein der Weisen", wobei es sich auch um ein Elixier (Flüssigkeit) handeln kann. Es geht in der äußeren Alchemie um die geistige Wandlung materieller Stoffe im Sinne eines Reinigungsprozesses. Als zentraler Schlüssel zum Bereiten des Großen Werkes wird der Prozess von →solve et coagula (Lösen und Binden) angesehen.

Innere Alchemie ist die Transformation des Bewusstseins durch die Sublimierung (Verfeinerung) der feinstofflichen Körper. Dies führt zu einer Reinigung und Verfeinerung der Energiezentren, des Energieflusses (Meridiane) und weiterer Strukturen in den feinstofflichen Körpern.

Alchemistische Lebensmittel sind →Lebensmittel, die nach der →AUREOLUS®-Methode zubereitet werden. Durch den alchemistischen Prozess von →solve et coagula werden die pflanzlichen Rohstoffe mit dem „Geistigen Feuer" (→Geist) durchdrungen und in ihrer Schwingungsfrequenz angehoben (geistig „erhöht").
Als Rohstoffe werden Wildgemüse / Wild- und Gewürzkräuter mit Lebensmitteln (Grundnahrungsmittel wie z.B. Amaranth, Quinoa, Buchweizen, Kamut etc.) verschmolzen und mit Hilfe der AUREOLUS®-Methode zu alchemistischen Lebensmitteln, den →AUREOLUS®-Pulvern, verarbeitet.

Archetyp ist ein perfekter Prototyp, dem gleichzeitig die Kraft der Manifestation innewohnt. Ein Archetyp ist daher sehr viel mehr als nur ein Bauplan. Archetypen existieren auf einer noch nicht manifestierten Ebene (Schöpfer-Gott), von wo aus die Schöpfung beginnt.

AUREOLUS®-Methode ist eine universelle und ganzheitliche Methode, mit Hilfe derer alle ganzen Pflanzen, Pflanzenteile, Pflanzenmischungen und traditionellen Kräuterrezepte verarbeitet werden können. Pflanzenteile sind definiert als: Samen, Wurzel, Stängel, Blatt, Kraut, Blüte, Rinde (Holz), Frucht und Sprossen. Bei der Verarbeitung findet ein ganzheitlicher und homogener Aufschluss der wasserlöslichen, alkohollöslichen und fettlöslichen Stoffe statt. Diese Vorgehensweise ist in der →Alchemie üblich. Für die heutige Zeit ist sie eine Wiederentdeckung, da üblicherweise nur Teilauszüge (Extrakte) zubereitet werden, wie z.B. ein Tee als wässriger Auszug, und der Rückstand (das Kraut) als „Abfall" verworfen wird. Das Ziel des ganzheitlichen Aufschlusses besteht darin, die wertvollen Inhaltsstoffe in den Pflanzen für den menschlichen und tierischen Körper unmittelbar verfügbar zu machen.

Durch die Anwendung alchemistischer Prozesse nach dem Prinzip von →solve et coagula wird der noch unvollkommene →Sulphur freigelegt und mit seinem →Archetyp in Resonanz gebracht. Dies hat einen unmittelbaren Einfluss insbesondere auf die →Mineralstoffe, welche dadurch verfeinert und alchemistisch „erhöht" werden. Eine alchemistische Verfeinerung der Mineralstoffe wirkt sich direkt auf den →Stoffwechsel aus.

Die Zubereitung eines →AUREOLUS®-Pulvers, einer AUREOLUS®-Essenz und aller davon abgeleiteten Endprodukte wird als die AUREOLUS®-Methode definiert. Das Endprodukt ist ein →Alchemistisches Lebensmittel. Im Idealfall ist die innere Geisteshaltung während der Zubereitung geprägt von Selbstlosigkeit und Hingabe.

AUREOLUS®-Pulver sind →Alchemistische Lebensmittel zur →Remineralisierung des Körpers mittels →Selbstregulation. Man könnte sie auch als ganzheitlich erweiterte funktionelle Lebensmittel bezeichnen. Durch die Auswahl der Wildgemüse / Wild- und Gewürzkräuter entstehen spezielle Mineralstoffkombinationen mit einem themenspezifischen Schwerpunkt, wie z.B. „AUREOLUS® Beweglichkeit".

AUREOLUS®-Remineralisierung ist die „Zurück-Mineralisierung" des menschlichen oder tierischen Organismus. Dies ist insofern von Bedeutung, als den →Mineralstoffen eine zentrale Aufgabe im →Stoffwechsel zukommt und dieser dabei unterstützt wird, sich zu normalisieren. Während der alchemistischen Zubereitung des AUREOLUS®-Pulvers mittels der AUREOLUS®-Methode wird die geistige Information in den Rohstoffen verstärkt. Durch die Rückanbindung an den →Geist kommt es beim Verzehr eines AUREOLUS®-Lebensmittels zu einer Verstärkung der Ur-Information in den Körperzellen, so dass diese durch die Remineralisierung wieder in Kontakt mit ihrer Urform bzw. ihrem →Archetyp kommen können.

Bindegewebe → Extrazelluläre Matrix (ECM)

Biologisches Terrain oder biologisches Milieu ist die Umgebung, in der sich ein Lebewesen befindet. In Bezug auf die menschliche Zelle setzt sich das biologische Terrain, vereinfacht gesagt, aus den chemisch-physikalischen Eigenschaften der Körperflüssigkeiten innerhalb und außerhalb der Zelle zusammen. Zu jeder →Krankheit gehört ein bestimmtes biologisches Terrain, d.h. sie „gedeiht" auf einem bestimmten Nährboden. Nicht die Viren, Bakterien und Pilze allein sind schädlich, sondern vor allem das

Milieu (Terrain), in dem sie sich vermehren können. Ist das Milieu einer menschlichen Zelle gesund, können Krankheitserreger nicht überleben.

Enzyme sind Proteine (Eiweiße), die den →Stoffwechsel ermöglichen und regulieren. Enzyme katalysieren (stark beschleunigen) die biochemischen Reaktionen in den Körperzellen, ohne sich selbst zu verändern oder zu „verbrauchen". Die eigentliche biochemische Reaktion – die Stoffumwandlung bzw. der Stoff-Wechsel – findet im so genannten „aktiven Zentrum" innerhalb des Enzymmoleküls statt, wobei „Hilfsmoleküle" in Form eines Mineralstoffes und/oder Vitamins benötigt werden. Die Hälfte aller Enzyme brauchen →Mineralstoffe (z.B. Zink, Eisen, Kupfer, Magnesium usw.), um ihre Funktion ausüben zu können. Gegenwärtig sind etwa 75.000 verschiedene Enzyme bekannt, die all die wichtigen Prozesse wie Atmung, Wachstum, Abläufe des Immunsystems, Produktion von Hormonen usw. steuern, wobei bislang nur etwa 3.000 Enzyme (also nur 4 %) in ihrer Struktur aufgeklärt sind! Während ein einziges Mineralstoffatom innerhalb eines Enzymmoleküls für mehrere Monate aktiv sein kann, kann ein Vitamin nur einmal agieren und muss dann ersetzt werden.

Extrazelluläre Matrix (ECM) wird auch Bindegewebe genannt. Das Bindegewebe, die Enden des vegetativen Nervensystems und die Enden der Blut- und Lymphkapillaren bilden zusammen das System der →Grundregulation, wodurch alle lebenswichtigen Funktionen, wie z.B. die Ernährung der Zellen, die Ausscheidung von Abbauprodukten, Abwehr- und Reparaturvorgänge und Entzündungsreaktionen gesteuert werden. Alle Veränderungen im Organismus werden im Bindegewebe registriert. Über das vegetative Nervensystem kann sich das Bindegewebe sehr schnell umbauen und an die veränderte Situation anpassen.

Galileischer Verzicht ist ein im 16./17. Jahrhundert eingeführtes Gedankenmodell, bei dem die lebendigen und komplexen Naturprozesse auf alles, was messbar, quantifizierbar und mathematisch darstellbar ist, reduziert werden. Die heutigen Naturwissenschaften sind aus diesem Modell hervorgegangen.

Geist ist das schöpferische Prinzip. Der Begriff Geist wird hier in seiner ursprünglichen Bedeutung verwendet, die auf den altgriechischen Begriff „**Nous**" (Geist) zurückgeht, der unter anderem von Plato geprägt wurde. Auf der noetischen Ebene (geistige bzw. göttliche Ebene) existieren die wahren UR-Essenzen bzw. die →Archetypen aller Dinge und aller Lebewesen! Von dieser Ebene aus wird die physische Schöpfung manifestiert, von dort aus werden – ausgehend von den Archetypen – unzählige Nachbildungen erschaffen.

Heutzutage hat sich das Verständnis des Begriffes „Nous" weit von seiner ursprünglichen Bedeutung entfernt. Im Deutschen wird „Nous" meistens mit „Geist", „Intellekt", „Verstand" oder „Vernunft" übersetzt. Der gewöhnliche Verstand ist etwas völlig anderes als der Begriff „Nous" im ursprünglichen Sinne meint. Der gewöhnliche

Verstand identifiziert eine Gänseblume als solche, weil er in der Kindheit gelernt hat, dass man einer bestimmten pflanzlichen Form den Begriff „Gänseblume" zuordnet. Daher „weiß" der Verstand, dass es sich um eine Gänseblume handelt. Auf der noetischen Ebene (göttliche Ebene) heißt „wissen", den Archetyp, den zugehörigen Bauplan sowie die ihm innewohnende Schöpferkraft zu kennen!

Gesundheit ist nicht eindeutig definierbar, da auch der Begriff →Krankheit nicht eindeutig definiert wird. Gesundheit kann unterschiedlich interpretiert werden, je nachdem, welcher Aspekt im Vordergrund steht. Steht der Aspekt des →Stoffwechsels im Vordergrund, dann ist Gesundheit die Abwesenheit von Giften und Giftschädigungen im Körper. Gifte können sowohl stofflicher als auch seelischer oder geistiger Natur sein. Solange das System der Nährstoffzufuhr, der Energieproduktion und der Entsorgung von Schlacken- und Giftstoffen ausreichend funktioniert, kann der Organismus als gesund betrachtet werden.

Grundregulation ist die funktionelle Grundeinheit bestehend aus dem Bindegewebe (→Extrazelluläre Matrix), den Enden des vegetativen Nervensystems und den Enden der Blut- und Lymphkapillaren. Im Bindegewebe laufen Körper und Psyche zusammen und werden über die Grundregulation gesteuert. Das System der Grundregulation ist für alle lebenswichtigen Funktionen verantwortlich. Dazu zählen die Ernährung der Zellen, die Ausscheidung von Abbauprodukten, Abwehr- und Reparaturvorgänge und Entzündungsreaktionen. Jede →Krankheit wird in der Extrazellulären Matrix (Bindegewebe) abgebildet und kann auch über diese beeinflusst werden.

Holistisch oder ganzheitlich ist ein auf Aristoteles zurückgehende Ansatz, der besagt, dass das *Ganze mehr ist als die Summe seiner Teile*. Dies ist ein synergetisches Prinzip und beschreibt das Zusammenwirken der Kräfte (Teilfragmente) im Sinne einer gemeinsamen Förderung und Verstärkung. Durch den →Galileischen Verzicht in der Naturphilosophie sind die Naturwissenschaften entstanden. In den klassischen Naturwissenschaften wird primär die Quantität, d.h. „das Messbare" eines Systems betrachtet, wodurch die Qualität an Bedeutung verliert. Dieser Ansatz ist reduktionistisch (→ Reduktionismus).

Humoralpathologie war über 2000 Jahre lang (bis ca. 1850) die vorherrschende Lehre in der Medizin des Westens und Persiens. Sie beschreibt die logischen Ursachen der Krankheiten in den Säften. Die „Säfte" haben ihren Ursprung in der 4 Elemente-Lehre (Feuer, Wasser, Luft, Erde) der Antike. Der berühmte Arzt Hippokrates von Kos hat den 4 Elementen die Temperamente cholerisch, phlegmatisch, sanguinisch und melancholisch als dauerhafte Grundstimmung und die Säfte Gelbe Galle, Schleim, Blut und Schwarze Galle zugeordnet. Sind die 4 Säfte in einem ausgewogenen Mischungsverhältnis, dann ist der Mensch gesund.

In der modernen Naturheilkunde wird die Humoralpathologie in ihrer Quintessenz als →Grundregulation verstanden, die über den →Stoffwechsel beeinflusst werden kann.

Krankheit ist derzeit nicht eindeutig definierbar, da es über 40 verschiedene Definitionen gibt. Eine Möglichkeit der Beschreibung besteht darin, Krankheit über den →Stoffwechsel zu definieren, da dieser die Grundlage aller lebendigen Funktionen bildet. Aus dieser Sicht entsteht eine Krankheit, wenn die Belastung durch Giftstoffe im →Bindegewebe oder innerhalb der Zelle so stark wird, dass die Zufuhr von Nährstoffen und der Abtransport von Schlackenstoffen immer mehr eingeschränkt wird und der Stoffwechsel entgleist. Je nachdem in welchem Bereich des Körpers, auf welche Weise und wie stark die Entgleisung erfolgt, werden verschiedene Krankheiten diagnostiziert.

Kolloide sind extrem fein verteilte und sehr kleine Teilchen (im Nanometer bzw. Mikrometer-Bereich), die sich in Wasser nicht lösen und frei beweglich sind.

Kräuter definieren sich über ihre Verwendung bzw. Anwendung. Der Begriff „Kräuter" ist kein Fachbegriff aus der Pflanzenkunde (Botanik). Man unterscheidet **Küchenkräuter, Gewürzkräuter, Wildkräuter, Wildgemüse und Gemüse**. Weiterhin gibt es **Heilkräuter**, wobei die Übergänge zwischen den einzelnen Bereichen fließend sind. Küchen- und Gewürzkräuter sind Lebensmittel. Sie dienen der Verbesserung des Geschmacks und fördern die Bekömmlichkeit der Speisen. Wildgemüse und Wildkräuter (z.B. Löwenzahn) sind wildwachsende Pflanzen, die essbar sind und ebenfalls zu den →Lebensmitteln gehören. Das Besondere an nicht giftigen Kräutern ist ihr hoher Gehalt an →Mineralstoffen.

Lebensmittel sind Mittel zum Leben. Nach Prof. Kollath haben Lebensmittel charakteristische Merkmale: Sie sind entweder lebendig, natürlich, mechanisch oder fermentativ (durch →Enzyme) aufgeschlossen. Die wichtigsten Lebensmittelkategorien nach Prof. Kollath sind: Samen in Form von Nüssen, Samen in Form von Getreiden (Weizen, Roggen etc.), Früchte in Form von Gemüsefrüchten (Tomaten, Gurken, Kürbis etc.), Früchte in Form von Obst (Beeren, Kern-, Steinobst), Gemüse in Form von Keim-, Frucht-, Blüten-, Stängel-, Wurzel-, Knollen-, Zwiebel- und Blattgemüse, Kräuter (Gewürzkräuter, Wildkräuter), Eier, Rohmilch und Wasser.

Mengenelemente sind →Mineralstoffe, die im Organismus mit einem Massenanteil von mehr als 50 mg/kg vorkommen. Zu den Mengenelementen gehören Calcium (Ca), Natrium (Na), Kalium (K), Magnesium (Mg), Phosphor (P), Schwefel (S) und Chlor (Cl).

Mercurius → Sal, Mercurius und Sulphur

Mineralstoffe sind lebensnotwendige (essentielle) anorganische Nährstoffe, die der Organismus nicht selber herstellen kann und über die Nahrung aufnimmt. Regenwasser spült die Mineralstoffe aus dem Gestein ins Grund- bzw. Quellwasser. Von dort gelangen sie in den (Acker-)Boden, in die Pflanzen (→Lebensmittel) und schließlich in den Organismus (Mensch und Tier). Im Organismus fungieren die Mineralstoffe einerseits als Gerüstbausteine für Knochen, Zähne und Bindegewebe, andererseits sind sie notwendige Katalysatoren (Beschleuniger) für die →Enzyme in den →Stoffwechselreaktionen. Ohne Mineralstoffe wären die meisten Stoffwechselfunktionen nicht möglich.

Aufgrund der im Organismus vorkommenden Menge (Konzentration) der einzelnen Mineralstoffe unterteilt man diese in →Mengenelemente und →Spurenelemente.

Mineralstoffe bilden das Fundament in der Ernährung. In der Natur kommen insgesamt 92 natürliche Elemente vor. Insgesamt 74 Elemente können als Mineralstoffe klassifiziert werden, wobei 8 Elemente Nichtmetalle sind. Gegenwärtig klassifizieren Wissenschaftler etwa 30 Mineralstoffe als lebenswichtige Elemente. Die Bedeutung der verbleibenden 44 Mineralstoffe für lebende Organismen ist noch nicht erforscht. Im industriellen Landbau werden heutzutage nur 14 Mineralstoffe als Düngemittel eingesetzt, weil nur diese als essentiell (lebensnotwendig) für den Menschen eingestuft werden. Das hat Auswirkungen auf den (schwindenden) Mineralstoffgehalt des Bodens, der Pflanzen und der Lebensmittel und somit auch auf den →Stoffwechsel.

Mineralien → Mineralstoffe

Nahrungsmittel dienen der Sättigung, also der Beseitigung des Hungers. →Lebensmittel wiederum dienen der Erhaltung des Lebens. Prof. Kollath teilt Nahrungsmittel in die Wertgruppen erhitzt, konserviert oder präpariert. In den reduktionistischen Wissenschaften (→Reduktionismus) werden Nahrungsmittel und →Lebensmittel gleichgesetzt.

Nährsalze ist der ursprünglich verwendete Begriff für →Mineralstoffe.

Nous →Geist

Pflanzenteile sind definiert als: Samen, Wurzel, Stängel, Blatt, Kraut, Blüte, Rinde (Holz), Frucht und Sprossen.

Prinzip (von lat. principium „Anfang, Ursprung") ist ein nicht weiter hinterfragbarer elementarer Grundsatz, von dem aus sich alles Weitere ableitet bzw. ableiten lässt.

Remineralisierung → AUREOLUS®-Remineralisierung

Reduktionismus basiert auf einem Gedankenmodell, das besagt, dass ein System durch die Summe seiner Einzelbestandteile vollständig beschrieben werden kann. Die klassischen Wissenschaften wie Physik, Chemie, Biologie und Medizin basieren auf einem reduktionistischen Ansatz. Der ergänzende Ansatz ist →holistisch (ganzheitlich).

Sal, Mercurius und Sulphur sind die drei Grundprinzipien (→Prinzip) in der →Alchemie.

Sal ist das festigende, strukturgebende Prinzip bzw. das Körperprinzip. Sal ist eine hemmende und kühlende Kraft und somit der Gegenpol zu Mercurius. Im alchemistischen Prozess wird der geistige (verfeinerte) Inhalt des Sulphur durch den salinischen Einfluss stärker an das Stoffliche gebunden. Der materielle Stoff wird dadurch geistig verwandelt, weil er durch Sulphur mit dem →Archetyp in Resonanz gekommen ist. In der stofflichen Welt sind salische Stoffe z.B. Salze.

Mercurius ist das vermittelnde Prinzip und leitet – ähnlich wie Merkur, der Götterbote – die Informationen unverfälscht weiter. Mercurius ist eine aktivierende und wärmende Kraft und ermöglicht im alchemistischen Prozess eine „Lockerung" der Verbindung zwischen Geist und Materie. Dadurch wird Sulphur, der geistige Inhalt, freigelegt. In der stofflichen Welt ist Mercurius ein Lösungsmittel, wie z.B. Wasser oder Ethanol (Alkohol).

Sulphur ist das geistige Prinzip. Sulphur (→Geist) ist in der Materie enthalten, doch ist er in der stofflichen Natur noch unvollkommen. Durch den alchemistischen Prozess von →solve et coagula wird der noch unvollkommene Sulphur freigelegt und mit seinem →Archetyp in Resonanz gebracht. Dadurch wird er verfeinert und alchemistisch „erhöht". In einem zyklischen Prozess wird Sulphur viele Male gelöst, verfeinert und wieder an das Stoffliche gebunden. Dadurch erfährt die Materie eine geistige Erhöhung. In der stofflichen Welt steht Sulphur für die brennbaren Stoffe, wie z.B. ätherische Öle oder Holz, in denen das Feuer schon „enthalten" ist.

Selbstregulation ist das Bestreben des menschlichen Körpers, die zahlreichen Sollwerte wie z.B. Blutdruck, Körpertemperatur, Blutzuckerspiegel, Sauerstoffgehalt des Blutes etc. mit nur geringen Toleranzbreiten exakt einzuhalten.

Solve et coagula (Lösen und Binden) bildet den Schlüssel zum Verständnis der Alchemie. Das Lösen und Binden ist ein zyklischer Prozess mit zwei sich wiederholenden Phasen. In der ersten Phase kommt es zu einer Ausdehnung. Die innige Verknüpfung zwischen →Geist und Materie, die jeder Art der Materie zugrunde liegt, wird dadurch gelockert. Im Verlauf der Ausdehnungsphase (z.B. durch einen Aufschluss oder durch eine Wasserdampfdestillation) werden die gröberen Schwingungen von den feineren getrennt. In der zweiten Phase wird die verfeinerte und „erhöhte" Schwingung (Geist) wieder an die Materie verdichtet und gefestigt. Der Prozess des „Lösen und Binden" kann beliebig oft wiederholt werden, wodurch die Qualität der Substanz zunehmend verfeinert wird. Der von Paracelsus eingeführte Begriff für den Prozess des „Lösen und Binden" ist →Spagyrik.

Spagyrik ist mit →Alchemie gleichbedeutend. Dieser von Paracelsus eingeführte Begriff setzt sich aus den beiden griechischen Begriffen *spao* „trennen" und *ageiro* „vereinigen, zusammenführen" zusammen. Für Paracelsus bestand die Hauptaufgabe der Alchemie nicht in der Herstellung von Gold, sondern in der Zubereitung von Arzneimitteln. Daher wurde die Spagyrik als der medizinische Bereich der Alchemie angesehen. Spagyrika sind demnach Arzneimittel, die auf der Basis von alchemistischen bzw. spagyrischen Erkenntnissen hergestellt werden. Als Ausgangsmaterial für Spagyrika werden pflanzliche, mineralische und animalische Stoffe verwendet. Paracelsus wählte die Bezeichnung „Spagyrik" zur Abgrenzung gegenüber anderen Richtungen der →Alchemie, da es in diesem Bereich auch Scharlatane gab.

Spurenelemente sind →Mineralstoffe, die im Organismus mit einem Massenanteil von weniger als 50 mg/kg vorkommen. Zu den lebenswichtigen (essentiellen) Spurenelementen zählen u.a. Zink (Zn), Selen (Se), Silicium (Si), Chrom (Cr), Eisen (Fe), Kupfer (Cu), Mangan (Mn) und Molybdän (Mo). Die Bezeichnung „Spurenelemente" ist sehr unglücklich gewählt. Da der Begriff darauf hinweist, dass diese Elemente nur in „Spuren" vorhanden sind, wird hier assoziiert, dass sie eine untergeordnete Bedeutung haben. Das Gegenteil ist der Fall. Spurenelemente erfüllen im →Stoffwechsel und in den →Enzymen eine sehr wichtige Funktion, so dass die Bezeichnung „Lebensfunke" im Sinne von „die Lebenskraft neu wecken" zutreffender wäre.

Stoffwechsel ist die Aufnahme, der Transport und die eigentliche biochemische Umwandlung der Stoffe (→Lebensmittel) bis hin zur Ausscheidung von „Abfallstoffen". Bei den biochemischen Umwandlungen wird unterschieden zwischen dem **Abbau** (katabol) von komplexen Nahrungsstoffen (Kohlenhydrate, Fette, Eiweiße), die in einfache Grundbausteine zerlegt werden und dabei Energie für den Körper freisetzen **(Energiestoffwechsel)** und dem **Aufbau** (anabol) von körpereigenen Stoffen mit Hilfe von einfachen Grundbausteinen unter Aufwendung von Energie **(Baustoffwechsel)**. Diese Stoffwechselvorgänge sind entweder linear (z.B. bei der Glykolyse) oder zyklisch (z.B. beim Zitronensäurezyklus). Fast alle Reaktionen im Stoffwechsel werden über →**Enzyme** gesteuert, wobei etwa die Hälfte aller Enzyme für die biochemischen Stoffwechselreaktionen ein Metall (→Mineralstoffe, z.B. Zink (Zn), Eisen (Fe), Kupfer (Cu), Mangan (Mn), Nickel (Ni) usw.) benötigen. Für die Gesunderhaltung des Organismus ist ein ausgewogener Stoffwechsel essentiell.
In den →reduktionistischen Wissenschaften werden keine Aussagen zu der übergeordneten Regulation des Stoffwechsels gemacht. Die →ganzheitliche Wissenschaft liefert dazu wertvolle Erkenntnisse, in dem sie die →Grundregulation des Stoffwechsels in der →Extrazellulären Matrix (Bindegewebe) berücksichtigt.

Sulphur → Sal, Mercurius und Sulphur

Toxikologie (Giftkunde) ist die Lehre von den Giftstoffen, den Vergiftungen und deren Behandlungen. Nahezu alle Substanzen können ab einer bestimmten aufgenommenen Menge im Körper giftig sein. Der von Paracelsus geprägte Satz „Allein die Dosis macht das Gift" fasst diese Erkenntnis prägnant zusammen.

Veredeln ist eine Zubereitungsart in der Lebensmittelverarbeitung. Bei dieser wertet man Speisen auf bzw. „vervollkommnet" sie.

Wildgemüse oder →Wildkräuter sind wildwachsende essbare Pflanzen wie z.B. Brunnenkresse, Brennnessel oder Löwenzahn.

Wildkräuter →Wildgemüse, siehe auch → Kräuter

Zellularpathologie ist die Lehre, nach der alle Krankheiten auf Störungen in den einzelnen Körperzellen zurückzuführen sind. Sie wurde um 1850 herum entwickelt und löste die →Humoralpathologie ab.

Der Autor

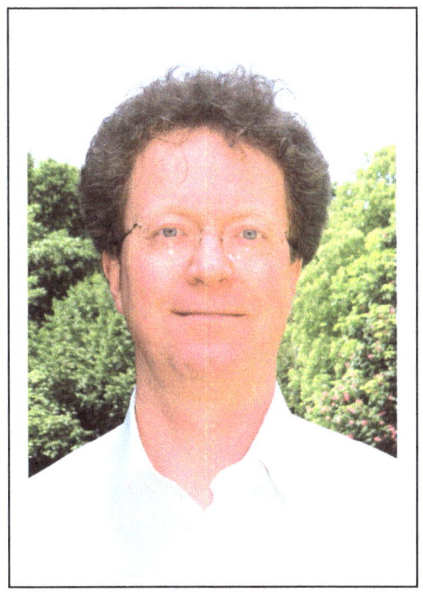

Dr. rer. nat. **Torsten Schenk** studierte Chemie an der RWTH Aachen und promovierte in Ökotoxikologie und Ökochemie. Er war mehrere Jahre als Laborleiter, Projektbearbeiter und Projektleiter in einem mittelständischen Unternehmen im Umweltbereich tätig. Er arbeitete ebenfalls als Fachgutachter für Altlasten nach Bundesbodenschutzgesetz in zahlreichen Projekten.

Durch eigene gesundheitliche Herausforderungen in jungen Jahren begann er parallel ein privates Studium alternativer Heilmethoden. Er beschäftigt sich seither mit der ganzheitlichen Erforschung allgemeiner Gesundheitsfragen. Seine natürliche Gabe komplexe Zusammenhänge intuitiv erfassen zu können, sowie seine tiefgehenden ganzheitlichen Einblicke in den Bereichen Chemie, Alchemie und Toxikologie bilden die Grundlage seiner Forschungen.

Seit 2005 erfolgte die praktische Einarbeitung in das den AUREOLUS®-Pulvern zugrundeliegende umfangreiche WISSEN. Die Vertiefung der Arbeiten, vor allem in Bezug auf alchemistische Prozesse (AUREOLUS®-Methode), erfolgt seit 2012 und ist in ständiger Weiterentwicklung begriffen.

Heute arbeitet der Autor als freischaffender Forscher und Wissenschaftler im ganzheitlichen Sinne und widmet sich darüber hinaus vor allem der Erforschung der inneren Alchemie. Es ist ihm ein Anliegen, eine Brücke zwischen Geist und Materie zu bauen.

Stichwortregister

A

Akupunkturpunkte 65
albedo 51
Alchemie 15, 16, 44 ff, 130, 131, 136, 224
- Äußere Alchemie 47
- Innere Alchemie 63, 67
alchemistische Erhöhung... 73, 154
alchemistischer Prozess 61, 62, 176, 177
Alchemistisches Lebensmittel 198, 224
Amaranth 160, 161
Amylase-Trypsin-Inhibitoren ... 168
Analogie 49
Archäus 139
Archetyp 59ff, 224
Aristoteles 194
Arzneistoffe 28, 79f
Assimilation 147
Astralkörper 65ff, 137f
Astrologie 46, 138
ätherische Kräfte 183f, 135
Ätherkörper 64f, 137f, 183, 202f
Ätherkräfte 135
Aufschluss 198
AUREOLUS 153ff
- Alchemistisches Lebensmittel 197ff
- aus geistiger Sicht 182ff
- Leitgedanke 153
- Methode 157, 197
- Pulver 153ff 195f, 197ff, 199, 225
- Eigenschaften 179f
- Essenz 212ff
- Remineralisierung 183ff, 199, 225
- Regenbogen 203
- Selbstregualtion 182f
- Temperaturstabilität 180
- Verzehrsempfehlung Mensch 204f
- Verzehrsempfehlung Tier .. 206
- Zutaten 155
Auszug 173
- alkohollöslicher Auszug 173
- fettlöslicher Auszug 173
- wasserlöslicher Auszug 173
Avicenna 88

B

Bach-Blüten 214
- Kochmethode 214
- Sonnenmethode 214
Bach, Edward 214
Bakterien 117, 120
Ballaststoffe 165, 169f
Benveniste, J. 129
Bernard, Claude 117
Bernus, Alexander von 61
Bienen 219f

Bier.. 175f
Bindegewebe 90ff, 225
Bingen, Hildegard von ..36, 88, 166
biochemische Prozesse.............. 76
Biokatalysator 83f
biologisches Terrain................ 116f
Biophotonen 18, 24, 129f
Bioverfügbarkeit 38
Blutzellen (Geldrollenbildung) 111
Brennan, Barbara...................... 64
Bruker, M.O. Dr. med. 23, 26
Buchweizen.............................. 162

C

Calcinatio 52
Calcium 101
Chemie.......................5, 19, 28, 133
Chinesische Kräutermedizin 38
Chinin 28
Coagulatio................................. 55
Co-Faktor 83
Corpus Hermeticum................... 47

D

Depression 101, 148
Destillatio.................................. 54f
Diabetes 147
Diathese 115
Dinkel 165f
Dioskurides 176
Dörren 178
Düngung 104ff, 219
  - NPK-Dünger 105

- Superphosphat................... 105
Dynamisierung 40, 55, 213
Dyskrasie 87

E

Einstein, Albert........................ 223
Elemente-Lehre................. 86f, 150
Emotionen................... 65ff, 76, 186
Emoto, Masaru......................... 58
Enzymatische Prozesse 175
Enzyme..............83f, 95ff, 123, 226
  - aktives Zentrum 96
Erdelement 46, 50, 87
Ernährung 22ff, 98, 125, 201
Ernteerträge........................... 105
Essenz..................213ff, 220, 226f
Extrakt 39, 173
Extrazelluläre Matrix...........84, 90f

F

feinstoffliche Körper 63ff
feinstoffliche Felder 133
Fette 78
Fettleibigkeit 146
Feuerelement............... 56, 86, 184
Functional Food 193
Funktionsmittel....................... 132

G

Galenos von Pergamon............. 87
Galilei, Galileo 14
  - Galileischer Verzicht 15, 226

Gedächtnis des Wassers 58, 155
Gegengift 127
Geist 59ff, 136ff, 186f, 226
geistig erhöht 49
geistiges Band .. 136, 179, 181, 189
Geistigkeit 185ff
Geldrollenbildung 111
Gerste 166
Gesteinsmehl 106ff
Gesundheit 132, 135, 141ff, 227
Getreide 163ff
Gewahrsein 65f
Gewürze 27ff
Gift 119ff, 127
Gluten 160, 166ff
Glutensensitivität 167f
Glutenunverträglichkeit 166ff
Gold 47, 49, 67f, 154
 - geistiges Gold 56, 155
Grenzwert 124
 - Grenzwert (Gluten)... 167, 169
"Großes Werk" 47, 50, 52, 56
Grundregulation 88ff, 227
grüner Löwe 49, 51
Gurdjieff, Georges I. 23

H

Hafer 164f
Hahnemann, Samuel 40f
Hefe 175f
Heilmittel 139
Heine, Harmut Prof. Dr. 91
Hensel, Julius 106ff
Hermes Trismegistos 47
Hermetik 47

Hippokrates 153
Hirse 164f
holistisch 194, 227
Homöopathie 127, 191
 - Homöopathische Dilution   40f, 133
Humoralpathologie 85ff, 117f, 150

I

ICD 145
Inhaltsstoffe 38, 172f
innerer Alchemist (Archäus) 139
Innere Alchemie 63, 67
Intellekt 60
Intelligenz (innewohnende) 182

K

Kaltauszug 39
Kamut 163f
Karma 140
Katalysator 83
Klebereiweiß 166
Kneipp, Sebastian 176
Kohärenz 18
Kohlenhydrate 78
Kollath, Werner Prof. Dr. 23ff, 200f,
 - Kollath-Tabelle 25
kolloidal 110
Kolloide 110ff, 228
Konstitution 115f
Krankheit 32f, 89, 111, 115ff, 132, 138, 140, 142ff, 228
Kräuter 27ff, 157ff, 228

- Gewürzkräuter 158, 228
- Heilkräuter 158, 228
- Küchenkräuter 158, 228
- Wildgemüse 158, 228
- Wildkräuter 158, 228
- Kräuterrezepturen 35ff, 159
- Zubereitung 38ff

L

Landbau 106, 141, 218f
Lebende Makromoleküle 129f
Lebensenergie 153, 184, 203
Lebensmittel 22ff, 134, 228
- Alchemistisches 197ff, 224
- funktionelles 193ff
- Wertigkeit 206ff
Leisenkur 32ff, 130f, 180, 184
Liebig, Justus von 105f
Lithium 101
Ludwig, Wolfgang Dr. 155f

M

Mahlprozess 174
Makrokosmos 139
Materie .. 13, 17, 19f, 44, 133f, 186
Maxwell, James Clerk 18
Medizin 22f, 37, 85ff, 145
Ménétrier, Jacques Dr. . 115ff, 189
Meyl, Konstantin Prof. Dr. 18
Mengenelemente 98
Mercurius 58f, 60ff, 68f, 130f, 230
Metabolismus 76ff
Methode 171

Mikrokosmos 139
Milz 139, 184
Mineralien 26, 73, 107, 111f, 114, 118, 229
- dynamisierte 118
- ionisierte 118
Mineralstoffe 26, 29ff, 131f, 159f 181ff, 188f, 229
- Anwendungsbeispiele 127
- Düngung 104ff
- essentielle 98
- im Stoffwechsel 101f
- in Kräutern 32ff
- kolloidale 110ff
- in Enzymen 95ff
- Wechselwirkungen 102ff
Mineralstoffzusammensetzung 32, 43, 131, 159, 180f
Minimum-Gesetz 106
Morphin 28

N

Nährsalze 29ff
Nährstoffe 79f
Nahrungsergänzungsmittel 32, 188f
Nahrungsmittel 24ff, 193f, 229
Naturphilosophen 14
Naturprozess 46
Naturwissenschaft 13ff, 77, 132f
Nervenschwäche 148
Nervosität 148
Neurasthenie 148
Newton, Isaac Sir 15f, 223

nicht-linear 86, 89
nigredo 51
Nous 59ff, 226

O

Oberflächenspannung 39, 174f
Ökotrophologie 98
Oligotherapie 114ff, 189f
Opus Magnum 50
Ordnungskraft 135
Osteoporose 101
Ouroboros 177

P

Paracelsus 13f, 22, 38, 55f, 59, 119f, 136ff, 153
Pasteur, Louis 117
Pauling, Linus Prof. Dr. 188
Pestizide 141
Pflanzen 22ff, 208f, 214f
   - Heilpflanzen 22, 27ff
   - Stoffgruppen 173
Pflanzliches Mineralpulver 154, 158f
Pharmazie 28, 173
philosophische Elemente 58
pH-Wert 93
Physiologie 79f
Pischinger, Alfred Prof. Dr. 89f
Plato 59
Popp, Fritz-Albert Dr. 18f, 129
Potenzieren 40
prāṇa 65, 186
Prima Materia 49

Prinzip 58ff, 101, 127, 229
   - geistiges Prinzip 62, 230
   - strukturgebendes Prinzip.... 61, 230
   - vermittelndes Prinzip ... 62, 230
Proteine 78
Pseudogetreide 160ff
Putrefactio 54
Pythagoras 27

Q

Qualität 45, 58, 86, 106f, 155, 171f
Quecksilber 122, 126f
Quinoa 161f
Quintessenz 50

R

Reduktionismus 16, 193f, 221
Regenbogen 203ff
Remineralisierung 169, 181, 183ff, 189, 199, 225
Rheuma 34f, 130f, 147
Riddick, Thomas M. 110
Rosenkreuzer 68
rubedo 51

S

Sal 58, 60f, 68, 130f, 230
Sander, Friedrich Dr. med. 93
Säure-Basen-Haushalt 92f
Schlacken 33, 92, 111, 130f, 184
Scholten, Jan 159f
Schuhmann-Frequenz 156f, 172,

Schuppan, Detlef Prof. Dr. 168
Schüßler Salze 131f, 190f
Schüßler, Wilhelm Heinrich Dr. 131
Schwermetalle 121ff, 126
- Schwermetallvergiftung 121
Selbst 66ff
Selbstregulation 181f, 189, 199, 230
Selen 99
Signalmoleküle........................ 129
Skalarwellen............................. 18
Smith, C.W. 129
Smoothie................................. 175
Solutio....................................... 53
solve et coagula 57f, 177, 230
Spagyrik 56ff, 192f, 231
Spagyrische Essenz 41
Sprengel, Carl.......................... 106
Spurenelemente 98f, 105, 112, 115f, 231
Stein der Weisen............... 47, 50ff
Steiner, Rudolf 12, 45, 64, 68ff, 76f, 137, 178, 184
Stent, Gunther S. Dr. 170
Stoffwechsel 76ff, 101ff, 128ff, 136ff, 190f, 203, 231
- Abbau 77, 231
- Aufbau 77, 231
- Baustoffwechsel 78, 231
- Energiestoffwechsel 77, 231
- feinstoffliche Regulation .. 190f
- Stoffwechselfunktionen 114
Strontium................................ 101f
Sublimatio................................. 53

Sulphur 58, 60ff, 70f, 130f, 214f, 230
Synergie 194ff
Synkrasie 87
Szent Györgyi, Albert Dr. von .. 128

T

Tabula Smaragdina 47
Tee 39
Temperamente 86f
Tinktur......................... 39, 52, 56
Toxikologie 119ff, 232
Transformation 63, 67
transformierter Astralkörper 68
Trocknungsprozesse 178

U

Umkehrosmose........................ 156
URFORM.................................. 186
Urtinktur 40

V

Vanselow-Leisen, Katharina.....32ff
Verfahrenstechnik................... 171
Vermahlung............................. 179
Verstand................................... 60
Verzehrsempfehlung..............204ff
- Mensch 204ff
- Tier 206f
vier Elemente 86f
Virchow, Rudolf.................. 80, 85
Vitalstoffe........................ 32, 134
Vitamine..................... 32, 97, 188

239

VITRIOL 49
Volkamer, Klaus Dr. 17f, 132ff

W

Wasser 58, 119f, 133f, 155ff, 172, 174f, 212f
- Erinnerungsspeicher 156
Wasserelement......................... 86f
Wässriger Aufschluss 174
Wertgruppen 200, 201, 207
Wertigkeit 26, 146f, 185, 192, 201f, 206ff
- Wertigkeitsstufen 26
WERTIGKEIT der ORGANE........ 186
Wirkkräfte 138
Wirkprinzip 50
Wirkstoffgruppen 29

- Alkaloide 29
- Ätherische Öle 29, 39, 40
- Bitterstoffe 29, 30, 180
- Gerbstoffe 29
- Saponine 29
- Schleimstoffe 29, 39, 180

Z

Zelle..80ff
Zellularpathologie 80, 85f, 88f
Zetapotential...........................110ff
Zink............................... 95f, 100
Zivilisationskrankheiten 23f, 32f, 38, 85, 141, 169
Zöliakie 167

Besuchen Sie den Autor auf der Webseite

www.aureolus.de